社区卫生服务专业人员岗位培训系列教材

口腔专业人员培训教材

（第二版）

主　　编　李新球　时　清

编　　者（按姓氏汉语拼音排序）

戴　青　首都医科大学附属北京口腔医院

李新球　首都医科大学附属北京口腔医院

牛光良　北京市中西医结合医院

沈明昌　首都医科大学附属北京口腔医院

时　清　首都医科大学附属北京口腔医院

王红原　首都医科大学附属北京口腔医院

北京大学医学出版社

图书在版编目（CIP）数据

口腔专业人员培训教材/李新球，时清主编. —2 版.

北京：北京大学医学出版社，2009

（社区卫生服务专业人员岗位培训系列教材）

ISBN 978-7-81116-695-8

Ⅰ. 口…　Ⅱ.①李…②时…　Ⅲ. 口腔颌面部疾病—诊疗—

技术培训—教材　Ⅳ. R78

中国版本图书馆 CIP 数据核字（2009）第 150571 号

口腔专业人员培训教材（第二版）

主　　编：李新球　时　清

出版发行：北京大学医学出版社（电话：010-82802230）

地　　址：(100191) 北京市海淀区学院路 38 号　北京大学医学部院内

网　　址：http://www.pumpress.com.cn

E - mail：booksale@bjmu.edu.cn

印　　刷：北京瑞达方舟印务有限公司

经　　销：新华书店

责任编辑：靳新强　责任校对：杜悦　责任印制：郭桂兰

开　　本：787mm×1092mm　1/16　印张：14.25　插页：4　字数：372 千字

版　　次：2009 年 9 月第 2 版　2009 年 9 月第 1 次印刷　印数：1—6000 册

书　　号：ISBN 978-7-81116-695-8

定　　价：35.00 元

《社区卫生服务专业人员岗位培训系列教材》
编审委员会名单

第 二 版 序

我国卫生事业正处于改革与发展的关键时期。《中共中央国务院关于深化医药卫生体制改革的意见》明确提出要"建立住院医师规范化培训制度，加强社区卫生人才和农村卫生人才培养"。这为我国的医学教育提供了难得的历史发展机遇，也提出了新的任务和更高的要求。

建立以社区卫生服务为基础的新型城市医疗卫生服务体系是我国卫生事业发展的重要任务。近几年，为加快社区卫生服务建设，培养全科医师和社区护士，国家和各级政府投入了大量人力物力，使社区卫生服务工作得到了长足的发展。但是，我们必须清楚地看到，人才问题仍然是目前社区卫生服务健康发展的重要制约因素。培养大批素质高、能力强、扎根基层的社区卫生专业人才，是各级政府和卫生机构一项长期而艰巨的任务。

社区卫生服务主要是以维护社区居民健康为中心，提供疾病预防控制等公共卫生服务、一般常见病及多发病的初级诊疗服务、慢性病管理和康复服务等，逐步承担起居民健康"守门人"的职责。要承担起如此重任，必须充分发挥社区卫生团队服务的特色。在社区卫生人才培养上，不仅要培养全科医师和社区护士，还要加强检验、康复等其他专业卫生技术人员的培训，更新他们的观念和服务模式，提高知识水平，规范技能操作，培养以全科医师为核心，以社区预防保健医师、社区护士以及其他专业技术人员相互配合的社区卫生服务团队，才能实现为居民提供连续、及时、便捷的高质量卫生服务的目标。也只有团队素质得到全面提升，才能保证社区卫生服务工作的健康可持续发展。

卫生部科教司根据社区卫生服务发展对社区各专业人才的需求，借鉴北京等省、市开展社区康复等7个专业岗位人员岗位培训的做法和经验，制订并颁发了康复、口腔、X线、超声、药学、心电图、检验专业岗位的岗位培训大纲，指导各省、市、自治区开展相应的培训工作。

为配合卫生部工作，北京市卫生局和北京医学教育协会以卫生部颁布的社区康复等7个专业岗位培训大纲为依据，在总结北京地区使用上述专业岗位培训教材的基础上，组织专家对第一版系列教材进行全面修订。现在出版的社区康复等7个专业岗位培训新版教材，以社区需求为导向，以社区专业人员应掌握的基本知识、基本技能为核心，强调教材的实用性和可操作性，体现了社区特色。应该说，这套教材既是北京市多年来开展岗位培训工作实践的结晶，也是我国立足当前社区卫生人才培养需要的一次可贵探索和创新。

我希望这套教材能在社区卫生人员的岗位培训中发挥应有的作用，也期待本套教材在使用的过程中不断得到完善。希望编者能够及时听取多方面的意见，特别是社区基层人员的反映，作为今后修订、补充和完善的依据，不断提高社区卫生人员培训教材的质量和水平。

最后，向为编写这套教材付出大量心血和辛勤劳动的专家致以崇高的敬意和真诚的谢意！

2009 年 6 月

第二版前言

根据北京市卫生局制订的《社区卫生专业人员岗位培训标准》的要求，将口腔医学各科内容，整合编写成《口腔专业人员培训教材》第一版，作为培训社区口腔医生的主要课件。经过三年的使用，听取了教和学两方面的意见，又因口腔学科的快速发展和社区卫生服务的逐步深入，编者认为有必要对第一版进行一次修订。根据社区实际情况，针对社区口腔医生的需要，修订内容仍突出实用性的原则。在再版中各章节的内容都有所充实和补充。对一些章节增加了基础和应用理论知识，修改了某些与新版高校教材不一致的病名及相关内容。对有些临床操作内容，细列了每个步骤的具体操作方法，为解决单凭文字叙述不易理解的部分附加插图，另增添了黏膜病损的彩色图像，以利学员掌握和识别。随着口腔学科的发展，对已在临床应用的一些新技术、新材料，又作了简要介绍，使学员能概括了解口腔医学的发展现状。

本教材修订的目的是希望能使社区口腔医生在临床实践中得到简明扼要的理论性和实用性的引导，以提高社区口腔防治工作的水平，教材中不足之处请广大读者批评指正。

编者

2009 年 8 月

第 一 版 序

2004 年全国卫生工作会议指出，建设一支党和人民信得过的卫生医疗队伍，是卫生事业改革与发展取得成功的关键。这支队伍的思想、品德、作风、能力和水平决定着我国卫生事业的未来。

医疗卫生行业联系千家万户，与广大人民群众切身利益密切相关。而我国现状是卫生技术人才匮乏，整体素质不高，在农村和城市社区尤为突出。这将直接影响到卫生事业的可持续发展。

中共中央《关于进一步加强人才工作的决定》强调要树立人才资源是第一资源观念，卫生战线要把加快卫生人才培训作为保证卫生事业可持续发展的关键因素和基础条件，切实抓好人才培养、吸引和用好三个环节，探索新形势下加快人才培养，特别是农村和城市社区人才培养的新路子。

为了确保北京市社区卫生服务健康可持续发展，提高社区卫生服务团队各专业人员整体素质，在 1999 年启动的全科医学培训工程以培养全科医师、社区护士和社区防保医师为主的基础上，2004 年北京市卫生局决定在海淀区辖区内启动社区中医、口腔、X 线、检验、药学、B 超、心电图、康复、心理卫生九个社区卫生服务专业岗位人员的岗位培训、考试持证聘任上岗试点工作，社区中医专业岗位培训考试持证聘任上岗试点由北京市中医管理局直接组织实施。

我们组织了九个专业的专家组，深入社区进行调研和论证，相继制订出各专业的"岗位标准"、"岗位培训考试大纲"，并编辑出版"社区卫生服务专业岗位人员培训系列教材"，由北京大学医学出版社正式出版（中医教材由中央电子出版社出版）。

这套系列培训教材打破了传统各专业教材的系统性和完整性，突出了社区卫生服务专业岗位特点，根据社区各专业岗位工作需要和居民的需求，进行内容的整合重组，强调教材的针对性和实用性，具有鲜明社区特色和编写特点，目前在我国尚未见到同类教材，它对北京市社区卫生服务各类专业人才培养和社区卫生服务工作健康发展，将起到推动作用，对全国也可能有一定借鉴意义。

由于这是一项开拓性、创新性工作，系列教材肯定会存在很多缺陷，在试点过程中我们会认真总结经验，倾听各方意见和建议，不断完善教材内容，在全新的社区各类专业岗位培训领域拓展创新，取得更大成绩。

顾问　金大鹏
2004 年 9 月

第一版前言

本书是依照北京市卫生局制定的《社区卫生专业人员岗位培训标准》的要求，将口腔医学的各科内容，结合社区口腔专业人员的岗位需要，组织编写的口腔专业培训教材。考虑到本教材培训对象是社区口腔医生的特殊性，强调教材的针对性和适用性。本书编写特点是内容主要为口腔各科常见病、多发病的基本理论知识、临床表现、诊断、鉴别诊断和治疗。特色是把常规操作和治疗中可能发生的问题，以及并发症的预防和处理作为重点介绍。并根据社区卫生服务的需要，编入了口腔保健的内容。

由于编写时间紧促，有关选编内容能否适合社区卫生服务要求，诚请批评指正。

编　者
2004 年 7 月

目 录

第一章 龋 病

第一节 概 述

一、牙齿硬组织的结构特点

龋病是发生在牙齿硬组织的慢性感染性疾病，其发生发展与牙体硬组织的生理特点密不可分。因此龋病的防治必须首先对牙齿硬组织的结构特点有充分的了解。

牙齿硬组织包括牙釉质、牙本质、牙骨质三种钙化的硬组织。

1. 牙釉质　覆盖于牙冠表面，是牙体组织中高度钙化的最坚硬的部分，也是人体内最坚硬的组织，为有光泽的白色半透明状，其颜色与牙釉质的钙化程度有关。牙釉质表面的天然或后天地存在结构上的缺陷如釉质生长线、点隙沟裂等，为细菌的停留和菌斑的形成提供了条件，成为龋病开始破坏的突破口。

2. 牙本质　是牙体组织的主要部分，是一种高度矿化而又有一定物质代谢的硬组织。位于牙釉质和牙骨质的内层，色淡黄，硬度比釉质低。牙齿发育完成后仍能继续形成牙本质，并能感受外界的物理、化学刺激。其活力与牙髓的生活状态密切相关。

3. 牙骨质　覆盖于牙根表面，色淡黄，硬度低于牙本质。在牙颈部较薄，在根尖和磨牙根分叉处较厚。在结构上和骨组织相似，起着连接牙齿和牙周韧带的作用，是有生命活力的组织。（图1-1）

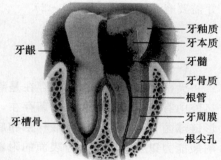

牙龈——
牙釉质
牙本质
牙髓
牙骨质
根管
牙周膜
根尖孔
牙槽骨——

图 1-1　牙体的组织结构

二、龋病特征

龋病（dental caries）是在以细菌为主的多种因素作用下，牙齿硬组织发生慢性进行性破坏的一种疾病。致龋的因素与细菌、牙菌斑、食物以及牙齿所处的环境等有关。

其病理改变涉及牙釉质、牙本质和牙骨质，基本变化是无机物脱矿和有机物分解。龋病的临床特征是牙齿硬组织在色、形、质各方面均发生变化，最终形成龋洞。由于牙体组织本身修复能力差，龋洞一旦形成，缺损处无法依靠自身能力而恢复完整。

三、龋病的发病情况

龋病是人类的常见病、多发病之一，在各种疾病的发病率中，龋病居于前列，但由于其病程进展缓慢，一般情况下不危及生命，所以不为人们重视。龋病不分性别、年龄、种族和地区，在世界范围内广泛流行。到了20世纪70年代，一些发达国家采用了氟化水源以及含氟牙膏、氟化食盐、氟化牛奶的应用，使居民每日摄入的含氟量增加，加之其他口腔预防措施的普及，龋病的流行情况开始出现了下降趋势。一些研究资料表明发达国家近十年来的龋病发病率下降了约 50%。

对近 40 年来我国的龋病流行病学资料进行研究分析后发现,我国的龋病流行情况并无明显变化,患龋率基本上稳定在 40% 左右。

第二节 龋病的病因学

龋病发生的机理,至今尚未完全明确。但龋病的病因学说甚多,直至 20 世纪 60 年代初,现代龋病病因学认为:龋病是一种多因素疾病,有三种相互作用的主要因素在疾病发生中起作用,这三种因素包括宿主、微生物和食物,只有在三种因素并存的前提下,龋病才能发生,这便是三联因素理论。20 世纪 70 年代有学者研究认为龋病发生是一个慢性过程,需要一定的时间,应将第四种因素——时间考虑在内,从而形成了四联因素学说。即龋病的发生要求有致龋细菌、致龋食物,共同作用于敏感宿主并需要有足够时间。(图 1-2)

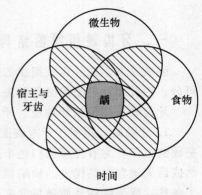

图 1-2 龋病发病的四联因素理论

一、细菌因素

(一)细菌

大量证据证明,细菌的存在是龋病发生的先决条件。无菌饲养的动物不发生龋病。人的口腔中有种类繁多的大量细菌存在,但并非所有的细菌都能致龋。研究表明主要致龋菌是变形链球菌,其次为某些乳酸杆菌和放线菌属。这些细菌致龋特性是基于其利用蔗糖的能力、耐酸能力以及对坚硬牙齿表面的附着能力。

(二)牙菌斑

牙菌斑是一种致密的、非钙化的、胶质样的膜状细菌团,多分布在点隙、窝沟、邻接面和牙颈部等不易清洁的部位,并且紧密地附着牙面,不易被唾液冲掉或在咀嚼中被除去。

菌斑是由黏性基质和嵌入其中的细菌构成。菌斑中 2/3 的成分是细菌,常见的有链球菌属、放线菌属、奈瑟菌、范永菌等。虽然口腔中的致龋菌可以产生各种有机酸,但口腔中又同时存在着强大的缓冲系统,加之唾液分泌的机械作用,一般条件下,这些有机酸很难达到造成牙釉质脱矿的水平。细菌只有在形成了牙菌斑后才能起致龋作用。

二、食物因素

食物与龋病的关系十分密切,食物中的蔗糖和其他碳水化合物(糖类物质)在龋病发病过程中具有重要性,在代谢过程中既为细菌生存提供营养,其终末产物又可造成牙的破坏。糖被细菌利用酵解产酸,在菌斑深层可持续保持低的 pH 环境,造成牙面脱矿,因此食物中的碳水化合物特别是蔗糖是龋病发生的重要因素。

三、宿主

宿主因素是指宿主对龋病的易感程度。宿主对龋病的敏感性涉及很多方面。如唾液、牙齿、机体的全身情况等。

（一）牙齿的结构、组成、形态和位置

牙齿的理化性质、钙化程度、微量元素含量等因素可影响龋病的发展，矿化好的牙齿不易患龋病。牙釉质中氟、锌含量较高时，患龋病率亦较低。牙齿的各个面对龋的敏感性不尽相同，某些表面易患龋，另一些面则较少波及，如后牙的窝沟对龋病高度敏感，牙齿的排列不整齐、拥挤和牙重叠都易形成菌斑的滞留区，有助于龋病的发生。

（二）唾液

唾液中的钙、磷酸盐和其他的无机离子，具有重要的生理意义，使唾液能维持牙组织的完整性，促进萌出后牙釉质成熟和早期龋损脱矿釉质的再矿化。此外，唾液中含有的重碳酸盐使唾液具有缓冲功能。使唾液 pH 值一般均能维持在中性。这种缓冲作用有助于产生抗龋效应。

唾液的有机成分中含有球蛋白。分泌型的免疫球蛋白 A（S-IgA）具有抵抗致龋菌的作用。

唾液分泌量减少，往往增加龋病的发生，临床上常见口干综合征患者，以及接受颈部放射治疗的患者，由于唾液量的减少造成猖獗性龋。

四、时间

龋病发病的每个过程都需要一定时间才能完成。从牙面出现附着物到牙菌斑形成；从细菌代谢碳水化合物产酸到釉质脱矿等过程均需要一定的时间。同时，时间因素还包括牙萌出后的时间；碳水化合物滞留于牙面的时间等。不论哪种情况时间因素都和其他三大因素有密切的联系。

第三节　龋病的临床特征和诊断

临床上最常使用的分类和诊断标准，系按病变程度分为浅龋、中龋和深龋，现就其临床表现、诊断和鉴别诊断介绍如下：

一、浅　龋

浅龋位于牙冠部时，一般均为釉质龋或早期釉质龋，但若发生于牙颈部时，则是牙骨质龋和牙本质龋，亦有一开始就是牙本质龋者。

（一）临床表现

由于浅龋位于牙釉质内，患者一般无主观症状，在受到外界的物理和化学刺激，如冷、热、酸、甜刺激时亦无明显反应。少数病人因牙面发黑而就诊。

位于牙冠的浅龋又可分为窝沟龋和平滑面龋。早期表现为龋损部位色泽呈白垩色、黄褐斑块或墨浸状改变，用探针检查时有粗糙感或能钩住探针尖端。平滑牙面上的早期浅龋一般呈白垩色点或斑，随着时间延长和龋损继续发展，可变为黄褐色或褐色斑点。

（二）诊断

患者无主观症状，牙面有白垩色、黄褐斑块或墨浸状改变，邻面的平滑面龋早期不易察觉，从𬌗面观察邻近边缘嵴有变暗的黑晕出现，使用牙线清洁时或用探针检查可有粗糙感。

配合 X 线片可作出早期诊断。

　　早期诊断疑为浅龋时，可定期追踪复查，最常用的常规诊断方法是 X 线片检查，有利于发现隐蔽部位的龋损。

　　（三）鉴别诊断

　　浅龋诊断应与釉质钙化不全、釉质发育不全和氟牙症相鉴别。

　　釉质钙化不全亦表现有白垩状损害，但其表面光洁，同时白垩状损害可出现在牙面任何部位；而浅龋有一定的好发部位，白垩色表面粗糙且缺少光泽。

　　釉质发育不全的患牙牙冠釉质表面有不同程度的实质性缺损或缺陷，缺损部位也可有变黄或呈褐色的表现，但损害部位为光滑而坚硬的表面，病变有对称性，可累及全牙冠。浅龋一般只累及 1 个或 2 个部位，病损部位粗糙或可被探针探入。

　　氟牙症受损牙面呈白垩色至深褐色，患牙为对称性分布，地区流行情况是与浅龋相鉴别的重要参考因素。

二、中龋

　　龋病由牙釉质发展到牙本质浅层。因牙本质中有机物成分多，加之牙本质小管结构，龋病发展速度较在牙釉质内快。

　　（一）临床表现

　　当龋病进展到牙本质时，牙本质因脱矿而软化，容易形成龋洞，牙本质随色素侵入而变色，呈黄褐或深褐色。患者对酸、甜食物刺激敏感，过冷过热的食物也能引起酸痛感觉，冷刺激尤为显著，但刺激去除后症状立即消失。龋洞中除有病变的牙本质外，还有食物残渣、细菌等。由于个体反应的差异，有的患者可完全没有主观症状。颈部牙本质龋的症状较为明显，这是由于该部位距牙髓较近之故。中龋时牙髓组织受到激惹，可产生保护性反应，形成修复性牙本质，它能在一定程度上阻止病变发展。

　　（二）诊断

　　中龋患者多有主观症状，龋洞有一定深度，病变部位呈黄褐色或深褐色。探针多可探查到龋洞，洞内多有软化的牙本质，探查时可能有酸痛感。对冷、热温度测试均敏感，刺激消除敏感即消失。由于中龋有其典型的临床特征，因此诊断并不困难。

　　（三）鉴别诊断

　　要注意与牙本质过敏症鉴别。牙本质过敏症是牙体硬组织的非龋性疾病，由于釉质完整性的破坏，在受到温度刺激、化学物质及机械刺激时，可迅速引起短暂、尖锐的疼痛。但通常没有牙体硬组织的色、形、质的改变。

三、深龋

　　龋损已达牙本质深层，距髓腔越来越近，但未与髓腔相通。

　　（一）临床表现

　　龋病进展到牙本质深层时为深龋，临床上可见很深的龋洞，患者多有食物嵌塞的主诉，食物嵌塞时可引起明显的疼痛。同时，冷、热刺激也可引起较剧烈的疼痛，但只要去除上述刺激因素，患者的主观症状可立即消失。无自发性疼痛史。

（二）诊断

临床检查时可以探查到有较多软化牙本质的龋洞，并有一定的敏感反应，但不应有明显的探痛点，更不能有与髓腔相通的穿髓孔。叩诊为阴性反应。位于邻面的深龋洞以及有些隐蔽性龋洞，外观仅略有色泽改变，洞口很小而病变进展很深，临床检查较难发现，应结合患者主观症状，仔细探查。必要时需在处理过程中除去无基釉质，然后再进行诊断。

X线检查可见患牙有明显的组织脱钙区域，接近牙髓腔。

（三）鉴别诊断

深龋根据患者主观症状、体征，结合X线片易于确诊，但应注意与可复性牙髓炎和慢性牙髓炎相鉴别。

可复性牙髓炎：主诉无自发痛，疼痛呈一过性。检查对温度测验表现为一过性敏感，尤以冷试反应较强烈，轻微探痛，无穿髓孔。但在临床检查时，可复性牙髓炎和深龋二者可能很难区别，可先按可复性牙髓炎的治疗处理。

慢性牙髓炎：无剧烈自发痛，为长期隐痛。偶有自发痛。温度刺激、化学刺激及食物压迫牙髓均可引起疼痛，刺激去除不能立刻缓解。要持续一段时间。检查龋洞时可探及穿髓孔。有轻微叩痛、长期炎症可波及根尖部牙髓和牙周组织引起充血，有咬合疼或咬合不适。

四、龋病诊断方法

1. 视诊 观察患者主诉区牙面有无黑褐色改变或失去光泽的白垩色的斑点，有无腔洞形成。当怀疑有邻面龋时，可从𬌗面观察临近的边缘嵴有无变暗的黑晕出现。

2. 探诊 利用尖锐探针探查龋损部位有无粗糙、钩拉或插入的感觉。探查洞底或牙颈部牙体组织是否变软，有无酸痛、过敏或剧烈的探痛。还可探查龋洞的部位、深度、大小、有无穿髓孔等。

3. 温度刺激试验 当龋坏深达牙本质时，患者既可有对冷、热或酸、甜刺激产生敏感或难忍的酸痛的主诉，医生亦可用冷热等温度测试进行检查。

4. X线检查 X线片对邻面龋、继发龋或隐匿龋等不易用探针探查的龋坏有很好的检查效果，龋坏部位在X线片上显示为透射影像。还可借助于X线片检查了解龋洞的深度及其与牙髓腔的关系。

5. 透照 用光导纤维装置进行，对检查前牙邻面龋洞甚为有效，可直接看出龋损部位和病变深度、范围。

第四节 龋病的治疗

龋病过程的特殊性决定了该病的治疗特点。龋病治疗的目的在于终止病变进程，保护牙髓，恢复牙的形态、功能及美观，并维持与邻近软硬组织的正常生理解剖关系。其治疗原则是针对不同程度的龋损，采用不同的治疗方法。早期釉质龋可采用保守治疗，有组织缺损时，则应采用修复性方法治疗，这也是龋病治疗中最常用的方法。深龋近髓时，应先采取保护牙髓的措施，再进行修复。

一、保守疗法（药物治疗）（见第八章儿童牙病）

二、修复性治疗

在龋病发病过程中，牙体组织一旦出现缺损，就不可能自行恢复其原来的形态。因此龋病的治疗，除一些早期龋可以用保守疗法治疗外，一般来说，龋病都要用修复的方法来治疗，即用手术的方法去除龋坏组织，制备一定的洞形，然后选用适宜的修复材料修复缺损部分，恢复牙齿的形态和功能。

（一）牙体修复的基本原则和步骤

龋病的修复性治疗根据患牙部位和龋损类型可选择不同的修复材料和修复方法。为达到完美的修复效果和延长修复体的寿命，牙体修复必须遵循一定的基本原则和步骤。

1. 窝洞的分类及结构

（1）G. V. Black 分类

Ⅰ类洞：为发生在所有牙面发育点隙裂沟的龋损所备成的窝洞。包括磨牙和前磨牙的殆面洞、上前牙腭面洞、下磨牙颊面殆 2/3 的颊面洞和颊殆面洞、上磨牙腭面殆 2/3 的腭面洞和腭殆面洞。

Ⅱ类洞：为发生于后牙邻面的龋损所备的窝洞。包括磨牙和前磨牙的邻面洞、邻殆面洞、邻颊面洞、邻舌面洞。

Ⅲ类洞：为前牙邻面未累及切角的龋损所备成的窝洞。包括切牙和尖牙的邻面洞、邻舌面洞和邻唇面洞。

Ⅳ类洞：为前牙邻面累及切角的龋损所备成的窝洞。包括切牙和尖牙的邻切洞。

Ⅴ类洞：所有牙的颊（唇）舌面颈 1/3 处的龋损所备成的窝洞。包括前牙和后牙颊舌面的颈 1/3 洞。

多年来，随着充填材料的发展和充填范围的扩大，对 Black 的洞形分类有所补充，如发生在前牙切嵴和后牙牙尖等自洁区的龋损所备成的窝洞列为Ⅵ类洞。（图 1-3）

又有按窝洞涉及的牙面分类：根据窝洞涉及的牙面将窝洞分为单面洞、双面洞和复面洞。仅限于 1 个牙面的洞叫单面洞，包括 2 个牙面的洞叫双面洞，包括 2 个以上牙面的洞叫复杂洞。

（2）窝洞的结构

无论哪种类型的窝洞均由若干个洞壁、洞角和洞缘组成。

1）洞壁　窝洞的壁，分侧壁和髓壁。

侧壁：与牙面垂直的洞壁。以所在牙面命名，如位于颊面者叫颊壁，靠近龈缘者叫龈壁。

髓壁：与洞侧壁垂直、位于洞底覆盖牙髓的洞壁叫髓壁。与牙长轴平行的髓壁又叫轴壁。

2）洞角　洞壁相交形成洞角。洞角分线角和点角。两壁相交构成线角，三壁相交构成点角。洞角以构成它的各壁联合命名。如颊髓线角、颊轴龈点角。

3）洞缘　窝洞侧壁与牙面相交构成洞的边缘，即洞缘。又叫洞缘角或洞面角。（图 1-4）

2. 窝洞制备的基本原则

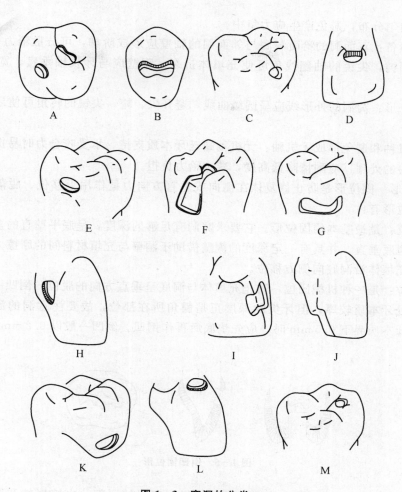

图 1-3 窝洞的分类

A-D. Ⅰ类洞 E-G. Ⅱ类洞 H-I. Ⅲ类洞 J. Ⅳ类洞 K-L. Ⅴ类洞 M. Ⅵ类洞

（1）去净龋坏组织 临床上一般通过牙本质的硬度和着色来判断。

（2）保护牙髓组织 为减少备洞时产生的机械和温度刺激对牙髓的影响，操作时要间断操作，注意用水冷却，不要加压。同时要防止意外穿髓。

（3）尽量保留健康牙体组织，有利于充填材料的固位，以承担咀嚼功能。

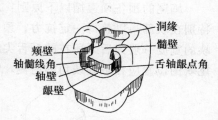

图 1-4 窝洞的结构

（4）预备抗力形和固位形，防止充填体的松动、脱落和充填体及牙体的折裂。

1）抗力形 抗力形是使修复体和余留牙结构获得足够抗力，在承受正常咬合力时不折断的形状。窝洞的主要抗力形有：

洞深：窝洞必须有一定的深度，洞底必须建立在牙本质上。一般要求在釉质牙本质界下 0.2～0.5 mm，𬌗面洞深应为 1.5～2 mm，邻面洞深为 1～1.5 mm。

盒状洞形：是最基本的抗力形，特征是底平，侧壁平直与洞底垂直，点、线角圆钝。其可使咬合力均匀分布，避免产生应力集中。

阶梯的预备：双面洞的𬌗面洞底与邻面洞的轴壁应形成阶梯，可分散𬌗力、保护牙髓。轴髓线角应圆钝，尖锐的轴髓线角可使充填体折裂。龈壁应与牙长轴垂直，宽度不得小于1 mm。

窝洞的外形：窝洞的外形线应呈圆缓曲线，避开尖、嵴，尖锐的转角可使牙体组织受力后折裂。

去除无机釉和避免形成无机釉：无机釉缺乏牙本质支持，承受咬合力时易折裂。

薄壁弱尖的处理：应酌情降低高度，减少𬌗力负担。

2）固位形　固位形是防止修复体在侧向或垂直方向力量作用下移位、脱落的形状。窝洞的基本固位形有：

侧壁固位：是最基本的固位形。它要求窝洞有足够的深度，呈底平壁直的盒状洞形。相互平行、与洞底垂直、并具有一定深度的侧壁借助于洞壁与充填材料间的摩擦力而产生固位作用，防止充填体沿洞底向侧方移位。

倒凹固位：是一种机械固位，防止充填体与洞底呈垂直方向的脱位。倒凹一般作在牙尖的下方，此处牙本质较厚，但牙尖的深层正是髓角所在部位，故要注意洞的深度。如洞较深，超过釉牙本质界下 0.5 mm 时，应先垫底后再作倒凹。倒凹一般以 0.2 mm 深为宜。（图1-5）

图 1-5　倒凹固位形

鸠尾固位：多用于双面洞。此固位形的外形似斑鸠的尾部，由鸠尾峡和膨大的尾部组成，借助于峡部的扣锁作用防止充填体从与洞底呈水平方向的脱位。

鸠尾的预备须遵循以下原则：鸠尾大小与邻面缺损大小相匹配，鸠尾要有一定的深度，特别在峡部，以获得一定抗力；预备鸠尾应顺𬌗面的窝沟扩展，避开牙尖、嵴和髓角；鸠尾峡的宽度一般为后牙所在的颊舌尖间距的 1/4～1/3，前牙为邻面洞舌方宽度 1/3～1/2；鸠尾峡的位置应在轴髓线角的内侧，𬌗面洞底的𬌗方。（图1-6）

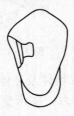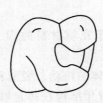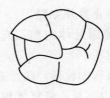

图 1-6　鸠尾固位形

梯形固位：用于双面洞。邻𬌗洞的邻面预备成龈方大于𬌗方的梯形，防止修复体从与梯形底边呈垂直方向的脱位。

修复体的固位形与所选用的修复材料有关，故固位形的设计随不同材料而异。此外固位形的要求与窝洞涉及的牙面数有关。

总的来说，固位形与抗力形是相互关联的。窝洞抗力形和固位形的要求与窝洞类型、牙承受咬合力的大小及修复材料的种类有关。所以临床上应综合以上因素，灵活应用抗力形和固位形预备的基本原则，设计窝洞的抗力形和固位形。

3. 窝洞预备的一般步骤

（1）开扩洞口及进入病变区 后牙邻面龋，接触点已破坏时，应磨除𬌗面相应边缘嵴，从𬌗面进入龋洞。如尚未累及接触点，仅局限于牙颈部，可从颊或舌侧进入。此时未涉及𬌗面，修复体不直接承受咀嚼压力。这样可少磨除健康牙体组织，并保持了原有的完整接触点。前牙邻面洞，一般从舌侧进入，这样可保持唇面的完整和美观。如龋损靠近唇面，由于牙色修复材料的使用，也可以从唇面进入，这样可保留较坚固的舌侧边缘嵴，有利于承受咀嚼压力。

（2）去除龋坏牙本质 原则上已经龋坏软化的牙本质应彻底去净，以免引起继发龋。洞侧壁的软化牙本质应完全去净，而洞底近髓腔的少量软化牙本质的去留则视具体情况而定。

（3）设计和预备洞的外形 洞的外形既要将所有病变部分包括进去，减少洞缘继发龋的发生，又要尽量保留健康牙体组织。以病变为基础设计外形；洞缘必须扩展到健康的牙体组织；外形线尽量避开牙尖和嵴等承受咬合力的地方；外形线呈圆缓的曲线，以减少应力集中，利于材料的充填；邻面的颊舌洞缘应位于接触区以外。

（4）制备抗力形和固位形 根据抗力形和固位形预备原则修整洞形，使修复体获得最好的固位，并使牙和修复体承受咬合力，使其折断的可能性减少到最低程度。

（5）洞形的清理完成 按照洞形设计原则，作全面复查，看洞形是否达到设计要求，窝洞内所有碎片和残屑、感染牙本质、无基釉是否去除。

4. 窝洞的隔湿和消毒

（1）窝洞的隔湿

窝洞预备好后，必须将准备修复的牙齿与口腔环境隔离开来，其目的是防止唾液进入窝洞，影响充填材料的性能和与洞壁的密合。常用的隔离方法有下列几种：

1）棉卷隔离 是常用的一种隔离法。

2）吸唾器 利用水流和抽气产生的负压，吸出口腔内的唾液，吸唾器常与棉卷隔湿配合使用。

3）橡皮障隔离法 橡皮障隔离是用一块橡皮膜，经打孔后套在牙上，利用橡皮的弹性紧箍牙颈部，使牙与口腔完全隔离开来（见图1-7）。

（2）窝洞消毒 修复前，可选用适宜的药物进行窝洞消毒。理想的窝洞消毒药应具有消毒力强、对牙髓刺激性小和不使牙变色等特性。常用的消毒药物有25％麝香草酚乙醇溶液、樟脑酚及75％乙醇等。但目前尚没有一种理想的窝洞消毒药。

5. 窝洞封闭、衬洞及垫底

由于窝洞深浅不一，深洞的洞底往往不平，而且一些修复材料对牙髓有刺激性，因此，在充填前应根据窝洞的深度和修复材料的性质对窝洞作适当处理。其目的是隔绝外界和修复材料的刺激，保护牙髓，并垫平洞底，形成充填洞形。

（1）窝洞封闭 在窝洞洞壁涂一层封闭剂，以封闭牙本质小管，阻止细菌进入，隔绝来

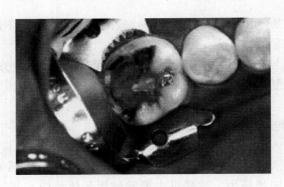

图 1-7 橡皮障隔离法

自修复材料的化学刺激，此外封闭剂能增加修复材料与洞壁的密合性，减少微渗漏，也可减少银汞合金中的金属离子渗入牙本质小管而防止牙变色。但由于封闭剂很薄，因此不能隔绝温度刺激。封闭剂有两种：洞漆、树脂粘结剂。

（2）衬洞　在洞底衬上一层能隔绝化学和一定温度刺激，并有治疗作用的洞衬剂叫衬洞。常用的洞衬剂有氢氧化钙及其制剂、玻璃离子粘固剂和氧化锌丁香油酚粘固剂。氢氧化钙有刺激修复性牙本质形成和抑菌作用，主要用于接近牙髓的深窝洞或可疑穿髓者。玻璃离子粘固剂对牙髓刺激小，可释放氟，有防龋作用。氧化锌丁香油酚粘固剂对牙髓有安抚作用。

（3）垫底　在洞底（髓壁和轴壁）垫一层足够厚度（＞0.5 mm）的材料，隔绝外界和修复材料的温度、化学、电流及机械刺激，同时有垫平洞底，形成充填洞形，承受充填压力和咀嚼力的作用。常用的垫底材料有氧化锌丁香油酚粘固剂、磷酸锌粘固剂、聚羧酸锌粘固剂及玻璃离子粘固剂。

临床上，根据余留牙本质的厚度和修复材料的种类选用不同的方法。

浅的窝洞，洞底距髓腔的牙本质厚度大于 1.5～2 mm，不需垫底。用银汞合金修复，在洞壁涂布洞漆或粘结剂后再充填。复合树脂则只用粘合剂处理后充填。

中等深度的窝洞，洞底距髓腔的牙本质厚度大于 1 mm，一般只垫一层聚羧酸锌粘固剂或玻璃离子粘固剂。

深的窝洞需垫双层。第一层垫氧化锌丁香油酚粘固剂或氢氧化钙，如用复合树脂修复则不能垫氧化锌丁香油酚粘固剂，第二层垫磷酸锌粘固剂。如用聚羧酸锌粘固剂或玻璃离子粘固剂可只垫一层。若近髓或可疑穿髓则应垫氢氧化钙，以促进修复性牙本质形成，上面再垫玻璃离子粘固剂或其他垫底材料。

垫底部位只限于𬌗面髓壁和邻面轴壁，要求底平壁净，留出足够深度（1.5～2 mm），使修复体有足够的抗力和固位。（图 1-8）

6. 充填　选用适当的修复材料，填入预备好的窝洞，恢复牙的外形和功能。这是牙体修复的最后一步。

（1）充填材料的选择

1）牙的部位　前牙主要考虑美观，应选与牙颜色一致的牙色充填材料，如复合树脂、玻璃离子粘固剂、复合体等。后牙应以机械强度高和耐磨性好为主，可选用银汞合金或后牙复合树脂。

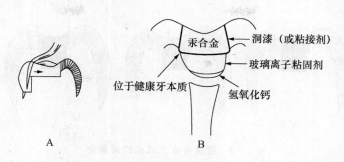

图 1-8 垫底
A. 轴壁垫底 B. 深窝洞的髓壁垫底

2) 窝洞所在部位和承受的咬合力 后牙𬌗面洞和邻𬌗面洞承受咬合力大，可选用银汞合金或后牙复合树脂，前牙应用复合树脂。

3) 病人具体情况 根据病人健康情况及对美观的要求选用不同的材料。

4) 其他 应考虑修复牙在口内存留时间及对𬌗牙修复材料的种类。保留时间短的牙选用暂时性修复材料。对𬌗牙有金属嵌体或金属冠则不用银汞合金，选用复合树脂，防止不同金属接触时产生的电流刺激。

（2）恢复牙的形态和功能 将选好的材料按照一定的方法调制后填入窝洞，按照不同的材料的要求进行操作，使材料与洞壁密合，初步恢复牙的外形。在规定的时间内雕刻外形、调𬌗，最后打磨、抛光。

（二）银汞合金修复术

银汞合金是历史悠久的充填材料，具有最大的抗压强度、硬度和耐磨性，且性能稳定，不刺激牙髓，可塑性大，操作方便。是后牙的主要充填材料。

1. 适应证

（1）Ⅰ、Ⅱ类洞。

（2）后牙Ⅴ类洞，特别是可摘局部义齿的基牙修复。

（3）对美观要求不高病人的尖牙远中邻面洞，龋损未累及唇面者。

（4）大面积龋损时配合附加固位钉的修复。

（5）冠修复前的牙体充填。

2. 窝洞预备

窝洞的预备除应符合备洞的总原则外，还应具备以下特点。

（1）窝洞必须有一定的深度和宽度，使其有足够的强度和固位。

（2）银汞合金与牙体组织无粘接性，要求制备典型的盒状洞形，必要时应增加辅助固位形。

（3）洞面角应成直角，不在釉质侧壁形成无基釉和短斜面。（图 1-9）

3. 调制银汞合金

研磨有手工研磨和电动研磨两种方法。现有按一定比例配制的银汞合金胶囊，专供电动研磨。

4. 充填

（1）护髓 中等深度以上的窝洞，在充填银汞合金前，应酌情衬洞或垫底。

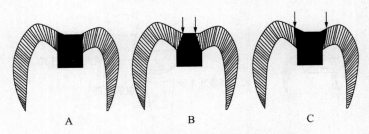

图 1-9　银汞合金充填术的洞面角

A. 正确　B. 无基釉　C. 短斜面

(2) 放置成形片　双面洞在充填前应安放成形片。成形片作为人工假壁，代替失去的侧壁，以便于充填材料的加压、邻面生理外形的形成及与邻牙接触关系的建立。成形片的𬌗方边缘应稍高于𬌗面，以便于充填体边缘嵴处的成形。为了使成形片紧贴牙颈部，可在成形片颈部外侧的牙间隙中安放木制或塑料的楔子，有利于邻面颈部的成形，防止形成悬突，恢复正常的邻接关系。

(3) 充填材料　银汞合金的充填应少量、分次送入准备就绪的窝洞内。双面洞一般先充填邻面洞部分，后填𬌗面洞。银汞合金从调制到填充完毕，应在 6～7 分钟内完成。时间过长，银汞合金会变硬，可塑性降低，影响其与洞壁的密合

(4) 雕刻成形　雕刻𬌗面时，雕刻器紧贴牙面，沿牙尖斜度，从牙面向充填体雕刻。在邻𬌗面洞，则应从边缘嵴向𬌗面中央雕刻，以防止邻面修复体的松脱。双面洞需用探针检查邻面有无悬突，应及时去除悬突，注意勿破坏接触区。

(5) 调整咬合　充填体的外形初步雕刻完成后，𬌗面承受咬合力的部位应进行咬合调整，使修复体与对𬌗牙恢复正常的咬合关系。应先调磨对𬌗牙高陡的牙尖或边缘嵴，然后再让病人轻轻咬合，作正中及侧向咬合运动，检查有无高点。

(6) 打磨抛光　银汞合金充填 24 小时后完全硬固方可打磨抛光。用细石尖或磨光钻从牙面向修复体方向打磨，再用橡皮尖抛光。以减少继发龋发生。鉴于国情，建议当日用磨光器轻轻磨光修复体。

(三) 复合树脂修复术

复合树脂是在丙烯酸酯基础上发展起来的一种新型修复材料，主要由树脂基质和无机填料组成。其突出优点是美观，可提供与牙最佳的颜色匹配。复合树脂通过粘接技术粘附到窝洞内，使其洞形预备较银汞合金修复简单，能保留更多的健康牙体组织。但复合树脂有聚合收缩、耐磨性差等不足之处。

1. 适应证

(1) 前牙Ⅰ、Ⅲ、Ⅳ类洞的修复。

(2) 前牙和后牙Ⅴ类洞的修复。

(3) 后牙及Ⅰ、Ⅱ及Ⅵ类洞，承受咬合力小者。

(4) 形态或色泽异常牙的美容修复。

(5) 冠修复前的牙体充填

(6) 大面积龋损的修复，必要时可增加固位钉或沟槽固位。

2. 窝洞预备

除遵循一般的备洞原则外，其洞形预备有以下特点：

（1）点、线角应圆钝，倒凹宜呈圆弧形，以利于材料的填入和与洞壁密合。

（2）洞形预备较银汞合金修复保守。不直接承受咬合力的部位可适当保留无基釉。有足够釉质壁的窝洞，可通过粘接而获得固位，不必为制作固位形而磨除牙体组织。

（3）复合树脂耐磨性较差，Ⅰ、Ⅱ类洞应尽量避免置洞缘于咬合接触处。

（4）洞缘釉质壁应制成斜面，其目的：增加酸蚀面积，增加修复体的固位，减少洞缘的微渗漏和变色，使复合树脂由厚变薄，逐渐过渡到正常牙面，以获得更好的美观效果，减少树脂聚合收缩所致的釉质裂纹。

3. 复合树脂与牙体组织的粘接

复合树脂本身对釉质和牙本质粘接性不强，但牙面经过特殊处理，可以明显提高其粘接性。

（1）对釉质的粘接

釉质粘接又称酸蚀刻粘接技术，其含义是利用弱酸蚀刻釉质表层而脱矿，从而使其增强与有机树脂类粘接强度的方法。

1）酸蚀刻的作用

酸蚀刻能去除表层污染的釉质，起到机械清洁的作用，暴露出下层清洁新鲜的釉质，有利于粘接。酸蚀刻后暴露出清洁新鲜的釉质呈现出化学基团的极性，便于树脂渗入釉柱的脱矿孔隙内。增大牙齿的表面积：酸蚀使表面形成凹凸不平，同时釉质表面的粗糙度也明显增加，这也有利于粘接。

2）酸蚀剂的种类　临床上多采用30%～50%的磷酸，有水溶液型和凝胶型。

3）酸蚀刻的效果　从临床观点考虑，用30%～50%的磷酸处理1分钟最佳。酸蚀刻时间过长、过短都会影响树脂突形成。

4）酸蚀刻法对釉质无危害，不会因脱矿而引起龋病。釉质受到酸蚀刻一般不会引起临床症状。牙本质受到酸蚀刻可出现暂时疼痛，严重者可引起牙髓病变。因此，临床操作应严格限制酸蚀刻部位只在釉质表面。

5）釉质粘接剂　为加强复合树脂与釉质的粘接，在釉质酸蚀后，先涂布一薄层釉质粘接剂。釉质粘接剂多为低粘度树脂。釉质粘接剂作为树脂与蚀刻釉质间的中间层，通过粘接剂在釉质微孔中聚合形成的微机械固位和与修复树脂基质的共聚作用而增强修复树脂与釉质的粘接强度。此外釉质粘接剂的应用能有效防止洞缘与修复体间出现缝隙而致的微渗漏。

6）对牙本质的粘接　近年来的研究表明，牙本质粘接的主要机制是粘接体系与牙本质的微机械扣锁作用，从而使修复体粘接于牙本质。

4. 复合树脂修复的操作步骤：

1）牙体预备　方法见前。

2）色度选择　在自然光下，选用合适色度的复合树脂。

3）清理窝洞、隔湿。

4）护髓　中等深度以上的窝洞应衬洞和垫底，以隔绝来自复合树脂的化学刺激。一般可于洞底垫一层玻璃离子粘固剂。如洞深接近牙髓，则应在近髓处先衬一薄层可固化的氢氧化钙，以促进修复性牙本质形成。注意勿用洞漆和含酚类的材料，如氧化锌丁香油粘固剂，以避免影响树脂的聚合。

5）牙面处理　用30％～50％的磷酸涂布洞缘釉质壁、釉质短斜面及垫底表面，酸蚀1分钟，用水彻底冲洗。吹干牙面。

6）涂布底胶和粘接剂　用小刷子蘸底胶涂布整个洞壁，气枪轻吹，让其溶剂和水分挥发掉。而后涂布粘接剂，约0.2mm厚，光固化20秒。

7）充填复合树脂

（1）放置成形片　前牙一般用聚酯膜成形片，将其置于两牙间，用楔子加以固定。后牙用不锈钢成形片，用成形夹固定于牙上。

（2）填充材料

化学固化复合树脂多为双糊剂型。一次取足调制好的材料，从窝洞的一侧送入窝洞，以排除空气，防止气泡形成，用充填器快速送压就位、成形。将树脂薄膜折转，使薄膜紧贴唇面和舌面，用手指固定。用探针或雕刻刀去除多余的树脂，待树脂固化后放开成形片，并取出。

光固化复合树脂多为单组分。因可见光波一般仅能深入复合树脂2～3mm，故超过此深度的窝洞应分层固化。将材料分次填入窝洞，分次固化，分次固化不仅可使树脂充分固化，同时，因固化收缩是在每次加量中分次产生的，修复体与洞壁界面产生的张应力减少，从而提高了修复体与洞壁的密合度，减少微渗漏和继发龋，光固化复合树脂由于其性能较化学固化的好，且操作方便，是目前临床上广泛使用的类型（图1-10）。

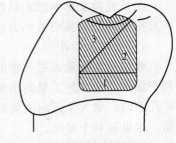

图1-10　斜向分层填入修复树脂
（1、2、3、表示填入顺序）

（3）修整外形　树脂固化后，用石尖或金刚砂针修整外形。

（4）调整咬合　与对𬌗有咬合关系的窝洞，充填后应用咬合纸检查咬合情况，调磨高点。

（5）打磨抛光　最后用粗、细砂片打磨，橡皮轮或细绒轮蘸打磨膏抛光。邻面可用砂纸条磨光。

5.复合树脂修复失败的原因

1）牙面未彻底清洁，牙面沉积物妨碍了处理剂和粘接剂与牙面紧密接触。

2）牙面处理不当，如酸蚀作用不充分，降低了树脂与牙面的机械嵌合作用；牙本质过度脱矿致胶原变性，结构破坏；牙面处理后隔湿措施采取不当，已处理的牙面再污染等。

3）洞壁的护髓材料未去净，使粘接面积减小。

4）洞底牙本质未作适当的护髓处理，或牙本质过度酸蚀致使牙髓在修复后出现病变。

5）粘接剂涂布不均匀或太厚。

6）复合树脂充填不足，与洞壁间有空隙或气泡，未紧密接触，产生边缘微渗漏，进而可引起继发龋。

7）树脂未固化前移动了粘接修复体，使粘接界面的强度降低。

8）树脂固化不完全。原因有：隔湿不严密，完全固化前与水或唾液接触；含酚类垫底材料、洞漆或压缩空气中油、水的污染；光固化树脂的光照时间太短、光源强度不足或一次固化的树脂太厚等。

9）充填体过高致咬合应力集中、粘接修复体承受咬合力过大或瞬时的过大拾力导致修复体折断或脱落。

（四）玻璃离子粘固剂修复术

玻璃离子粘固剂是 70 年代中期在聚羧酸锌粘固剂基础上研制出来的一种垫底和修复材料。其对牙髓刺激性小、与牙体组织有化学粘接性、热膨胀系数与牙相似、封闭性能好及可释放氟等优点，是一种有希望的多用途牙科材料。

1. 适应证

（1）牙体缺损的修复　主要用于Ⅲ、Ⅴ类洞和后牙邻面单面洞等不承担咀嚼压力的洞形。

（2）根面龋的修复。

（3）衬洞和垫底材料

（4）牙科粘固剂

（5）窝沟封闭

2. 窝洞预备特点

（1）玻璃离子粘固剂与牙体组织有化学粘接性，对固位形的要求可放宽，只需去除龋坏牙本质不作扩展，必要时再加固位形以增进固位。

（2）窝洞的点、线角应圆钝，以利于填入材料，洞缘釉质不作斜面。

3. 调制方法　玻璃离子粘固剂由粉、液两组分构成。分自凝型和光固化型。使用时，粉、液按一定比例调拌后进行充填。

4. 修复操作步骤

（1）牙体预备　具体方法见前。

（2）牙面处理　先将窝洞清除干净。除洞底距牙髓不足 0.5 mm 的深洞需先用氢氧化钙衬洞外，一般不需垫底。根据产品说明用处理剂处理牙面，如弱酸等，然后用水充分冲洗干净。

（3）涂布底胶和（或）粘接剂，树脂改性玻璃离子粘固剂配有底胶和粘接剂。

（4）充填材料　方法与复合树脂修复术相同。

（5）涂隔水剂　化学固化玻璃离子粘固剂完全固化需 24 小时，故充填后表面应涂布隔水剂，防止固化过程受干扰和表面出现龟裂。

（6）修整外形及打磨　方法与复合树脂修复术相同。

（五）复合体修复术

是一种在 20 世纪 90 年代开发应用的新型牙色修复材料。由复合树脂和玻璃离子组合而成。既保持了玻璃离子与牙体组织的粘结和释放氟的性能，又具有复合树脂的物理性能和临床的易操作性。

复合体修复术的适应证和洞形预备的特点与玻璃离子粘固剂修复术基本相同。因其性能与复合树脂接近，对牙髓的刺激较玻璃离子强，在近髓的部位需用氢氧化钙盖髓后再用复合体充填。其粘结力较玻璃离子弱，因此对固位较差的窝洞更适于选择玻璃离子进行修复。

三、深龋的治疗

深龋的龋损已发展到牙本质深层，牙髓很容易受到外界刺激，包括物理、温度、化学和龋坏牙本质的细菌及其代谢产物所激惹。同时，在治疗深龋时，如处理不当也容易造成牙髓的损害，因此深龋的治疗有其特殊性。

（一）治疗原则及注意事项

1. 停止龋病发展，促进牙髓的防御性反应　去除龋坏组织，消除感染源是停止龋病发展的关键步骤。原则上应去净龋坏组织，而尽量不穿通牙髓。由于深龋接近牙髓，去除龋坏组织时应特别小心，结合不同年龄的髓腔解剖特点，根据洞底的颜色、硬度和病人反应等具体情况而作处理。

2. 保护牙髓

术中必须保护牙髓，减少对牙髓的刺激。为此，在治疗深龋时要注意：

（1）防止操作过程中对牙髓机械、温度的刺激。去软龋时，用锐利的挖匙从软龋边缘开始平行于洞底用力，或用较大的球钻间断、慢速磨除，切勿加压；随时用温热水冲洗窝洞，保持视野清楚。用探针探查有无穿髓孔时，应沿洞底轻轻滑动，勿施加压力，以防穿通髓腔。

（2）垫底　一般需双层垫底，以隔绝来自充填材料和外界的刺激。

深龋治疗时，洞侧壁的软化牙本质应彻底去净，而覆盖髓腔的洞底（包括髓壁和轴壁）去净软化牙本质后，有时可能引起牙髓暴露，特别是在髓角处。在此种情况，可保留少许洞底近髓处的软化牙本质，用氢氧化钙制剂覆盖，使之再矿化，以避免牙髓穿通，造成对牙髓的损伤和感染。

3. 正确判断牙髓状况

正确判断牙髓状况是深龋治疗成功的基础。深龋时，牙髓受外界刺激而发生病变的可能性较大，故治疗深龋时，首先要对牙髓状况作出正确的判断，才能制定出正确的治疗方案。

深龋时牙髓的反应性可受到多种因素的影响，对牙髓状态的判断是较困难的。临床上可通过详细询问病史，了解患牙有无自发痛、激发痛、刺激去除后有无延缓痛。结合临床检查，包括视、探、叩诊等，必要时作温度刺激试验、牙髓电活力测验及X线检查。主要与早期牙髓炎、慢性闭锁性牙髓炎、牙髓坏死等鉴别，不要将已有牙髓病变的患牙误认为单纯的深龋来处理。

（二）治疗方法

在排除了不可复性牙髓炎和牙髓穿孔的情况后，根据患牙牙髓是否充血和软龋能否去净，采取不同的治疗方法。

1. 垫底充填　多数情况下可一次完成充填，即洞形预备好后，立即垫底充填。

（1）适应证　适用于无自发痛、激发痛不严重、刺激去除后无延续痛、去净龋坏牙本质后牙髓基本正常的患牙。

（2）窝洞预备特点

1）深龋的洞较深，在预备外形的同时只去除了大部分龋坏组织，深层的龋坏组织需用挖匙或球钻仔细去除。

2）深龋时，去除龋坏牙本质后洞底一般不平，或呈圆弧形。在预备窝洞时，只能按备洞原则将洞侧壁磨直，切忌将洞底磨平，以免造成髓腔穿通。不平的洞底可用垫底材料垫平，以弥补洞形的不足。如需作倒凹固位形，应在垫底后制备。

3）由于深龋所造成牙体组织破坏较大，应适当降低其咬合，调低脆弱的牙尖和嵴。避免牙体的折裂。

（3）方法

深龋时，窝洞深且接近髓腔，一般需双层垫底后再充填。即先用氧化锌丁香油酚粘固剂或氢氧化钙制剂垫一层，以保护牙髓，再垫一层磷酸锌粘固剂，形成平而硬的洞底，以利于充填。如用聚羧酸锌粘固剂或玻璃离子粘固剂垫底则可只垫一层。倒凹固位形应在垫底后作。垫底后应留出足够的深度，以容纳充填材料。最后选用适宜的充填材料充填，恢复牙的外形和功能。

2. 安抚治疗

将具有安抚、镇痛、消炎作用的药物封入窝洞，使牙髓充血恢复正常，消除临床症状的疗法。

（1）适应证　一些深龋患者，无自发痛，但有明显的激发痛，备洞过程中极其敏感。对这类病人应先作安抚治疗。待症状消除后再作进一步处理。

（2）方法

窝洞干燥后，用氧化锌丁香油酚粘固剂封洞。观察 1～2 周。第二次复诊时，如无症状，电测牙髓活力正常，无叩痛，可在隔湿情况下去除部分粘固剂，留一薄层作垫底用，上面再垫磷酸锌粘固剂，作永久充填。

特别要指出的是，龋洞内的龋坏牙本质中的细菌及其代谢产物本身对牙髓就是有害的刺激因素，所以安抚治疗一定要在不引起穿髓的前提下，尽量去除龋坏组织后以安抚药物严密封闭窝沟，以停止细菌毒素对牙髓的刺激，并隔绝外界刺激，使牙髓恢复正常。

3. 间接盖髓术

用具有消炎和促进牙髓-牙本质修复反应的制剂覆盖于洞底，促进软化牙本质再矿化和修复性牙本质形成，从而保存全部生活牙髓的方法叫间接盖髓术（indirect pulp capping IPC）。用作盖髓的制剂叫盖髓剂，常用氢氧化钙制剂。

（1）适应证　用于软化牙本质不能一次去净，牙髓-牙本质反应能力正常，无明显主观症状的深龋。

（2）方法　由于慢性龋和急性龋细菌侵入的深度不同，故在治疗方法上不尽相同。

1）急性龋　病程进展快，软化牙本质多，细菌侵入深度相对较浅，未进入深层脱矿层，若去净软化牙本质有穿髓的可能时，洞底可保留少量软化牙本质。窝洞预备好后，干燥，于洞底盖一薄层氢氧化钙制剂，然后垫底充填。如一次充填把握性不大，可在氢氧化钙间接盖髓后，氧化锌丁香油酚粘固剂和磷酸锌粘固剂双层封洞，或用聚羧酸锌粘固剂或玻璃离子粘固剂单层封洞，观察 1～3 个月，复诊时如无症状，牙髓活力正常，可去除部分粘固剂，作永久充填。

2）慢性龋　病程进展慢，脱矿区窄，再矿化区宽，细菌可侵入脱矿区，如一次去净软化牙本质有穿髓可能时，第一次处理同急性龋，即在洞底保留少量软化牙本质，在洞底盖一薄层氢氧化钙制剂，双层或单层封洞，观察 3～6 个月，等待修复性牙本质的形成。复诊时，如无症状，牙髓活力正常，应除去全部封物及残余的软化牙本质，因慢性龋时，软化牙本质多有细菌感染。去净软化牙本质后，如无穿髓则可盖髓、垫底、永久充填。如牙髓穿通或有自觉症状则需作牙髓治疗。

（三）治疗方法的选择

为了便于理解，将深龋治疗方法的选择列于表 1-1 中。

表 1-1　深龋治疗方法的选择

龋病类型	软龋能否去净	牙髓状况	最佳治疗方案
急性龋、慢性龋	能	正常	垫底充填
急性龋、慢性龋	能	充血	安抚—垫底充填
急性龋	不能	正常	间接盖髓—垫底充填
	不能	充血	安抚—间接盖髓—垫底充填
慢性龋	不能	正常	间接盖—去净软龋、间接盖髓—垫底充填
	不能	充血	安抚—间接盖髓—去净软龋、间接盖髓—垫底充填

第五节　龋病治疗的并发症及处理

充填术是治疗龋病的有效方法。在治疗过程中，根据患牙龋损的具体情况，确定正确的诊断和相应的治疗方案，按照正规程序进行处理，就可获得良好的疗效。但如诊断有误或操作不当则可导致治疗失败，充分认识引起治疗失败的原因并予以避免是十分必要的。

一、意外穿髓

意外穿髓是在窝洞预备过程中，由于操作不当而造成健康牙髓的意外暴露。常见原因有：

（一）对髓腔解剖不熟悉

操作前应对髓腔解剖特点有充分的了解，髓腔的大小、髓角高低与患者年龄和龋病类型有关，乳牙和年轻恒牙的髓腔大、髓角高，急性龋软化牙本质多，修复牙本质薄。不了解这些情况则易造成意外穿髓。

（二）髓腔解剖结构的变异

个别牙的髓角特别高，如有的第一磨牙的近颊髓角非常高，不易防范。术前 X 线照片可帮助了解髓腔的情况。术中操作时应注意随时观察。

（三）操作不当

去除软腐时，操作粗暴和使用器械不当都可引起穿髓。特别在急性龋，软化牙本质多，修复性牙本质薄，更易发生穿髓。扩展洞形时，以与洞底平齐的深度向牙尖扩展，可造成髓角穿通。深部龋坏组织应用挖匙挖除或大球钻慢速提磨，切忌用高速涡轮机去除。制备洞形时，深窝洞底不能磨平，而应用垫底材料垫平。

处理：意外穿髓的牙髓多为正常牙髓，其处理视患者年龄、患牙部位和穿髓孔大小而选择不同的牙髓治疗方法。

二、充填后疼痛

根据引起疼痛的原因和疼痛性质的不同可分为牙髓性疼痛和牙周性疼痛。

（一）牙髓性疼痛

1. 激发痛

充填后出现冷、热刺激痛，但无明显延缓痛或仅有短暂的延缓痛。

（1）原因

1）备洞过程中对牙髓的物理刺激　过冷的水冲洗窝洞、过度吹干、连续钻磨产热及钻牙的负压均可激惹牙髓，导致牙髓充血。

2）未垫底或垫底材料选择不当　中、深龋未垫底而直接用银汞合金充填可传导冷、热刺激。复合树脂直接充填或深龋直接用磷酸锌粘固剂垫底可造成对牙髓的化学刺激而激惹牙髓。

（2）处理　症状轻者，可观察，如症状逐渐缓解可不予处理，如症状未缓解，甚至加重者则应去除充填物，经安抚治疗后再重新充填。

2. 与对𬌗牙接触时痛

（1）原因　用银汞合金充填的牙齿，在与对𬌗牙接触时出现短暂的疼痛，脱离接触或反复咬合多次后疼痛消失。这种情况多见于对𬌗牙有不同金属的修复体，当上下牙接触时，唾液作为导电介质将两种具有不同电位的金属连在一起，形成电位差，产生电流而引起。

（2）处理　去除银汞合金充填物，用非导体类材料，如复合树脂充填，或改作同类金属的修复体修复。

3. 自发痛

充填后出现阵发性、自发性疼痛，不能定位，温度刺激可诱发或加重疼痛，此种情况应考虑有牙髓炎的可能。

（1）近期出现自发痛的原因

1）对牙髓状况判断错误。

2）上述引起激发痛的各种因素严重或持续时间长。

3）小的穿髓孔未被发现。

（2）远期出现自发痛的原因

1）充填材料对牙髓的慢性刺激，逐渐引起牙髓炎症，甚至坏死。

2）洞底留有过多的龋坏组织，导致病变继续发展，累及牙髓。

（3）处理　首先去除充填物，开髓引流，待症状缓解后根据病人年龄和牙髓情况选择适当的牙髓治疗方法。

（二）牙周性疼痛

1. 咬合痛　充填后，咀嚼时出现疼痛，但与温度刺激无关。

（1）原因　多由于充填物过高，咬合时出现早接触所致。检查时会发现银汞合金充填物表面有亮点，复合树脂充填物可用咬合纸检查出高点。

（2）处理　确定早接触部位，磨除高点，症状即可消除。

2. 自发痛　持续性自发性疼痛，可定位，与温度刺激无关，咀嚼可加重疼痛。

（1）原因

1）术中器械伤及牙髓，甚至牙周膜，或酸蚀剂溢至牙龈而致牙龈发炎。

2）充填物在龈缘形成悬突，易沉积菌斑，且压迫牙龈，造成牙龈发炎、出血，长时间后可引起牙龈退缩，甚至牙槽骨吸收。

3）接触点恢复不良，造成食物嵌塞，引起牙龈炎症、牙龈退缩及牙槽骨吸收。

（2）处理　针对不同原因作不同处理：①轻度牙龈炎者，局部冲洗，上碘甘油。②去除悬突，清除局部刺激物。③接触点恢复不良者应重新充填，必要时需要作固定修复（嵌体或冠），以恢复正常接触关系。

三、充填物折断、脱落

充填物在口腔内经过一段时间后发生的折断或松动脱落。

（一）原因

1. 洞形预备因素　没有足够的抗力形和固位形，如洞的深度不够或垫底太厚，使充填材料过薄，不仅固位差，且材料的抗力也低。邻𬌗洞的𬌗面鸠尾与邻面洞大小不平衡、鸠尾峡过宽、洞口大于洞底等原因可造成充填体固位不足。鸠尾峡过窄、轴髓线角过锐、洞底不平、邻面洞的龈壁宽度不够等原因可致充填物折裂。

2. 充填材料调制不当　各组分的比例不当、材料被唾液或血污染及调制时间过长等均可使充填材料的性能下降。

3. 充填方法不当　未严格隔湿、充填压力不够、材料未填入倒凹或有气泡等。

4. 过早承担咬合力　材料未完全固化前，其机械强度差，如过早受力，易折裂。

（二）处理

去除原残存充填物，针对洞形存在问题，按照备洞原则修整洞形，按正规操作调制材料和完成窝洞充填。

四、牙折裂

有部分和完全折裂两种情况。主要由于牙体组织本身的抗力不足所致。

（一）原因

1. 备洞时未除去无基釉，脆弱牙尖未降低咬合，特别在承受咬合力大的部位。

2. 磨除过多牙体组织，削弱了牙体组织的抗力。

3. 窝洞的点、线角太锐，导致应力集中。

4. 充填体过高、过陡，引起𬌗创伤。

5. 充填材料过度膨胀，如银汞合金在固化过程中与水接触所造成的延缓性膨胀。

（二）处理

1. 部分折裂者可去除部分充填物后，修整洞形，重新充填。如固位和抗力不够，可行粘接修复术、附加固位钉修复术、嵌体或冠修复。

2. 完全折裂至髓底者应予拔除。

五、继发龋

充填后，在洞缘、洞底或邻面牙颈部等处发生龋坏，称之为继发龋。

（一）原因

1. 备洞时未去净龋坏组织，致使充填后龋损继续发展。

2. 洞壁有无基釉，受力时破碎，在洞缘留下缝隙，利于菌斑沉积。尤其是在承受咬合力处。

3. 洞的边缘在滞留区内，或在深的窝沟处。

4. 充填材料与洞壁界面间的微渗漏：充填材料硬固时本身的体积收缩、小于牙体硬组织的热膨胀系数、被腐蚀、充填压力不足及洞缘的垫底粘固剂溶解等原因都可造成洞壁与充填材料之间出现微渗漏。

5. 充填体的羽毛状边缘和承受咬合力部位洞缘短斜面上的充填体可在受力时破碎、折裂，而使充填体边缘出现缝隙。

（二）处理

去除原充填物及继发龋，修整洞形，重新充填。洞漆和粘接剂的使用可增加充填材料与洞壁间的密合度，从而降低微渗漏的发生率。

最近的研究表明，粘接剂不仅降低复合树脂充填的微渗漏，也可减少银汞合金充填的微渗漏。而具有粘接性的各种粘接剂在银汞合金与牙体组织界面间的作用则是既可起到机械封闭作用，又可与釉质、牙本质、银汞合金形成一定形式的粘接。

（王红原）

第二章 牙体硬组织非龋性疾病

口腔内科临床上，常将牙体硬组织病根据病源分为龋源性和非龋性两大类。非龋性牙体硬组织疾病包括牙发育异常、牙损伤和牙本质过敏症。

第一节 牙发育异常

一、釉质发育不全

釉质发育不全（enamel hypoplasia）是指牙在发育期间，由于全身疾患、营养障碍或局部因素所致的釉质结构异常。一般均根据障碍性质分为发育不全与矿化不全两种类型。

（一）病因

1. 全身疾病　主要是发热性疾病，如水痘、猩红热、小儿肺炎等均可使造釉细胞发育发生障碍。严重的消化不良。孕妇患风疹、毒血症等也可造成胎儿的釉质发育不全。

2. 严重营养障碍　维生素 A、C、D 以及钙、磷，均可影响造釉细胞与成牙本质细胞，使釉质和牙本质的形成迟缓甚至中止。

3. 内分泌失调　甲状旁腺与钙、磷代谢有密切关系。如其功能低下时，血清钙含量降低，血磷偏高，牙齿可出现釉质发育不全，肉眼可见牙面横沟。动物实验表明，摘除甲状旁腺可导致造釉细胞的严重退变。

4. 局部因素　常见于严重的乳牙尖周感染，可影响继承恒牙的釉质发育不全。这种情况常发生于个别牙，又称特纳牙（Turner）。

（二）临床表现

根据病情的程度将其分为轻症和重症。

1. 轻症　釉质表面硬而平滑，有白垩或黄褐色斑块，不透明，界限清楚，无实质缺损，但光泽稍差。临床将此型称为釉质矿化不全。

2. 重症　牙面除有色变外，有实质性缺损，即在釉质表面出现大小、形状、数量不等的点状、窝状或带状凹陷。

（1）点状、窝状凹陷是造釉细胞成组地被破坏，而邻近细胞继续发育所致，严重可呈蜂窝状。

（2）带状凹陷是在同一时期釉质的形成全面遭受障碍时，牙面出现带状缺损，带的宽窄可反映障碍时间的长短。

（3）前牙切缘变薄，后牙牙尖缺损或消失。

由于致病因素只在牙发育期才会导致釉质发育不全，故可根据釉质发育不全的部位推断发生障碍的时期。如631｜136 和6321｜1236 的切缘或牙尖处出现釉质发育不全，表示发育障碍发生于 1 岁以内，若2｜2 切缘也累及时表示发育障碍持续到出生后第 2 年。

（三）治疗与预防

1. 釉质发育不全系在牙胚发育矿化期所产生的缺陷，并非发现当时的机体情况，因此应以预防为主，从胚胎期至出生后 6～7 年内，注意母体和儿童的营养和健康的保持。

2. 如已形成轻症可不予处理，重症可进行防龋充填或美容性覆盖修复。

二、氟牙症

氟牙症（dental fluorosis）又称氟斑牙或斑釉牙，此症具有地区性，流行区很多，在世界各国均有报告，为慢性氟中毒病早期最常见而突出的症状，应引起高度重视。

（一）病因及发病机制

1. 病因

氟是人体必须的微量元素之一，但如果摄入过多，也会引起中毒，以牙齿硬组织和骨骼所受影响最大。饮用水是摄入氟的一个最大来源，一般认为水中含氟量超过百万分之一（1 ppm＝1 mg/L）就可能出现氟牙症。

另外，食物中氟化物的吸收也不能忽视，但能否发生氟牙症还取决于过多氟进入人体的时机。氟主要损害釉质发育期牙胚的成釉细胞，因此，过多的氟只有在牙发育矿化期进入机体，才可能发生氟牙症。

2. 发病机制

由于碱性磷酸酶可以水解多种磷酸酯，在骨、牙代谢中提供无机磷，作为骨盐形成的原料。氟浓度的增高，可抑制碱性磷酸酶的活力，造成釉质发育不良、矿化不全和骨质变脆的骨骼疾患。

（二）临床表现

1. 临床表现的特点

同一时期萌出的牙齿，釉质有由白垩色到褐色的斑块，表面坚硬；严重者可并发釉质的实质缺损。临床上按病损程度分为白垩型（轻度）、着色型（中度）、缺损型（重度）。

2. 多见于恒牙 因乳牙胚发育在胚胎时期，胎盘对氟有一定的屏障作用，所以乳牙少见。

3. 对摩擦的耐受性差，但对酸的抵抗力强。

4. 严重的慢性氟中毒患者，除牙齿受损外，可有骨骼的增殖、肥厚、表面粗糙，骨膜、韧带钙化。出现全身关节的酸痛，活动受限。

（一）鉴别诊断

主要与釉质发育不全相鉴别

1. 釉质发育不全白垩色斑块边界清楚，其纹线与釉质生长发育线相平行吻合。氟牙症为长期受损，斑块呈散在云雾状，边界不清，与釉质生长发育线不相吻合。

2. 釉质发育不全可发生在单个或一组牙；而氟牙症常发生在多数牙，甚至是全口牙。

3. 氟牙症患者有高氟区的生活史。

（四）预防与治疗

1. 预防

最理想的预防方法是选择新的含氟量适宜的水源，或使用活性矾土、活性炭去除水源中过量的氟。但后者费用昂贵，难以推广。

2. 治疗

（1）脱色法　氟牙症为外源性着色，故用 4.5%～10% 稀盐酸表面涂擦，去除色斑，再涂脱敏剂。

（2）复合树脂充填覆盖法　适用于有实质性缺损的病症。具体步骤同龋洞充填。

三、四环素牙

四环素牙（tetracycline stained teeth）是一种在牙齿发育期摄入过量四环素类药物所致的牙齿内源性永久性着色。1950 年，国外就报道四环素族药物引起牙着色；其后又报道四环素可沉积于牙、骨骼，还能引起釉质发育不全。在这方面，我国直至 20 世纪 70 年代中期才引起注意。

（一）发病机制

四环素分子进入机体可与任何正在进行钙化的组织（骨骼、牙齿）中的钙结合，形成复合物沉积于该组织中，由于有螯合作用而使之有很高的稳定性。在牙齿的发育矿化期，服用的四环素族药物就可被结合到牙组织内，因牙本质所含羟基磷灰石晶体表面积远大于釉质，所以在牙本质中沉积较多，使牙着色。此外四环素类药物还可通过胎盘和母乳使牙着色，因此乳、恒牙都可发病。

（二）临床表现

1. 各种四环素类药物所致着色不同，四环素、土霉素、去甲金霉素一般为黄色，逐渐加深至棕色，金霉素多为灰褐色逐渐加深为深灰蓝色。

2. 前牙比后牙着色明显；乳牙比恒牙着色明显。

3. 严重的可有釉质缺损。

四环素引起牙着色和釉质发育不全，只在牙发育期才显现出来。一般在 6～7 岁后再给药，不致引起令人注目的牙着色。

（三）预防与治疗

1. 对妊娠和哺乳期的妇女，8 岁以下儿童不宜使用四环素类药物，以防止四环素牙的发生。

2. 复合树脂修复法。

3. 烤瓷冠修复法。

4. 脱色法　适用于不伴有釉质缺损者。

（1）外脱色法　将 30% 过氧化氢液的吸药纸片敷于牙面，用红外灯或白炽灯照射 10 分钟；疗程共 5～8 次。0.5～1 年后可出现色泽反弹。效果一般不理想。目前还有许多漂白凝胶，用于牙的外脱色。

（2）内脱色法　即用于牙髓摘除术后。脱色时在髓室内封入 30% 过氧化氢液或 30% 过氧化氢液与硼酸钠调成的糊剂。3 天换药一次，约 4～6 次。待色泽满意后，树脂充填。但远期效果尚待观察。

四、畸形中央尖

畸形中央尖（abnormal central cusp）黄种人发生率约为 2%。多见于下颌前磨牙，尤以第二前磨牙为多见，偶见于上颌前磨牙，常为对称性。

（一）临床表现

1. 位于𬌗面中央窝或牙嵴上，呈圆锥形突起，高约 1～3 mm，可有髓角突入。

2. 当畸形中央尖因咬合而折断或磨损后，𬌗面表现为圆形或椭圆形黑环，中央有浅黄色的牙本质轴，轴中心可见到黑色小点，为髓角。细菌可经此通路引起牙髓感染和根尖周感染。（图 2-1）

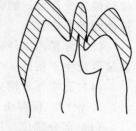

（二）治疗

1. 对圆钝无妨碍的中央尖可不处理。

2. 一次磨除法　对于刚萌出的有高而尖易折断的中央尖的患牙，可在严格无菌和麻醉状态下将中央尖一次磨除，直接盖髓，备洞充填。

图 2-1　畸形中央尖

3. 分次磨除法　将中央尖分多次磨除以刺激修复性牙本质形成，免于露髓。

4. 中央尖折断引起牙髓感染，早期若根尖未形成，可做活髓切断；晚期则需进行根尖诱导成形术；牙根已发育完成者则进行根管治疗。

第二节　牙体损伤

一、牙体急性损伤

牙急性损伤包括牙周膜损伤、牙体硬组织损伤、牙脱位和牙折等。这些损伤可单独发生，亦可同时发生。

（一）牙震荡

牙震荡（concussion of the teeth）是牙周膜的挫伤，通常不伴牙体硬组织缺损。

1. 临床表现　患牙有伸长感，咬合痛、轻度松动、叩痛，有时伴有冷、热敏感症状，龈缘可有少量出血。受伤初期牙髓活力测试反应不一，通常受伤后无反应，在数周或数月后开始恢复，3 个月后仍有反应的牙髓大多能保持活髓。

2. 诊断　根据外伤史，临床表现。

3. 治疗

（1）1～2 周内患牙休息，调𬌗。

（2）用 0.5%～1% 普鲁卡因局部封闭或用红外线超短波局部照射，促进血液循环。

（3）伤后 1、3、6、12 个月定期复查，观察一年后，牙冠不变色，活力测试正常，可不进行处理。若有牙髓坏死迹象时，应进一步作根管治疗。

（二）牙脱位

牙脱位（dislocation of the teeth）是牙受外力作用使牙根部分或全部脱离牙槽窝。

1. 临床表现　根据外力方向不同，牙脱位的表现和损伤程度不同。牙部分脱出常有牙伸长感、疼痛、松动和移位表现，X 线片示根周间隙增宽。患牙向牙槽窝内嵌入，则出现临床牙冠变短，X 线片显示根周间隙变窄或消失。牙完全脱位者，可见牙完全离体或仅有少量软组织相连。

牙脱位可能发生的并发症：

（1）牙髓坏死　发生率占 52%，占嵌入性脱位的 96%。发育成熟的牙更易发生牙髓坏死。

（2）牙髓腔变窄或消失　发生率占 20%～25%。牙受伤后髓腔内钙化组织加速形成。年轻恒牙受伤后，能保存活髓者，更易发生髓腔钙化。临床经常发现前牙根管闭锁者，多可追溯到外伤史。

（3）牙根内、外吸收　有人认为坏死牙髓能使得破骨细胞活跃，促进牙根的吸收。根吸收最早发生于伤后 2 个月。

（4）边缘性牙槽突吸收在嵌入性和舌向性脱位牙易出现。

2. 治疗　保存患牙是治疗牙脱位的原则。

（1）部分脱位　局麻下复位，结扎固定 4 周。术后 3、6、12 个月进行复查，发现牙变色，进行根管治疗。

（2）嵌入性脱位　在复位后 2 周应作根管治疗，这些牙常伴有牙髓坏死，易发生根内、外吸收。对年轻恒牙嵌入，切不可强行复位，待其自然萌出。一般于半年至一年内患牙可萌出到原位。

（3）完全脱位牙　应尽早作再植术。在 0.5 小时内进行再植，90% 患牙可免于牙根吸收。如无条件立即复位的可将脱位牙放于生理盐水、牛奶或口腔中，以防干燥。对根尖发育完成的牙：应在术后 3～4 周再作根管治疗。一般再植后 3～4 周，牙松动度减小，炎性吸收恰好开始，是根管治疗的最佳时机。对年轻恒牙：若再植术及时，牙髓常能继续生存，不要急于拔髓。

（三）牙折

牙折是牙齿直接受外力所造成的折断。

1. 临床表现

临床常根据折断部位分为冠折、根折、冠根斜折三类。

（1）冠折（crown fracture）　前牙有横折和斜折，如仅有釉质折断，一般无症状。牙本质暴露可有敏感症状。牙髓暴露的出现疼痛。

（2）根折（root fracture）　多见于成熟恒牙。因为年轻恒牙的牙周支持组织不够牢固，受外力易脱位。根折按部位分为颈 1/3、根中 1/3、根尖 1/3，不同部位，牙齿呈现不同程度的松动、叩痛、龈沟出血、根部黏膜压痛。X 线片可示根折线。

（3）冠根折　只占牙外伤的一小部分，多见于斜形折断，同时有牙釉质、牙本质、牙骨质的折断，牙髓多有暴露。

2. 治疗

（1）冠折　缺损少，只调磨锐利边缘。敏感症者，脱敏治疗或充填。严重者，牙髓治疗后，行支架充填或固定修复。

（2）根折　颈 1/3 折，去髓后固定修复，若折断位于龈下 3 mm 以上者，可行龈切术、正畸牵引术后再行固定修复。中 1/3 折，进行复位、夹板固定或根管—牙槽骨内固定。尖 1/3 折，行夹板外固定待自行愈合。

（3）冠根折　凡可作根管治疗，又具备桩核冠修复的牙，均应尽量保留。

二、牙体慢性损伤

（一）楔状缺损

楔状缺损（wedge – shaped defect）是牙齿的唇、颊侧颈部硬组织发生缓慢消耗所引起的缺损，由于缺损呈楔形故得名。

1. 临床表现

（1）色、形、质　颜色正常为牙组织本色；形状由两个平面相交而成楔形，有的由三个平面组成浅碟形；表面质地坚硬而光滑。

（2）好发部　543｜345，尤以4｜4最为突出

（3）根据缺损程度分为　浅型、深型和穿髓型。前两型可无症状，也可发生牙本质过敏症。穿髓型可出现牙髓病、根尖病症状，甚至发生牙横折。

（4）随着年龄的增长，楔状缺损发病率和严重程度有增高和加重的趋势。

2. 预防治疗

（1）缺损少，无症者，可不处理。

（2）有过敏症状，脱敏治疗。

（3）缺损大者可用安抚、充填法，并适当调𬌗。

（4）有牙髓感染或根尖病时，作根管治疗术。

（5）改变刷牙方法，避免横刷牙，选用软毛刷和磨料较细的牙膏。

（二）牙隐裂

牙隐裂（cracked tooth）是指牙冠表面有微细不易被发现的非生理性裂纹。裂纹常深入牙本质，是引起牙疼的原因之一。由于临床比较多见，又不易发现，故应引起临床医师的重视。

1. 临床表现

隐裂牙最多见于上颌磨牙，其次是下颌磨牙和上颌前磨牙。上颌第一磨牙又多于第二磨牙，尤其近中腭尖更易发生。隐裂线皆与𬌗面某些窝沟重叠，并向一侧或两侧边缘嵴延伸。

表浅的隐裂无症状，较深时可有遇冷、热刺激敏感，咀嚼时定点锐痛或长期钝痛。有时也可急性发作。如果出现上述症状又未发现深龋洞或深牙周袋，且𬌗面探查不到敏感点时，应考虑牙隐裂存在的可能性。如隐裂不明显，可在牙面涂布碘酊，使其渗入隐裂染色而显示。

2. 治疗

（1）调𬌗　降低牙尖斜度，排除𬌗干扰，减轻劈裂力量。

（2）均衡全口𬌗力负担　治疗和拔除患牙，修复缺失牙，减少创伤𬌗。

（3）隐裂牙的处理　隐裂浅、无症状者可沿裂纹备洞垫底充填。有症状，则进行牙髓治疗后，全冠修复。在牙髓病治疗前，首先要调𬌗或作带环保护牙冠。牙髓治疗完毕应及时作全冠修复。

第三节　牙本质过敏症

牙本质过敏症（dentine hypersensitivity）是指牙受到外界刺激，如温度（冷、热）、化

学物质（酸、甜）以及机械作用（摩擦、咬硬物）等所引起的酸痛感。它不是一种独立的疾病，而是许多牙体疾病共有的症状。

一、临床表现

牙本质过敏症的主要表现为刺激痛，当刷牙，吃硬物，酸、甜、冷、热等刺激时引起疼痛，其特点为发作迅速、疼痛尖锐、时间短暂。病人多能指出患牙。

临床检查多数可观察到牙本质暴露区。用尖锐探针轻轻探查牙本质暴露区域可找到敏感部位。用气枪吹向敏感牙面有酸痛反应。

二、治疗

脱敏治疗。常用的方法有：

1. 氟化物

（1）用 75％氟化钠甘油反复涂擦 1～2 分钟。

（2）2％氟化钠液离子透入法　用直流电疗器，正极放在患者手中，负极以氟化钠溶液浸湿，接触过敏区，10 分钟。

（3）氟化氨银　隔湿，38％氟化氨银小棉粒涂擦 2 分钟，同法反复一次，后漱口。该药有阻塞牙本质小管的作用。

2. 氯化锶　用 75％氯化锶甘油局部涂擦。或将氯化锶加入牙膏中使用。也起到阻塞牙本质小管的作用。

3. 碘化银　用 3％碘酊涂 30 秒后，再涂 10％～30％硝酸银，可见灰白色沉淀附着于过敏区，30 秒后，重复涂擦 1～2 次。利用硝酸银能使牙硬组织内蛋白质凝固形成保护层。

4. 激光　Nd：YAG 激光器，功率 15 W，照射 0.5 秒，10～20 次为一疗程。

5. 修复治疗　对反复用药脱敏无效者，可进行充填术或人工冠修复。必要时作牙髓治疗。

（王红原）

第三章 牙 髓 病

第一节 概 述

牙髓病（disease of dental pulp）是指牙髓组织的疾病，主要症状表现为剧烈的难以忍受的疼痛，影响患者的日常生活和工作。它还可以引起根尖周炎，严重的可发展为颌面部炎症。给患者造成异常的痛苦，甚至影响全身健康。牙髓病是人类最常见的口腔疾病之一，因牙髓病就诊的患者大约占口腔病患者总数的一半。

一、牙髓腔解剖特点的临床意义

牙髓腔除根尖孔外皆被坚硬的牙本质壁所包绕。牙髓组织位于其中，仅借狭窄的根尖孔与机体其他部分相联系，因此有炎症时不易建立适当的引流，而造成炎性渗出物的积聚，使髓腔内压力增高，一方面使感染容易扩散到全部牙髓，另一方面压迫神经产生剧烈疼痛，但一旦开放髓腔，压力下降，疼痛便会骤减，这就是治疗急性牙髓炎时，首先应开髓减压的解剖依据。

熟悉髓腔解剖（图 3-1），掌握髓室的形态，根管口的位置及其变异的情况，才能对牙髓病及根尖病进行准确无误的根管治疗。

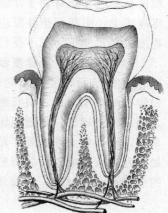

图 3-1 髓腔解剖

二、牙髓组织解剖生理特点的临床意义

（一）牙髓结缔组织的特点

牙髓组织是间质来源的一种疏松结缔组织，它由细胞、纤维、血管、神经和基质所构成。牙髓组织的代谢必须通过牙髓的基质作为媒介，基质具有黏性，这种性质使牙髓发生炎症时，炎症不易扩散，但又会使局部组织压力增高。

（二）牙髓组织的修复特点

牙髓组织中的特有细胞是成牙本质细胞，有一生不断形成牙本质的功能。牙本质在牙齿形成后继续形成的牙本质叫继发性牙本质。与原发的牙本质有明显的分界线，但较相似，继发牙本质形成的方向向髓腔内增长，因此髓腔随年龄增加而变窄。由于牙髓组织具有修复的特点，对根尖未发育完全的牙齿进行治疗时，原则上要尽量保留牙髓的活力，使牙根继续发育完全。当牙齿受物理、化学刺激时则在相应部位形成修复性牙本质以阻断外界刺激，保护自身不受损害。

（三）牙髓的血循环和营养

牙齿主要依靠牙髓丰富的血管、淋巴供给营养。由于牙髓血管是终末循环，缺少有效的侧支循环，根尖孔细小，因此营养功能较微弱。一旦有炎症，不易恢复。

（四）牙髓的神经特点和疼痛机制

牙髓是一个独特感觉器官，虽然有釉质和牙本质的包绕，但对各种外界刺激还是具有敏感反应的能力。牙髓的神经为三叉神经的第二支和第三支的分支，牙髓内的神经主要是 A-δ 和 C 纤维两种，A-δ 纤维主要分布在牙髓牙本质交界区，较低的刺激即可引起兴奋，其疼痛特点为尖锐性刺痛。C 纤维分布于全牙髓，需较高的刺激引起兴奋，疼痛程度剧烈。牙髓炎时的疼痛主要与 C 纤维的活动有关。牙髓内的神经感受器均是传递痛觉的细纤维，缺乏辨别能力和定位能力。任何刺激传到牙髓时，不论是温度刺激、压力或化学刺激都有敏锐感觉，但都只能引起不同程度的痛觉。所以，在临床上疼痛的性状就成为诊断牙髓炎的主要依据。

（五）牙髓的防御再生功能

牙髓组织是属于修复再生能力强的结缔组织，牙髓血管内有防御细胞、吞噬细胞能吞噬细菌及其产物，有利于牙髓的恢复。牙本质暴露，刺激通过牙本质小管进入牙髓使牙齿产生疼痛感觉，引起保护性反应促进成牙本质细胞加速修复性牙本质形成，阻止外来刺激、有害物质进入，保护牙髓不受侵害。但其修复、再生能力仍是较弱，年轻恒牙强于老年人。

（六）牙本质-牙髓复合体的增龄性变化

牙本质-牙髓复合体同人一样会逐渐衰老，随着年龄增大，髓腔变小、髓角变低或消失、根管变细甚至闭锁、根管走向复杂，根尖孔狭窄，出现牙本质硬化现象。牙骨质逐渐增厚，老年人牙根较长。牙髓组织随年龄增长而变化，年轻恒牙牙髓细胞成分多，纤维少，血循环丰富，再生能力强。随年龄增大血循环差，再生能力减小，牙髓细胞成分减少纤维成分增加，尤其有再生能力的细胞明显减少，成牙本质细胞退行性变。硬化牙本质的形成使牙本质的通透性大大减低，从而使牙髓受伤的机会减小，但牙髓一旦受损其恢复能力也很差。

第二节　牙髓病的病因

引起牙髓病的病因很多，根据病原刺激的性质，分为感染性和非感染性的以及天然和人为的因素。

一、细菌因素

从微生物学的角度看牙髓病可以说是一种感染性疾病，细菌是牙髓病最重要的致病因素，常见有链球菌、葡萄球菌、厌氧菌、霉菌，偶有病毒。此外口腔内有许多常驻的非病原菌，一般存在于较深的龋洞中，当牙本质少于 0.2 mm 时髓腔内则有细菌存在。

细菌侵入牙髓的途径很多，归纳起来不外以下三种途径：

（一）牙体感染

细菌经过牙体组织达到牙髓是最常见的感染途径。但只有在牙髓组织暴露或覆盖牙髓的牙本质很薄时才有可能。

1. 深龋　正常牙髓对龋病的反应是在相应部位的髓腔壁上形成修复性牙本质以阻止龋病中的细菌进入，但若龋病发展的速度快于修复性牙本质形成的速度，在接近髓腔或达到髓腔的深龋中的细菌和毒素可通过牙本质小管或穿髓孔进入髓腔引起牙髓感染。

2. 外伤　牙齿折断，牙髓暴露，细菌及毒素通过外露牙髓引起感染。

3. 牙齿发育异常　畸形中央尖折断、畸形舌侧窝、畸形舌侧尖均可引起感染。

4. 非龋性疾病 隐裂、楔状缺损、重度磨损。

5. 医源性感染 治疗过程中意外穿髓。

（二）牙周感染

细菌通过牙周感染牙髓的途径远不如经牙体感染者多见。根尖孔、侧支根管、副根管等把牙髓组织与牙周组织联系起来的同时也提供了一个细菌从牙周进入牙髓的通道。当重度牙周病患者的牙周袋深达根尖或接近根尖时，袋内感染可通过牙周膜、血管、神经逆行进入根尖孔、侧支根管、副根管，进入髓腔引起感染。这种感染也称逆行性感染，所引起的牙髓炎称为逆行性牙髓炎。

（三）血源性感染

细菌通过血流和引菌作用到达牙髓的感染途径极为少见。这种情况多发生在牙髓先因其他原因（营养代谢紊乱或损伤）的情况下，患有传染病、菌血症、脓毒败血症时血液中细菌毒素通过血循环达到牙髓引起感染。

二、化学因素

引起牙髓病的化学刺激主要来自窝洞的消毒药物、垫底材料和充填材料。深龋时使用的刺激性强的药物，如消毒窝洞的樟脑酚、麝香草脑酒精、硝酸银等都具有原生质毒性，可通过牙本质小管渗入牙髓，引起牙髓病变。而垫底和充填材料〔如硅酸盐材料、自凝塑料（甲基丙烯酸类）、复合树脂〕在固化过程中会产生游离酸及其他有毒物质，在一段时间内，刺激牙髓引起病变。

三、物理因素

（一）温度

通常情况下口腔黏膜能耐受的温度，是不会引起牙髓的病变，正常牙髓对温度的耐受范围为 20～50℃，超过温度范围对牙髓往往有刺激影响。临床上的温度刺激主要与以下因素有关。

1. 备洞产热 大量研究表明，牙体治疗中高速牙钻机在以 600 000 r/min 的高速对牙体组织进行窝洞预备切割时产生的热刺激会导致可复性牙髓炎，有时还会导致不可复性牙髓炎，因此在使用高速涡轮和微电机时，均要有降压、降温措施，减少对牙髓的热损伤。同样在使用电机备洞时不能加压，要间断磨牙，以免产热过高刺激牙髓。

2. 充填材料 深窝洞未用护髓剂、垫底材料直接充填金属充填物，因其能长期传导外界温度，刺激牙髓而导致牙髓的变性，甚至坏死。

（二）电流

在日常生活中电流刺激牙髓极少见。临床所见电流刺激牙髓多发生在口腔内有两种金属充填物或修复体相距较近时，由于电位差不同，唾液作为电解质，产生微电流，刺激牙髓引起疼痛，长时间后也可引起牙髓病变。其次是使用牙髓活力诊断仪不当或进行离子导入治疗牙本质过敏症时，操作不当，过强电流刺激牙髓引起病变。

（三）创伤因素

创伤是否引起牙髓病变主要取决于其强度。偶尔的轻微创伤一般不致引起组织病变或仅造成一过性的影响。

1. 长期咬合创伤 充填物长期有过高点、修复体过高引起牙周韧带充血出血，根尖部血管断裂引起血循环障碍导致牙髓炎症，最终出现牙髓坏死。

2. 急性外伤撞击或医疗意外　由于各种原因导致的急性牙外伤；牙齿在治疗过程中受到外来机械刺激，如正畸加力过猛、拔牙误伤邻牙、刮治时累及根尖部血管等，均有可能造成根尖部血循环障碍导致牙髓病变。

四、免疫因素

近年来认为牙髓病与免疫有密切的关系。牙髓出现炎症时，在成牙本质细胞胞浆、牙髓细胞和牙本质中有免疫球蛋白 IgG、IgA、IgM 和 T 淋巴细胞等检出，说明在牙髓病发病过程中有特异的免疫反应。

第三节　牙髓病的临床表现和诊断

一、可复性牙髓炎

可复性牙髓炎是一种病变较轻的牙髓炎，相当于过去所谓的"牙髓充血"。

（一）临床表现

当受到温度刺激时产生短暂、尖锐的疼痛，当刺激除去后，疼痛随即消失。

临床检查时，去除龋坏组织，无穿髓孔，用牙髓活力电测仪检查时，牙髓反应与正常牙相同或稍高。用冷刺激试验时，产生疼痛，但刺激去除，疼痛立即消失。

（二）诊断及鉴别诊断

1. 诊断　主诉无自发痛，疼痛呈一过性。可找到能引起牙髓病变的牙体病损或牙周组织损害。检查对温度测验表现为一过性敏感，尤以冷试反应较强烈，轻微探痛，无穿髓孔，电活力测验较正常牙敏感。

2. 鉴别诊断

（1）可复性牙髓炎与其他各型牙髓炎的区别，主要之点是前者无自发痛史，刺激除去后疼痛在数秒钟内消失，而后者在刺激除去后，疼痛持续较久。

（2）本型牙髓炎与深龋有时很难区分，可先按可复性牙髓炎的治疗处理。

二、不可复性牙髓炎

不可复性牙髓炎包括急性、慢性、逆行性牙髓炎等，其炎症病变的范围和性质很难从临床上加以区别，而且在临床治疗上都需要进行去除牙髓来消除病变。因此，把这一类牙髓炎症统称为不可复性牙髓炎，我们按其临床发病和病程经过特点，可细分为急性牙髓炎、慢性牙髓炎和逆行性牙髓炎，有学者认为残髓炎仅是牙髓病治疗的后遗症，故未作为不可复性牙髓炎的一种类型。

（一）急性牙髓炎

临床表现是发病急、疼痛剧烈。临床所见的急性牙髓炎（acute pulpitis）大多是慢性牙髓炎急性发作。

1. 临床表现　主要是剧烈的疼痛且具有以下特点。

（1）自发性和阵发性疼痛　急性牙髓炎时，在无任何外界刺激的情况下可发生剧烈的自发性尖锐性痛，且有阵发性发作的特点，既有疼痛的发作期又有疼痛的缓解期。在急性牙髓炎早期，疼痛持续时间较短，而缓解时间较长，可能在一天内发作二、三次，每次持续数分钟。到牙髓炎晚期，疼痛发作时间长，可持续数小时至一天，无疼痛间歇期或缓解期缩短。

（2）温度刺激使疼痛加重 急性牙髓炎时，冷、热刺激均可使疼痛加重或诱发疼痛，这是区别牙髓炎和其他疾病引起的牙痛的重要标志。

（3）疼痛常不能定位 急性牙髓炎疼痛发作时，患者常不能正确指出患牙所在。疼痛呈放射性，由于牙髓的感觉神经来自三叉神经的第 2 支和第 3 支，故疼痛常沿三叉神经第 2 支和第 3 支分布的区域放射至患牙同侧的上、下牙，邻牙及头面部。

（4）疼痛常在夜间发作 夜间疼痛较白天更剧烈，患者常因牙痛而难以入眠，甚至有时使患者从熟睡中痛醒。

2. 临床检查 多见有深龋等牙齿硬组织的缺损，极近髓腔，在髓角处往往可探及微小穿孔，可见有少量的血液或脓液自穿髓孔处流出。探诊常可引起剧烈疼痛。急性牙髓炎早期，叩诊尚无明显不适，晚期因炎症已波及根尖部牙周膜而有垂直方向的叩痛。牙髓电活力测验，早期牙髓反应敏感，读数低于正常；晚期因牙髓已部分或全部化脓并向坏死发展，故读数往往高于正常。

3. 诊断与鉴别诊断 根据临床表现和检查不难诊断，但急性牙髓炎的主要症状是牙痛，所以在诊断时首先应与引起牙痛的其他疾病相鉴别。

（1）龈乳头炎 由食物嵌塞引起的龈乳头炎也有自发痛，其性质为持续的胀痛，可放射至颌骨深处，有时也有冷、热刺激痛。但检查可见充血、水肿的龈乳头，局部牙龈明显触痛，有食物嵌塞于邻牙间或可询及食物嵌塞史，通常未见有引起牙髓炎的牙体疾病。

（2）三叉神经痛 三叉神经痛的性质为锐痛，突然发作，程度剧烈并沿三叉神经分布放射，易误诊为急性牙髓炎。区别在于：三叉神经痛很少在夜间发作；疼痛发作时间短暂，每次持续数秒钟至 1～2 分钟，很少有超过 5 分钟；有疼痛"扳机点"，触及该点可诱发疼痛；冷、热刺激不引起疼痛。

（3）急性上颌窦炎 患有急性上颌窦炎时，患侧的上颌后牙可出现类似牙髓炎的疼痛症状。因为上颌后牙根尖区与上颌窦底相邻接，且分布于该区域牙髓的神经是先经过上颌窦侧壁或窦底后再进入根尖孔的，因此上颌窦内的急性炎症可牵涉到相应上颌后牙的牙髓神经而引发"牙痛"，此时疼痛也可放射至头面部，因而易被误诊。但仔细检查，可发现在急性上颌窦炎时所出现的疼痛为持续性的胀痛，患侧的上颌前磨牙和磨牙可同时受累而致二三颗牙均有叩痛，但无引起牙髓炎的牙体组织疾病。上颌窦前壁可出现压痛，同时，患者还可能伴有头痛、鼻塞、脓涕等上呼吸道感染的症状。

（二）慢性牙髓炎

牙髓炎的发生多为龋病所致，而龋病的发展多系慢性过程，随着龋坏的逐渐深入，牙髓也就发生慢性炎症，大多数慢性牙髓炎是由此形成。慢性牙髓炎也可从急性牙髓炎或其他类型的牙髓损伤转变而来。

1. 临床表现

慢性牙髓炎没有剧烈的自发性痛，有时有轻微的自发性钝痛。但有较长期的遇冷热刺激痛史，刺激去除后疼痛要持续比较长的时间才逐渐消失。慢性牙髓炎病程较长，炎症可能波及全部牙髓和根尖周牙周膜，因此患牙常有轻度咬合痛或叩痛，并均能明确指出患牙。根据患牙髓腔开放与否分为慢性开放型牙髓炎和慢性闭锁型牙髓炎。前者是髓腔已穿通者，根据其不同表现又分为溃疡性和增生性两种类。后者是发生在未暴露的牙髓中的慢性炎症。

（1）慢性溃疡性牙髓炎　一般没有自发痛或仅有时有轻微自发痛。其典型症状是患牙遇过冷、过热刺激可发生较剧烈的疼痛或食物碎片嵌入龋洞中时引起剧痛。口腔检查可见深龋并可探查到穿髓孔，用尖锐探针探查穿髓孔时，浅探一般不痛，深探则痛并有极少量血液溢出。因食物碎片被压入洞中可引起疼痛，故患者常不用此牙咀嚼食物，以至软垢和牙石堆积较多。叩诊可能有轻度不适或叩痛，患牙对冷热诊或电诊的反应均迟钝。X线照片检查可见有根尖周牙周间隙增宽或硬板模糊等改变。

（2）慢性增生性牙髓炎　这型牙髓炎多发生于青少年的乳、恒磨牙龋坏穿髓孔较大者因为这些牙齿的根尖孔较大，牙髓血供充分，抵抗力较强，在缓慢而持久的微弱刺激下牙髓发生增生性反应，向髓腔外生长形成息肉称为牙髓息肉。其临床表现一般无自发性，患者常诉说咀嚼时痛，因为咀嚼时食物压迫息肉深部牙髓引起疼痛。

口腔检查可见在大而深的龋洞中有红色的肉芽组织，大者可充满龋洞达到咬合平面，探时一般不痛但易出血。

（3）慢性闭锁性牙髓炎　一般有不定时的自发性隐痛，但可自然消退，所以病程延续较久、从急性牙髓炎转化而来的病例有自发痛史、有的病例可无自发痛和有自发痛史，只有冷、热激发痛，与牙髓充血症状相似、检查见有龋坏，未露髓，对冷、热诊不敏感，牙髓电活力测验反应迟钝，当牙髓病变缓慢进行波及全部牙髓时，则有叩痛。

2. 诊断和鉴别诊断　根据临床表现和各型慢性牙髓炎的检查所见，可以做出诊断。但需与以下疾病鉴别：

（1）急性牙髓炎　急性牙髓炎有尖锐的自发痛，对冷、热诊反应强烈和对牙髓活力电测验反应敏感。

（2）牙髓坏死　牙髓坏死后无论怎样用尖锐探针探入髓腔内部不会引起疼痛，对冷、热诊和牙髓活力电测验均无反应。

（3）牙龈息肉　邻面龋洞的锐利边缘刺激牙龈乳头增生，长入洞内形成牙龈息肉。用探针拨动息肉查其来源不难鉴别。

（4）牙周膜息肉　多根牙的龋蚀发展，破坏髓室底形成根分歧穿孔后，刺激根分歧下的牙周膜增生长入穿孔内形成牙周膜息肉，与牙髓息肉极相似，应当仔细检查其来源，必要时可用X线照片鉴别。（图3－2）

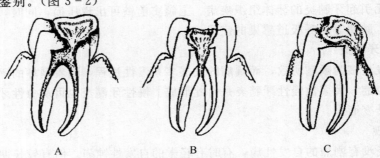

图3－2　慢性增生性牙髓炎的鉴别诊断

A. 牙髓息肉　B. 牙周膜息肉　C. 牙龈息肉

（三）逆行性牙髓炎

逆行性牙髓炎是牙周病患牙的牙周组织破坏后，感染通过侧、副根管或根尖孔进入牙髓引起的牙髓炎症。因为它和一般的牙髓炎的感染方向相反故名逆行性牙髓炎或上行（升）性牙髓炎。

1. 临床表现

患牙同时具有牙周炎、根尖周炎和牙髓炎的多种特征。牙髓的炎症一般为急性炎症。表现为自发性和阵发性疼痛，对冷、热刺激敏感或有放射性疼痛。若表现为慢性牙髓炎症状则无明显自发痛，疼痛性质为胀痛，对冷、热刺激敏感。口腔检查可发现深牙周袋、或有创伤性咬合，或牙松动及叩痛等。X线照片检查可见根周牙槽骨吸收。逆行性牙髓炎早期对冷、热诊和牙髓活力电测验表现敏感。晚期则反应迟钝。

2. 诊断

根据出现牙髓炎的症状，检查未发现严重的牙体疾病，但伴有深牙周袋接近或达到根尖，X线照片上牙根周围有牙槽骨吸收等一般不难作出诊断。

三、牙髓坏死

牙髓坏死（pulp necrosis）为牙髓组织的死亡，常由各型牙髓炎发展而来，其次最常见的原因是外伤，也可能由于修复材料如硅粘固粉、复合树脂等的化学刺激引起。

（一）临床表现

一般无疼痛症状，常由于合并根尖周围炎而就诊，其诊断要点如下：

有牙髓炎或牙外伤史，牙体病治疗史；牙齿多有变色呈暗黄色和灰色并失去光泽，这是因为牙髓坏死组织的分解产物渗透入牙本质小管的缘故；冷、热诊和牙髓活力电测验均无反应；可存在深龋洞或牙体硬组织疾患，或充填体、深牙周袋。探穿髓孔无反应；坏疽牙髓开放髓腔时有恶臭；牙髓活力测验无反应；牙龈无根尖来源的窦道；X线片显示无根尖周影像异常。

（二）诊断

根据病史及无自觉症状；牙冠变色、牙髓活力测验结果和X线片表现可作出诊断。

第四节　牙髓病的治疗

牙髓处于坚硬的牙髓腔中，受牙齿硬组织的保护，一旦牙齿硬组织发生病损，便有可能影响牙髓，引起牙髓各种病变。牙髓发生病变时，由于牙髓处于这种四壁坚硬没有让性的环境中，而且牙髓的血运为通过狭小根尖孔的终支循环，缺乏侧支循环，牙髓组织又有增龄变化，因而牙髓病变难以康复，这种复杂的生理、解剖条件使牙髓病的治疗复杂，需要掌握治疗原则，拟定完善合理的治疗方案，才能取得良好的治疗效果。

一、治疗原则

（一）保存活髓

牙髓组织具有形成牙本质和营养硬组织的功能，对外来刺激能产生一系列防御性反应，因此保存生活的牙髓有十分重要的意义。尤其对年轻恒牙、根尖孔尚未形成、牙髓病变还处于早期阶段时，更应尽可能保存活髓、维护牙髓的功能。

（二）保存患牙

当患牙髓病而不能保存活髓时则应尽量保存患牙，以维持牙列的完整和咀嚼功能。因此对不能恢复的病变牙髓，应当除去病变牙髓，有效地保存患牙。牙齿失去生活牙髓，硬组织的营养代谢还能从牙周组织供给，因此采取适宜的不保存活髓的治疗方法，仍可保存牙齿，行使功能。

二、无痛方法

牙髓组织富含神经纤维，对刺激反应极敏感，特别是疼痛反应灵敏。在治疗牙髓病的过程中，各种操作都会引起和加重疼痛，患者十分痛苦难以忍受，以至惧怕接受治疗，因此牙髓病治疗应在无痛或尽量减少疼痛的情况下进行。

无痛操作的方法有麻醉法和失活性，现分述如下：

（一）麻醉法

进行牙髓治疗时，一般采用药物麻醉，最常用的是注射麻醉剂的方法。常用的麻醉剂为2％普鲁卡因液，一次注射量为2～4 ml（不能超过 50 ml）。2％利多卡因液也是常用的麻醉剂，一次注射量为2～4 ml（不能超过 20 ml）。用于牙髓治疗的麻醉注射法与拔牙时的麻醉相同，但是只需要麻醉牙髓不必麻醉牙周组织。

（二）失活法

即用化学药物封于牙髓创面上，使牙髓组织失去活力，发生化学性坏死，可以有效地达到无痛操作。失活法常规用作干髓术的第一步骤，也可用作其他不保存活髓的牙髓治疗。一般牙髓治疗都是在麻醉下进行，当麻醉效果不佳或对麻醉剂过敏的患者，可采用失活法。

三、无菌技术

牙髓病多由深龋中的细菌感染引起，虽然在发病时牙髓已有不同程度的感染，感染可以逐步发展、加重，以至继发根尖周感染、因此治疗牙髓病不但要消除感染，还应防止进一步的感染或细菌污染，应当实行无菌操作，严防交叉感染。因牙髓治疗的设备复杂，无菌操作也更为困难、但是治疗的成败与消除感染、避免污染的关系十分密切，要力求做到无菌操作。以下对术区、术者和器械的无菌操作加以分别说明。

（一）术区无菌操作

牙体存在于唾液污染的环境中，牙髓病多为深龋引起，对术区的消毒首先要隔离唾液，然后除去龋洞中细菌感染的腐质，才能达到相对的无菌操作。隔离唾液最有效的方法是装置橡皮障但需一定设备和较复杂的装置。简易隔离唾液的方法是置消毒棉卷于唾液腺开口处，这种方法简单易行，但对儿童和唾液多的患者隔湿效果较差。用吸唾器吸出唾液也可以防止唾液污染术区，最好与棉卷隔湿联合使用。

（二）术者的无菌操作

术者的消毒主要是手的消毒，要剪短指甲，用肥皂刷洗干净，并按常规戴医用手套和口罩，并在治疗完成后即时更换。

（三）器械的无菌

牙髓治疗根据使用的器械种类不同，选用高压蒸汽灭菌或干热灭菌法进行消毒，器械使用后，应做到每一患者更换一次。

四、治 疗 方 法

牙髓治疗的方法较多，保存活髓的治疗有盖髓术和活髓切断术；不能保存活髓，只保存患牙的方法有干髓术、牙髓摘除术。

（一）应急处理

1. 开髓引流　在牙髓病发展到牙髓炎时，其主要症状是疼痛，尤其是急性牙髓炎，疼痛更加难以忍受。应急处理的目的在于引流炎症渗出物和降低髓腔内压力，以缓解剧痛。其方法是在局麻下以锐利的钻针迅速穿通髓腔，待疼痛缓解后再进行相应的治疗。

2. 消炎镇痛　适用于急性牙髓炎。在麻醉下先用温水冲洗龋洞，最好在除净腐质后用挖匙使牙髓穿露，促使炎症渗出物从髓腔溢出。将窝洞清洗后置一浸有镇痛剂的小棉球于洞底，用较稀的氧化锌丁香油糊剂密封窝洞、注意封药时要避免施加过大的压力，使棉球置放较松以利引流。渗出过多时，不要密封窝洞、只放浸有镇痛剂的小棉球于洞中，待急性症状缓解后，再行相应的治疗。化脓性牙髓炎或牙髓部分坏死、有反复自发痛史者则做牙髓摘除术。

3. 药物镇痛　口服镇痛剂有一定镇痛效果，但在剧烈疼痛的急性牙髓炎时很难奏效，只有开髓引流才能有效地止痛。镇痛剂可以局部使用，如将浸有樟脑酚或丁香油一类镇痛剂的小棉球放在引起牙髓炎的深龋洞中。也可以注射麻醉剂止痛，效果可维持 2～3 小时。

逆行性牙髓炎急性发作期时，常出现剧烈疼痛，可开放冠髓，放入快速失活剂或摘除牙髓，同时用浸有消炎镇痛药物的药线放在牙周袋内以缓解疼痛。

（二）盖髓术

盖髓术（pulp capping）是一种保存活髓的方法，即用具有使牙髓病变恢复效应的制剂覆盖在近髓的牙本质上或已穿露的牙髓创面上以保护牙髓，使其病变消除。覆盖未露髓、近髓牙本质的称间接盖髓（indirect pulp capping），覆盖已穿露的牙髓创面为直接盖髓（direct pulp capping）。用以覆盖牙髓的制剂称盖髓剂。

1. 原理　用盖髓剂覆盖在近髓或露髓处，以防止或消除感染和炎症，保护牙髓组织，使其恢复为健康组织，行使活髓功能。

2. 盖髓剂

常用的盖髓剂有

（1）氢氧化钙　是最常用的盖髓剂。尤其适用于直接盖髓，为白色粉末。可直接与双蒸馏水或生理盐水调成糊剂使用，但因不能凝聚成团，故需加入赋形剂，如甲基纤维素，使应用方便，为了增强消炎杀菌作用也可加入其他药物以增强其保存活髓的作用，目前商品化的制剂种类很多，如 Dycal，Life 等。

氢氧化钙具有强碱性，其 pH 值可达 12.3，一般为 9～12。这种强碱性可以中和炎症所产生的酸性物质，有利于消除炎症和减轻疼痛，氢氧化钙还具有一定的抗菌作用。其碱性特性可激活碱性磷酸酶而促进硬组织的形成。但是氢氧化钙制剂所析出的钙离子并不进入牙本质基质，钙化基质的钙离子是由牙髓血运供给的。

由于氢氧化钙的强碱性能破坏抗生素，因此不能在其制剂中加抗生素。

（2）氧化锌丁香油粘固剂（ZOE）　氧化锌丁香油粘固剂是常用的盖髓剂，多用于间接盖髓。硬固前呈酸性，有抑菌作用，并有一定的镇痛作用。其能否用于直接盖髓尚存异议。有研究表明用于直接盖髓可导致牙髓的慢性炎症，无钙桥形成，最终牙髓坏死。

（3）其他盖髓剂　生物陶瓷、羟基磷灰石、骨形成蛋白（BMP）、无机三氧化物聚合物（MTA）等都有报导，可望不久的将来，能找到更好的盖髓剂。

3. 适应证

（1）深龋引起的可复性牙髓炎可行间接盖髓术。

（2）无明显自发痛，除去腐质未见穿髓而难以判断为慢性牙髓炎抑或可复性牙髓炎时，可采用间接盖髓术作为诊断性治疗。

（3）意外穿髓、穿髓孔直径不超过 0.5 mm 者，可行直接盖髓术。

（4）年轻恒牙急性牙髓炎早期，或无明显自发痛的患牙，在腐质除净后穿髓孔小，牙髓组织敏感、鲜红的病例可采用直接盖髓术。

选择适应证时要注意患者的全身情况和年龄等，身体健康、年轻的患者容易成功。

4. 操作方法

(1) 除去腐质：先去除洞壁的腐质，后除洞底的，离牙髓最近处的腐质应在最后除去。这样若暴露牙髓时，可以即刻清洗窝洞、封药，减少和避免细菌污染暴露牙髓的机会。操作应在无痛术的基础上进行。对可复性牙髓炎的患牙，腐质去净未暴露牙髓者，在极接近牙髓处的软化牙本质可以保留少许，待盖髓治疗后经过一段时间牙髓内形成修复性牙本质后，再予除净，但只能暂时保留极近牙髓处的极少的软化牙本质。

（2）用接近体温的生理盐水缓慢地冲洗窝洞，隔湿，用消毒棉球拭干窝洞。在近髓处或已暴露牙髓创面上敷盖髓剂，用氧化锌丁香油粘固剂暂封窝洞。对可复性牙髓炎的患牙，可采用氧化锌丁香油粘固剂为盖髓剂，行间接盖髓。对意外穿髓的患牙，则多以氢氧化钙为盖髓剂，行直接盖髓。

（3）永久充填：观察 1～2 周后，如果无任何症状，且牙髓活力正常者，可进行永久充填。可复性牙髓炎患牙经过盖髓治疗后，若对温度刺激仍敏感者，可除去暂封物及盖髓剂，更换盖髓剂，暂封，再观察，直到症状完全消失后再行永久充填。

（4）若经过治疗后仍出现自发痛、夜间痛等症状，或温度试验迟钝者，说明病情未被控制，且有一定发展，应当根据患者年龄、牙位等具体情况。改作其他牙髓治疗方法，如干髓术、牙髓摘除术等。（图 3-3）

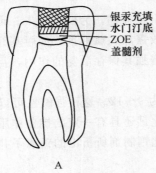
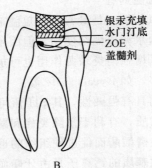

银汞充填
水门汀底
ZOE
盖髓剂

A　　　　　　　　　　B

图 3-3　盖髓术

A. 间接盖髓　B. 直接盖髓

5. 预后及转归　盖髓术能否成功，与适应证的选择和操作时对牙髓的创伤与污染有密切关系。选择适应证时，必须根据病变程度的轻重、患者年龄以及全身健康情况等，对患牙的状态有正确的判断。选择病例恰当者，预后良好。在术中还应作到无菌操作，不污染牙髓，并尽量少损伤，以求获得最好的疗效。治疗后牙髓组织的转归可分两方面：

（1）盖髓治疗成功　①意外穿髓患牙经直接盖髓后，在露髓孔处有修复性牙本质形成，封闭穿髓孔，这种修复往往在术后 2 个月左右形成。②可复性牙髓炎的病例，在间接覆盖后，成牙本质细胞层及其附近原来的充血逐渐缓解，而且很快即形成修复性牙本质。

（2）盖髓治疗失败　经过盖髓治疗的牙齿，出现自发痛、夜间痛等症状，表明病情已向不可复性牙髓炎发展，且多为慢性牙髓炎。有的病例牙髓可以转化为肉芽组织，并引起内吸收，有的牙髓发生退行性变。

从治疗后的转归看，判断盖髓术的临床疗效应当通过术后定期复查，即每半年复查 1 次至少复查到 2 年后；复查项目为临床表现、功能、牙髓活力和 X 线像的表现。如果以上项目均属正常则为治疗成功，否则为失败。

（三）活髓切断术（见第八章儿童牙病）

（四）干髓术

干髓术（mummification of dental pulp）是除去感染的冠髓，保留干尸化的根髓，保存患牙的治疗方法。干髓术是较早的牙髓治疗方法，虽然简便易行。但由于适应范围局限，临床上又不易判断牙髓的病变程度，其远期疗效亦不佳。现在许多国家已不再采用此法。因此在选用此法时，应当严格选择适应证，遵守操作常规，切不可滥用，以避免治疗失败。

1. 原理　用失活剂使牙髓失活后，除去冠髓，放干髓剂于已失活根髓的断面上，使根髓干尸化，保持无菌状态，成为无害物质保留于根管中，以达到消除牙髓炎所产生的疼痛症状，并防止感染扩散到根尖周组织。达到保留患牙的目的。

2. 失活剂

（1）亚砷酸（三氧化二砷 As_2O_3）

性能：亚砷酸（As_2O_3）为灰白色粉末，溶于水，对细胞原生质有强烈毒性，0.08 mg 即足以使牙髓失活。亚砷酸对组织的毒性作用没有自限性，可以破坏深部组织，因此要注意控制药物作用时间，使其只作用于牙髓，而不扩散到根尖孔以外，一般封药时间为 24～48 小时，可以达到去除冠髓时无痛的效果。若封药时间过长，砷的作用可以通过根尖孔，引起化学性根尖周炎。根尖孔尚未形成的牙齿，不宜使用亚砷酸失活。

（2）金属砷

性能：金属砷作用缓慢，与牙髓接触后，氧化为亚砷酸，再作用于牙髓，产生与亚砷酸相似的作用。由于金属砷作用缓慢，较亚砷酸安全。一般封药后 5～7 天方能达到无痛效果，多用于乳牙。

（3）多聚甲醛

性能：多聚甲醛作用于牙髓时，首先使血管壁麻痹，血管扩张，出血，形成血栓，引起血运障碍而使牙髓坏死，并能使牙髓组织无菌干化、其作用能深入组织，但较砷剂缓慢、温和，一般封药时间需要 2 周左右。

3. 干髓剂

牙髓干尸化是依靠干髓剂的作用，常用的干髓剂中主要成分是多聚甲醛，当其遇水或湿气时，能释放出甲醛，使失活的根髓干尸化，干髓剂的处方种类很多，但多采用含甲醛的制剂。常用的多聚甲醛是目前较好的干髓剂。

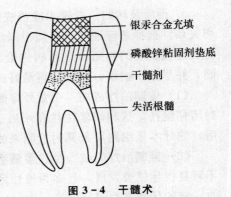

银汞合金充填
磷酸锌粘固剂垫底
干髓剂
失活根髓

图 3-4　干髓术

4. 适应证

成年人磨牙牙髓早期病变，不能行保存活髓治疗但根髓尚未感染的患牙，如果肉眼已可见到有部分冠髓坏死时，则绝不宜行干髓治疗。前牙及前磨牙不宜行干髓治疗，因治疗中此两类牙的冠髓及根髓界限不清，且治疗后牙体变色，影响美观。乳磨牙牙髓炎，其牙根已形成，尚未发生吸收时，亦可行干髓治疗。（图 3-4）

5. 操作步骤：

（1）麻醉下开髓、封失活剂。

（2）复诊时，首先检查暂封药物是否完整，并检查牙龈情况。然后去除失活剂。

（3）揭髓室顶，修整洞形。用锐利的挖匙切除冠髓达根管口下 1mm。冲洗窝洞。

（4）防湿，将 FC 小棉球置于根管口处 1 分钟后取出，将干髓剂放置在根管口处轻压，磷酸锌粘固剂垫底，永久充填。

6. 预后和转归　干髓术的成功与选择适应证、干髓剂、无菌操作等关系密切，所以进行干髓术时，应对这些情况加以注意。另外干髓术后，由于牙髓已失去活力，牙体组织变得干脆，容易折断，应采取一定的防护措施。

干髓术后，由于干髓剂的作用，根髓坏死而不液化，经过 3～4 个月，有牙周膜长入根尖孔，并在此处沉积牙骨质，最后封闭根尖孔。有的根尖孔不封闭，而在此处形成瘢痕组织。如果遗留过多的、未失活的牙髓，则在残存的活髓中产生炎症反应，继而坏死，最终导致各型根尖周炎。

（五）牙髓摘除术（见第四章根尖周疾病）

四、治疗过程中出现的问题及处理

（一）盖髓术出现的问题

1. 诊断错误　由于治疗前没有仔细检查，将已有慢性牙髓炎或慢性根尖周炎者，误当作可复性牙髓炎，予以盖髓治疗。这时应当重新检查患牙，通过龋洞检查、牙髓活力测试、病史询问等，来确定患牙的临床类型，进行相应的处理，就可取得治疗的成功。

2. 未除净腐质　腐质未完全清除，不但妨碍对牙髓情况的正确判断，还可能造成牙髓的继发感染。用 X 线检查可见未除净腐质者在充填体与窝洞间有透射影像，此种情况应重新去净腐质，并对牙髓状态做出正确的判断后，进行相应的牙髓治疗。

（二）干髓术出现的问题

1. 封失活剂后疼痛　封失活剂后一般在数小时内可能出现疼痛，但不十分严重，应向患者解释，并给予镇痛剂。如果发生剧烈疼痛，多因牙髓组织充血严重，暂封物填压穿髓孔处太紧所致，这时应除去暂封物，使髓腔内压力缓解，可将浸有樟脑酚的棉球放入窝洞中，待疼痛缓解后，可重新封入失活剂，并放入棉球轻柔地盖上暂封物，不要加过大压力。若重封药后仍出现剧痛，则立即去除暂封物，改用应急处理，2～3 日后再封失活剂。

2. 失活剂引起的牙周组织坏死 因封闭不严，封药渗漏，造成龈乳头及其深部组织坏死。一般只引起龈组织浅层坏死，表现为牙龈呈充血状，水肿、暗红色，探时不痛、易出血，探入深部时有感觉，患者自觉胀痛、咬合痛。如失活剂被推移位或封闭不严直接接触牙龈组织，使牙龈及牙槽骨均发生坏死，探入深部时也无感觉。严重者，可造成局部化学性骨髓炎。引起牙周组织烧伤的另一原因是封失活剂后，在取出失活剂时将其推入牙间隙，留在牙龈上。这种情况一般在完成治疗后数日，患者感觉胀痛时才被发现，在检查时，可见牙间隙内留有失活剂。

预防失活剂溢出的方法是：①封药时，一定要使窝洞干燥，特别在近龈处。②龋洞在龈下时，可采用分层封药法。③如果牙龈乳头出血多，又不易止血，或牙龈长入龋洞中时，可在麻醉下将窝洞扩展到𬌗面，并在离牙龈较远的髓角处穿髓，在此处封失活剂。暂封前，应将牙龈息肉切除。

对已造成失活剂溢出者，采取以下措施：①若仅龈乳头表面坏死，可用锐利挖匙除去坏死部分，以 3％过氧化氢液冲洗后涂碘甘油或 5～10％的碘酊。砷剂可与碘结合成为稳定的碘化物，防止砷剂对深部组织的继续作用。②如果失活剂溢出达牙槽骨时，应将牙龈及牙槽骨的坏死部分刮除，刮到骨面有感觉时为止，用 3％过氧化氢液冲洗，擦干后于创面上敷以碘仿糊剂，或置碘仿细纱条于牙间隙的创面上，然后用氧化锌丁香油糊剂覆盖，以保护创面，防止继发感染，促进愈合。开始时 2～3 天换药一次，以后 1～2 周更换一次，直到骨面有龈组织覆盖为止。

失活剂封药不当造成的损伤或坏死，往往给患者带来长时间的痛苦，有时创面需要数周才能痊愈。由于牙槽骨不能再生，易造成牙间隙过大的后遗症，易嵌塞食物和邻牙根面过敏。故操作时，应细心、谨慎，力求避免这类问题的发生。

3. 失活剂引起药物性根尖周炎 年轻恒牙根尖孔呈喇叭口状，砷剂的作用很快即扩散到根尖孔处，使根尖周组织被烧伤。发育完全的患牙，虽然根尖孔已缩窄，但若封砷剂时间过长，也会损伤根尖周组织。三氧化二砷易造成这种损伤，金属砷则较安全，所以年轻恒牙应禁忌使用三氧化二砷作为失活剂。根尖发育完成的患牙封药时，也要严格控制封药时间。当出现明显的咬合痛，并有持续性自发痛，探及近根尖孔处的牙髓也无感觉时，应当立即彻底拔除牙髓，清洗根管，封碘仿糊剂或其他碘制剂于根管中，2～3 周后复诊，若无症状，行根管充填。此外，用二硫基丙酸钠液冲洗并封于根管内；或封入氢氧化铁液，都能与砷结合成较稳定物质，防止砷剂作用到更深层组织。

4. 髓室侧壁穿孔 对牙髓腔解剖形态不熟悉，或操作时未能掌握方向与深度，往往造成髓室侧壁穿孔。对排列不整的患牙，或使用橡皮障时，更应注意，要随时注意器械进入的方向与牙长轴的关系。穿孔多发生在颈部，扁根更易发生。临床上常见上颌前磨牙在近、远中牙颈部穿孔、下颌前磨牙和磨牙在舌侧牙颈部侧穿、上颌磨牙在根分歧处穿孔。造成穿孔时，探针可以从穿孔探入，探及牙龈或根分歧处的牙周组织引起出血，并有疼痛感。发生穿孔后，应修整小孔，用银汞合金充填；同时修改洞形，暴露自然髓室，在根管口处放干髓剂，完成干髓术。要注意穿孔的严密封闭，干髓剂绝不能从穿孔泄漏，以免烧伤牙周组织。

判断髓室底是否穿孔是十分重要的问题，若忽视这一问题而误将穿孔处出血、探痛的牙周组织当成未失活的牙髓组织，并重新封入砷剂，则将造成严重后果，引起牙周组织坏死。若只有少量牙槽骨质坏死时，尚可按牙龈牙周组织烧伤的方法处理。如烧伤严重，骨质坏死广泛，必要时应拔除患牙，若穿孔过大，对患牙抗力形影响较大时也应拔除患牙。

5. 残髓炎　干髓术后数周、甚至数年，发生咬合痛，温度刺激痛，有时还有自发痛，多已发生残髓炎。温度试验时，常反应迟钝，应当除去旧充填物，探查根管，若根髓仍有探痛，则可证实为残髓炎。残髓炎是由于根髓失活不全，或行麻醉干髓术后，干髓剂未能使根髓继续失活而又发生炎症。处理残髓炎的有效办法是进行牙髓塑化治疗，即将塑化剂导入残髓组织中，将残髓塑化。也可以施行根管治疗术。

6. 牙体折裂　干髓术后，牙齿硬组织断绝了来自牙髓的营养，也不可能再形成修复性牙本质，牙体组织相对薄弱、干脆，容易折断，如果龋洞大，破坏牙齿组织多，则更加容易折断。折断可以只发生在冠部。也可以同时使牙冠连同牙根形成牙体纵折或斜折，如果磨牙的 1～2 个牙尖折断，原封的干髓剂和洞底完好者，可以修整洞形，重新做银汞合金充填，并可再加全冠修复。若冠根斜折、根折线在龈下不超过 2 mm 者，可以根管治疗后永久充填，再加全冠修复或桩核冠修复。若冠折过多，或为冠根折，其根面折断线接近根尖部时，应考虑拔除患牙。

（王红原）

第四章 根尖周病

第一节 概　述

根尖周围组织是指牙齿根尖部及其周围的组织，包括牙骨质、根尖周牙周膜和牙槽骨。根尖周病即根尖周组织发生病变的总称。

一、根尖组织的特点

根尖组织是指位于根尖部从牙本质牙骨质交界处至解剖根尖孔的一段结缔组织。它把牙髓和根尖周围组织联系起来，成为进入牙髓的神经、血管和淋巴管的通道。只有在根尖发育完全的牙齿上才能见到。

由于根尖组织是间质性结缔组织，在摘除牙髓后，如近根尖部留有活牙髓，则牙髓创面以牙本质桥的方式愈合。当牙髓在根尖组织处摘断时创面以形成瘢痕组织的方式愈合。在瘢痕愈合的基础上，成牙骨质细胞新生骨质，使根尖孔变窄或封闭。

二、根尖周围组织的特点

根尖周围组织由根尖周牙周膜、牙槽骨和牙骨质等组织构成。

根尖周牙周膜位于两边都是硬组织即牙骨质和牙槽骨的间隙中，是根尖孔所对应的一段牙周膜。和牙髓组织有相似之处，都位于硬组织之间，在急性炎症时，血管扩张，细胞渗出，组织充血水肿，局部压力升高，刺激根尖周的神经可引起剧烈疼痛。因内有敏感的触觉受体，轻微地接触牙齿可刺激触觉受体，患者可以明确指出患牙。血运来自牙槽骨的血管通过筛孔进入根尖周牙周膜或牙龈，也可以是牙髓的血管在进入根尖孔前的分支。根尖周牙周膜还有营养牙骨质的功能。

牙槽骨由支持骨和固有骨组成，在急性根尖周炎时可以使骨质破坏，但在早期在 X 线片可无明显改变，只有骨质破坏达到一定程度才能被 X 线片检出。

牙骨质在牙根的颈 1/3 处较薄，在根尖部牙骨质较厚并有修复功能，可以覆盖根尖孔。

第二节　根尖周病的病因

引起根尖周病的原因主要是感染，其次是外伤及化学刺激，根据发病原因称为感染性根尖周炎、创伤性根尖周炎和化学性根尖周炎。

一、感　染

根尖周病与微生物有密切的关系，是最常见的原因。

（一）感染途径

1. 牙体疾病　根尖周病主要继发于牙髓病，在正常情况下牙体组织完整可以保护牙髓组织不受到细菌的危害。当牙齿发生龋齿、隐裂和磨损时，细菌可通过牙本质小管使牙髓组织感染，进一步可以引起根尖周组织发生炎症。

2. 牙周病　在牙周袋形成后，袋内的细菌可以直接引起根尖周组织炎症。

3. 血源感染　在脓毒血症或菌血症时，细菌通过血液循环进入牙髓，引起牙髓感染，继而发生根尖周炎，这种情况极少见。另外，牙体外伤引起的牙髓病变，容易发生血源性感染。

（二）细菌种类

研究发现，专性厌氧菌是感染根管内的主要细菌，并与根尖周病的发生和发展有着重要的关系。

因此，在治疗根尖周病时，根据临床表现，合理使用抗生素，可以加用抗厌氧菌或抗真菌的药物。

二、创伤

1. 急性外伤　牙体受外力撞击后，根尖组织血管受压，可引起根尖周炎。

2. 咬合创伤　个别𬌗关系异常，长期受异常𬌗力作用下，根尖周组织血运发生障碍，造成根尖周病变。

3. 由于根管治疗时，根管器械通过根尖孔刺伤根尖组织而引起炎症。

三、化学因素

在根管治疗中常使用一些根管消毒药物，如甲醛甲酚有较强的杀菌作用和渗透作用，根管内反复用药或根尖孔较大时，根管内的药物溢出根尖孔，刺激根尖周组织可以造成化学性根尖周炎。

在做牙髓失活治疗时，封药时间过长，药物有可能扩散到根尖孔外，可引起根尖周炎。另外做塑化治疗时塑化液溢出根尖孔，也可引起根尖周炎。

四、免疫因素

在牙髓和根尖周组织中，存在识别外来抗原的细胞。侵入组织的细菌及产物可作为抗原，诱发宿主的特异性免疫反应。免疫反应在杀灭细菌的同时，也可以引起或加重炎症反应，导致组织损伤。

根尖周病是机体对侵入髓腔内的抗原物质的免疫应答在根尖周组织的表现形式。在炎症的根尖周组织中有免疫球蛋白和免疫复合物，证明根尖病变有免疫成分的参与。有些临床现象也提示根尖周炎与免疫反应的关系。在根管治疗时长期反复使用某种药物可以使根尖周病变加重，患牙有持续性叩痛。感染根管常在封药后数分钟到数小时突然暴发疼痛现象，此现象提示药物的半抗原作用。因此，有人提出不使用具有半抗原性的药物，如甲醛甲酚，以免引起免疫反应。

第三节　根尖周病的临床表现和诊断

各种根尖周病的致病因素可以通过根尖孔等途径到达根尖周组织引起的炎症反应称根尖

周病。

根尖周病的临床表现有以下几种形式：

由于机体抵抗力的不同和病原刺激的强弱对比和变化使根尖周炎表现为急性炎症，或慢性炎症急性发作，或急性炎症转为慢性炎症反应等不同类型。其相互关系可以用图4-1表示：

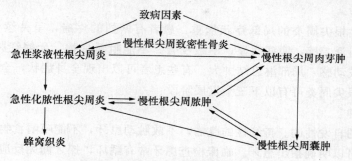

图4-1 各型根尖周病的相互关系

一、急性根尖周炎

急性根尖周炎（acute periapical periodontitis）是从根尖部牙周膜出现浆液性的渗出液到根尖周组织的脓液形成的炎症过程。病变程度由轻到重，患牙由持续性的钝痛可发展为持续性的剧烈的咬合痛。按其发展过程可分为急性浆液性根尖周炎和急性化脓性根尖周炎两个阶段。

（一）急性浆液性根尖周炎

急性浆液性根尖周炎是急性根尖周炎的早期表现，可以由牙髓炎症波及根尖周组织或牙髓坏死的分解物、细菌毒素通过根尖孔或侧支根管引起根尖周组织发生炎症。一些有咬合创伤的牙齿，可以发生急性浆液性根尖周炎，可以见于有活牙髓或失活牙髓的牙齿上。在乳牙和年轻恒牙发生牙髓炎时早期就可能并发急性浆液性根尖周炎。

1. 临床表现

主要的临床症状是患牙咬合痛。最初患者感觉在咀嚼时牙齿无力，有发木感和浮起感，咬合时患牙与对颌牙有早接触。初期患牙为持续性的钝痛，患者感觉咬紧牙齿会舒服一些，这是由于咬合的压力能暂时将根尖周组织充血的血管中的血液挤出。随着根尖周病变的进展，根尖周组织淤血，患者不敢咬合。随着根尖周膜的炎症渗出物的增多，炎症物质刺激了牙周膜的神经，引起自发性的和持续性的疼痛，患牙浮起感和伸长感更加明显。由于根尖周炎的病变范围局限在根尖周组织，定位明确，患者可以明确指出患牙。

口腔检查可见患牙有龋齿或不良修复体、咬合创伤、牙隐裂和重度磨损等牙体疾病。有些牙冠变色，探诊时无探痛。根尖周炎时牙髓大部分坏死或根尖部留有残髓，牙髓活力试验无反应或反应迟钝。叩痛较明显。患牙根尖部黏膜无明显异常，扪诊可有不适感或轻微的扪痛。患牙有轻微的松动。X线片检查一般根尖部无明显改变。

2. 诊断

临床特点主要是患者初期喜欢咬紧牙齿，晚期不敢咬合。有持续性自发性的疼痛，患者能够明确指出患牙，患牙有叩痛，牙髓活力试验可无反应或反应迟钝。

3. 鉴别诊断

（1）急性牙髓炎 急性牙髓炎的疼痛为阵发性发作；疼痛不能定位；温度刺激可引发或

加重疼痛，并持续一段时间；咬合痛不明显。

（2）创伤性根周膜炎　主要症状虽与急性浆液性根尖周炎相似。但患牙有外伤或殆创伤史，牙髓活力反应基本正常或略敏感，经调殆治疗，症状不久即消失。

（二）急性化脓性根尖周炎

1. 临床表现

急性化脓肿性根尖周炎的局部症状加重，患者有剧烈的疼痛，呈持续性跳痛，牙齿松动，有明显的牙齿浮起感，叩痛明显，不敢咬合，不能咀嚼食物，牙龈红肿，移行沟变浅，扪诊有压痛或有波动感，局部淋巴结肿大。有些患者可以出现全身症状，全身乏力，体温升高。急性化脓性根尖周炎可有以下三个发展阶段：

（1）根尖脓肿

患牙有剧烈的自发性的、持续性的跳痛，不敢触动患牙，不能咀嚼食物，疼痛与冷、热刺激无关，患者可以明确指出患牙。临床检查患牙常有龋坏，探牙髓无反应，牙齿松动，轻叩患牙有明显的叩痛，根尖部的黏膜潮红，有压痛，但局部不肿胀。

（2）骨膜下脓肿

骨膜下脓肿又称牙槽骨骨膜炎和颌骨骨膜炎。此时，患牙疼痛最为严重，疼痛为持续性的、搏动性的跳痛。根尖周的脓液排向骨膜，在骨膜下积聚，因骨膜坚韧、致密，张力大，所以，此期患牙最疼，患者难以忍受。临床检查牙齿松动，叩痛（＋＋＋），患牙的根尖区相应部位的移行沟变浅，局部扪痛，可有深部波动感。严重者相应面部出现蜂窝织炎，表现为软组织肿胀，多见于唇颊等处的疏松结缔组织部位。肿胀的部位与患牙的位置及排脓方向有关。上颌中切牙可引起上唇肿胀，上颌后牙引起同侧面颊部肿胀，上颌单尖牙可引起颧部的肿胀，下颌前牙可以引起下唇及颏部的肿胀，下颌后牙可引起颊部和颌下部肿胀。

患者全身症状是乏力，体温升高，在 37.5～38.5℃，白细胞增加，在（9～12）×10⁹/L之间，局部淋巴结肿大，有压痛。

此期局部症状严重，全身症状较轻，若全身症状明显的，要注意观察，防止发展为颌骨骨髓炎和败血症等严重并发症。

（3）黏膜下脓肿

骨膜下的脓液一旦穿透骨膜达黏膜下软组织时，组织内压降低，疼痛明显减轻。临床检查患牙叩痛（＋～＋＋），根尖部黏膜局限性肿胀，呈半球状隆起，扪诊时有波动感。此时是脓肿切开的最好时机。也可以自行破溃排脓，形成窦道。

2. 诊断

根据上述临床表现，疼痛、红肿程度可辨别急性化脓性根尖周炎的不同阶段。但从浆液期到化脓期的三个阶段，是一个连续的发展过程，不能截然分开，只能相对识别这些阶段。（图 4-2）

（1）根尖脓肿表现为持续性跳痛，根尖部充血，无肿胀。

（2）骨膜下脓肿时患牙有剧烈的疼痛，叩诊可引起剧痛，根尖部红肿明显，有扪

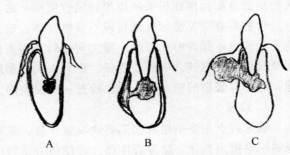

A　　　　B　　　　C

图 4-2　急性化脓性根尖周炎发展的 3 个阶段
A. 根尖脓肿阶段　B. 骨膜下脓肿阶段　C. 黏膜下脓肿阶段

痛，可以伴有全身症状。

（3）黏膜下脓肿的疼痛减轻，脓肿局限于黏膜下，可以自行破溃。

（4）急性根尖周炎可由牙髓病引起，X线片上根尖部无明显改变。慢性根尖周炎急性发作也可引起急性根尖周炎，X线片显示根尖部有不同程度的牙槽骨破坏所形成的透影区。

3. 排脓途径

急性化脓性根尖周炎的脓液最初聚积在根尖孔处的牙周膜中，脓液可到达牙槽骨的骨髓腔，当炎症扩散至骨膜下后，脓液积聚达到一定压力时则穿出骨膜到达牙龈黏膜下，黏膜破溃后向口腔里排脓，急性炎症中止，转成慢性炎症。

急性化脓性根尖周炎的脓液积聚在根尖周组织时，若得不到合理的引流，脓液常向组织结构较薄弱的部位排泄引流。一般排脓的通路有以下几种：

（1）穿通骨壁、黏膜或皮肤排脓：

1）穿通骨壁突破黏膜：唇颊侧骨壁较薄，脓液多向此方向穿出骨的外侧壁到达黏膜下，破溃后排脓于口腔中。从黏膜排脓的开口经久不愈形成瘘管叫做龈瘘，少数穿破面部皮肤形成的瘘管叫做皮瘘。如下颌前牙可以形成颏瘘。当牙齿的根尖偏向舌侧或腭侧时，根尖脓肿的脓液向舌、腭侧排脓。如上颌磨牙的腭根偏向腭侧，根尖脓液穿破腭侧骨壁形成龈瘘；下颌磨牙根尖脓液若从舌侧排泄时，可能停留在颌骨肌肉间隙中，形成口底蜂窝织炎。

2）脓液向上颌窦内排出　低位上颌窦的患者易发生，尤其是上颌的第二前磨牙和上颌第一、第二磨牙的牙根离上颌窦最近，发生根尖周脓肿时可向上颌窦排脓，引起上颌窦炎。

3）向鼻腔内排脓　此种排脓方式极少见。只有上颌中切牙的牙根很长，根尖接近鼻底，牙槽突很低时，根尖脓液可能穿出鼻底向鼻腔排腔。（图4-3）

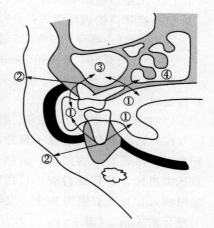

图4-3　急性化脓性根尖周炎第一种排脓方式的4条途径
①穿通骨壁突破黏膜②穿通骨壁突破皮肤③突破上颌窦壁④突破鼻底黏膜

（2）脓液通过根管从龋洞排出　根尖孔粗大的牙齿，根尖部的脓液易由此通路排出。此种方式排脓对根尖周组织破坏最小。上牙根尖部的脓液经根管从龋洞排出，但下牙的难以排出。因此，在急性根尖周炎时及早将髓腔开放，去除根管内的坏死组织使根管通畅，有利于根尖周脓液的引流。

（3）脓液沿牙周膜由牙龈沟或牙周袋排出　多发生于有牙周病的患者，其根尖病灶与牙周袋接近，脓液易从此道排出。此种方式预后最差。

二、慢性根尖周炎

慢性根尖周炎（chronic periapical periodontitis）病变类型有慢性根尖肉芽肿、慢性根尖脓肿、慢性根尖囊肿和慢性根尖周致密性骨炎等。

（一）临床表现

1. 慢性根尖肉芽肿

（1）无自发痛及自觉症状。

（2）可有咬合无力或轻微的叩痛。

（3）牙齿变色、牙髓无活力、少数因根尖孔大的牙髓有活力。

（4）患牙有龋洞。

2．慢性根尖脓肿　症状与根尖肉芽肿相似

（1）多数患者无自觉症状。

（2）有反复发作史。

（3）牙齿变色，牙髓无活力。

（4）患牙有深的龋洞。

（5）患牙的相应部位可以有瘘管：瘘管的开口在龈上的为龈瘘；开口在黏膜上的为黏膜瘘；开口在皮肤的为皮瘘，常被误诊为皮肤病；有时瘘管无脓液排出，可呈假性愈合。

（6）无瘘型的根尖脓肿易转化为急性脓肿。

（7）瘘管口的表现形式：

1）一般型　瘘管开口略高于患牙根尖部的黏膜表面。

2）炎症肉芽型　瘘管开口处的黏膜呈肉芽肿样增生。

3）针孔型　瘘管开口呈针尖状，黏膜无明显变化，不易发现。

4）皮肤型　瘘管开口在颊、颏、合下和眶下等皮肤处。

（8）瘘管部位　常位于患牙的根尖部偏龈缘方向的牙龈上，多开口于唇颊侧，少数于舌腭侧。有的瘘管开口远离患牙，要仔细检查，可用银探针或牙胶尖顺瘘道缓慢插入，直至有阻力为止，立即拍 X 线片，可显示瘘与患牙的关系。（图 4-4）

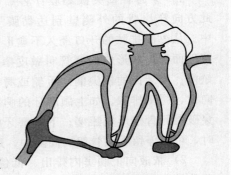

图 4-4　根尖瘘管

（9）瘘管的检查：可用探针探查瘘与患牙的根尖部相通，探测根尖部骨质的破坏情况。叩诊检查瘘管是否有分泌物流出，或擦干黏膜表面，用 3% 双氧水擦洗后，瘘管口处因有气泡放出而被发现。

3．慢性根尖囊肿

（1）患者无自觉症状。

（2）牙齿变色、无光泽。

（3）根尖部的黏膜呈半球形隆起，不红，叩诊时有乒乓球感，富有弹性。这是因为囊肿外围有一层极薄的骨板存在。

（4）不易发现，只有拍 X 线片后才能检查出来，小囊肿与肉芽肿不易区别。

（5）局部穿刺有囊液，囊液呈黄色透明或浅褐色，有光泽含有胆固醇结晶，继发感染时有脓液。

4．慢性根尖周致密性骨炎

（1）多见青壮年，一般无症状。

（2）是根尖周组织受到轻微、缓和、长时间的刺激后产生的骨质增生反应，它是一种防御性反应。

（3）患者通常无自觉症状，根尖部也无反复疼痛、肿胀史。因偶拍 X 线片才发现根尖部的骨组织密度增高。

（二）诊断

1. 根据共同表现不难诊断

（1）患者多无自觉症状。

（2）可有疼痛及反复肿胀史。

（3）可有咬合不适感或有轻微扣痛。

2. X 线片的特点　慢性根尖周炎的临床诊断还要依靠 X 线片检查。

（1）慢性根尖肉芽肿　根尖部骨质破坏，呈圆形或椭圆形。界限清楚，直径<1 cm。

（2）慢性根尖脓肿　透影区边界不清楚，形状不规则。

（3）慢性根尖囊肿　根尖部有较大的圆形透影区，界限很清楚，周围的骨质致密，呈清楚的阻射白线，直径>1 cm。

（4）慢性根尖周致密性骨炎　X 线表现为患牙根尖区骨小梁增多、增粗，骨质密度增高，骨髓腔变窄甚至消失，与正常骨组织无明显分界，根尖部牙周膜间隙可增宽。

第四节　根尖周病的治疗

一、治疗原则

消除病灶，去除感染对机体的危害；保留患牙使咀嚼器官保持完整性，同时使患牙行使咀嚼功能。

患根尖周病的牙齿，牙髓腔内有残留的坏死牙髓、细菌及毒素，这些物质可引起根尖周组织发生炎症，骨质破坏，故此要将来自牙髓的病原刺激物去除，才能保留患牙，使根尖病变得以修复。

二、消除急性炎症

（一）局部处理

在急性根尖周炎时，局部症状明显，患牙有剧烈的咬合痛和叩痛，消除炎症的主要手段是引流，及时通过人工引流可以使局部症状迅速缓解。

1. 局部引流　最好从根管引流，早期可以使根尖部的渗出物向根管方向排出，能够有效防止根尖部的炎症渗出物向根尖周组织扩散，减少骨组织的破坏。

（1）开放髓腔　目的是早期从根管引流，使根尖周组织的压力减轻。开髓后要拔除根尖部的残髓，用 2% 氯亚明冲洗根管后，再用 15 号扩大针刺通根尖孔，使根尖孔通畅，以利根尖部的渗出物经根尖孔到根管，从而达到引流的目的。但不要用器械反复通过根尖孔，使感染物带出根尖孔或刺伤根尖周组织，造成感染扩散。

开髓拔髓是消除急性炎症的方法之一。因根尖部肿胀，疼痛明显，在开髓时，应避免增加对患牙的压力及振动，动作要轻柔，左手指固定患牙，用锐利裂钻开髓，此时只要能充分引流就可以，去腐和制备洞型留待急性炎症消除后再做。可用 3% 双氧水和 2% 氯亚明交替冲洗根管，根管腔粗大的可放樟脑酚棉捻开放，细小根管用棉球开放。

（2）脓肿切开　患牙局部脓肿形成时，扣诊有波动感即可在局部麻醉下行切开术。主要是在骨膜下脓肿和黏膜下脓肿阶段。

（3）注意事项

1）要在麻醉下进行局部切开，麻药可注射在脓肿周围或行阻滞麻醉，但不能注射在脓腔内，以防感染扩散。注射后脓肿周围有注射肿胀，不易找准脓肿位置，故在注射前先做好标记。

2）患牙局部未扪及波动感时不宜切开。

3）切开方向应与血管方向一致，从前到后的方向。

4）黏膜下脓肿有破溃的可用表面麻醉，以引流充分为标准。

5）在脓肿切开的前后24小时内不能作理疗、激光和超短波治疗，以免因理疗产生的内生热，使血管扩张、充血，造成局部切口出血不止或炎症扩散。

6）切开后的24小时内最好不坐飞机旅行，以防局部出血过多。

2. 理疗

（1）超短波　在炎症早期使用超短波可有消炎作用，晚期可使脓肿局限。超短波可使组织深部产生热，增加了组织之间的摩擦力，加强吞噬细胞的作用及药物的局部作用。

（2）激光治疗　用低能量的激光治疗仪照射局部，可缓解疼痛。

（3）药敷　用如意金黄散外敷，用凉茶水或凉开水将药调合成糊状，放在棉垫上，然后外敷在肿胀的面颊部，嘱患者保持药的湿润，否则药物不能发挥作用。此药有清热、解毒、消肿及止痛的作用。

3. 调𬌗　对有叩痛明显的患牙进行适当调𬌗，可缓解咬合痛。

（二）全身处置

当患者局部症状明显，并伴有白细胞数目增多和体温增高时可以使用抗生素，给药方式可以口服或注射等途径。如果患牙咬合痛明显，尤其在骨膜下脓肿时需使用镇痛剂。

三、根管治疗术

根管治疗术是指将炎症牙髓全部拔除或将根管内坏死、坏疽的牙髓及全部感染物质取出，经根管的机械预备和根管消毒，用根充材料将根管充填的方法称根管治疗术。通过根管治疗术可控制根管感染，消除根尖周的炎症。

（一）适应证

1. 各种牙髓病。

2. 外伤牙体折断涉及牙髓的。

3. 急性根尖周炎。

4. 慢性根尖周炎。

5. 重度非龋性牙体硬组织疾病。

6. 因义齿修复、颌面外科手术需要的牙。

（二）根管预备的器械

根管器械分手用和机用两种。目前有不锈钢和镍钛合金等不同材料制成的根管器械。

手用器械品种有光滑髓针、拔髓针、扩大针和根管锉等。另外，机用器械如回旋手机和减速手机，有专用的扩大针和根管锉。

1. 光滑髓针　用于探测根管口和根管，缠棉捻擦拭或擦干根管。光滑髓针的横断面多为圆形，也可为三角形、四边形或六边形，表面光滑。

2. 拔髓针 可以用来去除牙髓组织或棉捻和纸捻。刃部有 30 个倒刺，有利于去除牙髓组织，但本身有易折断的弱点。

3. 扩大针（扩孔钻）和根管锉（扩孔锉）

（1）扩大针（K 型钻、REAMER）：将不锈钢丝压成三角形的锥体，然后扭曲形成螺旋状，且螺旋较疏。因此，横断面为三角形，具有钻入根管深部和切削根管壁的作用，柔韧性较好，可作旋转动作。但由于横断面小而易折断。（图 4 - 5）

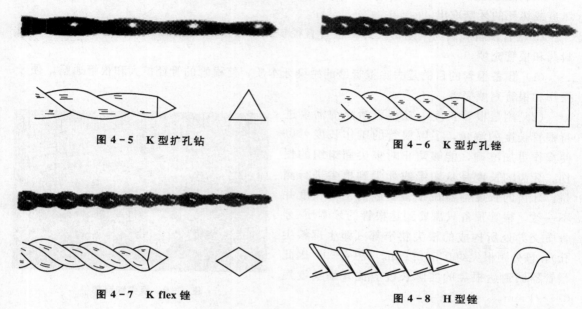

图 4 - 5 K 型扩孔钻   图 4 - 6 K 型扩孔锉

图 4 - 7 K flex 锉   图 4 - 8 H 型锉

（2）根管锉（FILE） 常用的有 K 型锉和 H 型锉。

K 型锉：横断面为方形，扭制而成，其螺旋较密，切割牙本质效率较高，其横断面大，不易折断，扩大根管时可作旋转和提拉动作。K 型钻、K 型锉是由 KERR 公司首先采用的，因此得名。（图 4 - 6）（图 4 - 7）

（3）H 型锉 先制成圆锥体，由机械碾磨其切槽，形成依次加大的三角锥。刃口锋利，置根管内时，其刃口与根管壁接近垂直，扩大根管时锉动作用最强，可以有效地去除牙髓和感染物质，但转动无扩大根管的作用，并且易折断，最好不作旋转动作。（图 4 - 8）

4. 机用器械 如回旋手机和减速手机专用的扩大针和根管锉。

5. 根管充填器械

（1）牙胶充填器 有直和弯的二种，直的用于上颌前牙，弯的可用于任何牙。工作端为圆锥形尖端是平的，便于充填。

（2）糊剂充填器 为螺旋充填器，有手用和机用两种。

（3）热牙胶注射充填系统 这是新的根管充填器械，在临床还未普及应用。

6. 根管内窥镜 根管内窥镜是检查根管预备效果的最先进手段。通过根管内窥镜的光导纤维探头可以观察根管壁和根尖部的情况，可以确定应继续扩大的部位，发现根管预备的台阶或侧穿部位，了解侧支根管的分布情况，能够鉴别牙根折断或折裂情况，找到根管器械折断的部位并可以帮助取出折断的器械。

（三） 操作方法

在进行根管治疗前要做好术前准备：①进行根管治疗前要拍X线片，了解牙根的方向、长度、数目和根尖病变情况。②要准备无菌根管器械。同时应按无菌操作的原则进行根管治疗。

1. 开髓拔髓　　按照开髓的要求开放髓腔，用拔髓针去除根管内的牙髓，将炎症牙髓及坏疽或坏死的牙髓取出。

2. 根管预备和封药　　用扩大针将根管直径扩大，去除感染物使根管通畅，便于根管内封药和根管充填。

（1）预备根管的目的是去除根管壁的感染牙本质，使根管的管径扩大和根管通畅，便于操作和根管充填完善。

（2）测量根管长度　　在根管治疗前需要进行根管长度的测量，了解根管的工作长度可以使操作更加准确，能够防止对根尖周组织的损伤。牙齿的长度是从切缘或牙尖到根尖进行测量。牙齿的长度与器械预备髓腔的工作长度并不一致，根管预备只需要到达根管的牙本质-牙骨质交界处所构成的根尖狭窄部（即生理根尖孔），该处距根尖约 $0.5\sim1\,\mathrm{mm}$。（图4-9）因此根管器械到达根尖的实际长度应比牙齿长度短 $0.5\sim1\,\mathrm{mm}$。

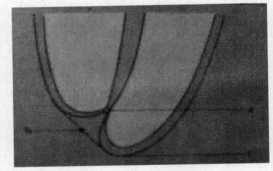

图4-9　根尖狭窄部

测量根管工作长度的方法有以下几种：

1）X线片法　　此种方法受到X线片的投照角度和拍摄者的技术等因素的影响，很多牙齿的实际根管工作长度与之差距很大，因此临床医生只能作为参考。用细扩大针或光滑髓针插入根管内，立即拍摄X线片，可以辅助根管工作长度的测量。

2）公式法　　牙体实际长度＝牙冠实际长度/牙冠在X光片的长度×牙体在X光片的总长度。根据牙齿的冠根比例计算，因个体差异较大，不准确，只是大概的估计。

3）根管工作长度测量仪　　国产和进口仪器都可以较为准确地测量出根管的工作长度。打开仪器后将工作端夹好光滑髓针或扩大针，缓慢放入根管内，当根管器械到达根尖孔处时仪器有相应的指示，然后在根管器械上做好标记取出，并记录根管工作长度。另一端接好问号形连接器并放置在下唇黏膜处。（图4-10）

4）手感法　　用根管器械插入根管内来探测根尖孔，当操作者凭手指感觉到有阻力时，稍向根尖部用力会感到有突破感，即突然阻力变小的感觉，或根管器械扎到软木塞的感觉。此时可将根管器械留在根管内，做好标记后即刻拍X线片，可以验证测量是否准确。

（3）根管预备的方法

1）清洗根管

首先可以用冲洗的方法清洗根管，用3％双氧水或氯亚明交替冲洗。

荡洗根管是将3％双氧水或氯亚明放入髓腔，并用光滑髓针或细的扩大针在根管内轻轻振动，使坏死的牙髓组织混悬在溶液中，通过冲洗将根管内的感染物质清除出根管。

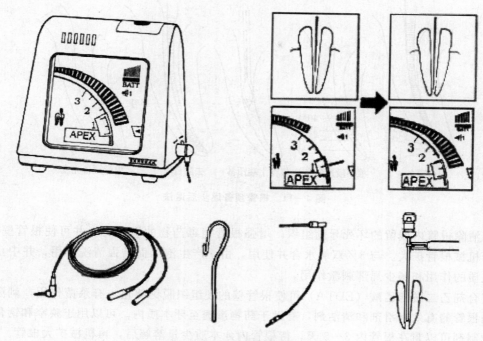

图 4-10　根管长度测量仪

3％双氧水有除臭和杀菌作用，氯亚明有溶解坏死组织、润滑根管壁和杀菌作用，交替使用效果好。根管扩大前必须先做清洗根管，否则易将感染物质带出根尖，引起不必要的治疗反应。

有瘘管孔的可用装有 3％双氧水的注射器插入根管内，用牙胶封闭髓腔后，缓慢推注药液，使药液能从瘘管孔流出，此为瘘管通过术。

根管还可以擦洗，用光滑髓针缠成棉捻，蘸药液插入根管内，在根管壁上反复擦洗根管壁数次。此方法可以有效地去除根管内的渗出物，尤其下颌牙齿的根管内有脓性分泌物时，可用干燥棉捻反复擦拭根管，直至擦干净为止。

2）根管的机械预备

主要用扩大针或根管锉由细到粗依次扩大根管，即由 10 号开始依号到 40 号进行根管扩大。

根管扩大的常用方法是逐步后退法，此方法要求根管的根尖部能通过根充器械，所以要由细到粗使用扩大针，先用 10 号扩大针插入根管达根尖狭窄处开始扩大根管，然后冲洗根管，再换 15 号扩大针扩大根管，依次使用 20 号、25 号、30 号、35 号和 40 号扩大针，不断地交替冲洗根管，使根尖部的管径渐向牙颈部根管加大，形成斜坡，不能跳号扩大根管。（图 4-11）

3）化学预备根管

利用次氯酸钠、乙二胺四乙酸等化学药物溶解根管内的软硬组织，以扩大根管的方法，可作为机械预备的辅助方法。

次氯酸钠为碱性制剂，用 5.25％溶液，具有溶解有机质，杀灭细菌和病毒的作用。因

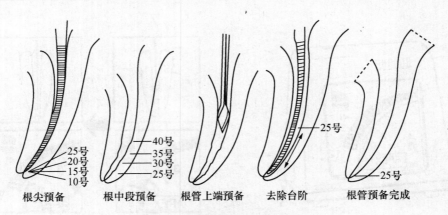

图 4 - 11　根管预备逐步后退法

此可以清除根管内残留的坏死牙髓组织，增强根管消毒药物的渗透力，并可使根管壁润滑，有利于机械根管扩大。与 3％双氧水合并使用，由于产生泡沫而增强清洗作用，并中止其溶解有机质的作用和减少局部刺激作用。

　　螯合剂乙二胺四乙酸（EDTA）可使根管壁的硬组织脱钙软化，有杀菌作用，刺激性较小，是根管的有效润滑剂和清洁剂，有助于药物渗透至牙本质内。可以用于狭窄和钙化的根管。此制剂可以封在根管内 3～5 天，待根管内牙本质少量溶解后，再机械扩大根管。

　　4）根管消毒　经过根管预备后，用棉捻擦干根管，沾少许药液放入根管中 1/3 处，用暂时窝洞封闭剂封闭一周。

　　临床常用根管消毒药物：

　　①氯制剂：对生活组织无刺激，能溶解坏死组织，有强的杀菌作用；如次氯酸钠、2％氯亚明。②氧化剂：有消毒、防腐、除臭、止血的作用，遇脓液和血液等可释放大量新生态氧，并产生气泡，将深部组织的污物随气泡排出。如 3％双氧水可用于瘘管通过或感染根管的洗涤。③碘制剂：消毒作用较强。如碘仿糊剂，对组织无刺激，能吸收根管内的渗出液；④酚类：酚为原生质毒，消毒力强，对根尖刺激性大，但加入樟脑成为樟脑酚，可减小刺激；甲酚的抗菌效力是酚的三倍，毒性小，能凝固蛋白；甲醛甲酚的消毒作用强，刺激性大，多用于感染根管。⑤抗生素：用于根管消毒的抗生素种类很多，如金霉素或替硝唑对化脓性根管有效，使用时可以用生理盐水调和成糊状使用。⑥氢氧化钙糊剂：目前被认为是较理想的根管消毒剂，其有氢氧化钙甘油糊剂和氢氧化钙水糊剂，特点是杀菌作用明显，而且刺激性小，安全无毒。

　　根管消毒除药物外还有电解、超声、微波和激光等消毒方法。

　　3. 根管充填　经封药后患者无任何疼痛、肿胀等症状时，即可取出药捻，用根管充填剂充填根管。根管充填的时机是患者无自觉症状；患牙无叩痛；根管内无渗出物，棉捻无臭味；根管细菌培养阴性。但临床主要根据临床表现和患牙情况来决定是否进行根管充填，一般不做细菌培养。

　　（1）根管充填剂的种类

　　1）固体材料　牙胶尖、银针和塑料尖等，必须与糊剂联合使用。

　　2）糊剂类材料　种类较多，使用时是粉与液调拌而成糊剂，可塑性及适应性极强，填入根管后即硬固，能将根管严密封闭。可单独使用，也可与固体物质联合使用。例如碘仿氧化锌丁香油糊剂、磷酸锌粘固粉、氢氧化钙及其制剂等。

碘仿氧化锌丁香油糊剂作为根管充填材料由来已久，此糊剂对 G^+ 菌及链球菌敏感，有微量的抑菌作用，碘仿充入根管内可以释放游离碘，有长久杀菌、消毒和防腐作用。本糊剂易于控制，操作方便，充入根管后体积稍有膨胀与根管壁密合，不被吸收，超出根尖孔外易被吸收，X 线阻射，可以与牙胶尖合用。调和方法为，取碘仿 0.05 g，放入 3～4 滴丁香油内，在玻璃板上研磨后加入氧化锌粉调和成稀糊状即可使用。

3）液体类材料　利用酚醛树脂在液体状态时充填根管以治疗根尖周炎，通过酚醛树脂液的凝固、消毒并堵塞根管，达到促使根尖周病愈合的目的。

（2）根管充填方法

临床上常用的根管充填方法是糊剂加用牙胶尖的充填法。充填前要按根管工作长度和预备的根管大小选择主牙胶尖，并做好长度标记备用。

1）隔湿，擦干患牙，去除暂封药物。

2）用干棉捻擦拭根管，无渗出物时，才可充填糊剂。充填糊剂的方法：①用棉捻蘸较稀的糊剂涂于根管内壁，再用光滑髓针将糊剂旋转送入根管内。②用根管扩大针蘸糊剂反时针旋转可以把糊剂送入根管内。③将螺旋根管充填器装在机头上，充填时，用光滑髓针将糊剂放入根管，螺旋充填器也蘸糊剂，旋转放入根管。注意不要与根管壁接触过紧，逐渐增加转速，同时作 2～3 次抽送的动作，取出时必须是在旋转中取出螺旋根管充填器，以免器械折断在根管中。

3）放入牙胶尖　根据根管长度选好主牙胶尖并填入根管内，然后可放入数根牙胶尖直至充满为止，也可以用根管充填器侧压牙胶尖后再放入牙胶尖直至充满根管后，用加热的挖匙从根管口处切断多余的牙胶尖，用氧化锌丁香油糊剂封闭窝洞。

侧方加压根管充填法较为常用，具体操作如下：

放好主牙胶尖后用相应的根管侧压充填器插入主尖和根管之间，向侧方轻轻晃动加压，使主尖压向侧方，但不可移位，留出空隙，放入第二个牙胶尖，连续操作直至不再能放入牙胶尖为止，然后在根管口处切断牙胶尖并压平。

其他还有垂直加压法、热塑牙胶尖根管充填法，本章不再叙述。

4）拍根尖片检查根充情况。根管充填类型有以下三种。

恰填：根管完全充满，充填剂与根管壁密贴，无缝隙，根充剂距根尖≤1 mm，根尖孔被糊剂填满，根尖 1/3 处无气泡。

超填：根充剂超出根尖孔。有根尖病变的糊剂可以少量超填，超填的糊剂可被吸收，有刺激骨质修复的作用。

欠填：根充剂距根尖＞2 mm。应重新根充。但允许欠填≤2 mm。

根尖孔是指根管在根尖部的狭窄处即根管根尖部的牙本质与牙骨质交界处。由于根尖孔在根尖的解剖部位和形态不同，在根尖片上不能显示清楚。根尖部的牙骨质的垂直厚度约为 0.6 mm，根尖孔的形态有圆形、椭圆形、三角形或不规则形，固体根管材料与糊剂联合使用才能较好地封闭根尖孔。

5）磷酸锌水门汀垫底，永久充填。

（四）根管治疗的并发症与防治

1. 器械折断

在拔髓和预备根管的过程中，器械精细，使用不当时易造成折断。如果器械折断在根管中，尚能拨动时，可试用另一拔髓针或根管挫插入根管将其带出。如果紧插于根管中者则较难取出，应用X线检查折断器械是否超出根尖孔，若已穿出，前牙可行根尖周手术，从根尖孔处取出，并可同时预备根管和充填根管。后牙则不易行根尖周手术，应拔除患牙。若器械折断在根管中部，后牙可行牙髓塑化治疗，前牙则在折断器械与根管壁间扩大，用糊剂充填根管。

为了避免出现器械折断，术者在做根管治疗时，每次都要坚持做好术前检查器械，术中合理使用器械，就能防止问题发生。

预防措施有：①根管扩大前检查扩大针是否有生锈、裂痕和失去弹性；②扩大根管时旋转角度要小，不使用暴力。

2. 形成台阶或侧壁穿通

原因：①对髓腔解剖不熟悉；②对根管形态、方向不了解，是造成根管壁上的台阶或侧穿管壁的主要原因；③使用器械不当，在扩大细小根管或闭锁根管时使用暴力扩大根管。

在揭髓顶时造成侧穿的情况及处理（见第二章牙髓病）。在进行根管治疗时，要注意器械的使用原则，应由细到粗按号使用；同时要注意根管的方向，遇阻力时不要强行用力扩大。预备时放次氯酸钠或氯亚明一类的碱性液于根管中，可使根管润滑，器械易于进入。器械进入根管中遇到阻力，多因根管弯曲或器械进入根管的方向错误，遇阻力后强行用力推进、扩挫都可能造成台阶、甚至侧穿，使用机用器械更易造成侧穿。如果造成侧穿，可见出血多，且器械与牙齿长轴的方向不一致，斜度较大，必要时可插入扩大器摄X线片以确诊。如已造成侧穿，则应寻找真正的根管，并加以预备，然后将根管和侧穿孔道均作根管充填、如果穿孔太大，损伤牙周膜较多，或部位在接近龈缘处，或无法预备真正的根管时，则应作翻瓣充填或拔除患牙。

为了防止此类情况的发生，要求术者要充分了解和熟记每个牙齿的解剖，注意易侧穿的部位，了解根管扩大器械的性能并合理使用。

3. 器械掉入消化道或呼吸道：

器械滑脱于患者口腔中，尤其是在上颌磨牙根管预备时，如不及时从口腔中取出，只要患者有吞咽反射，器械便会被误吞入消化道。在患者仰卧时，器械从术者手中滑脱，也可能直接掉到呼吸道中，造成严重的后果。给患者带来痛苦，并需要复杂的治疗措施。

为了防止此类情况的发生，操作者应注意下列事项：

（1）在术中要集中精力，随时警惕器械从手中滑落；器械上要拴结金属丝，一旦滑落也可采取应急措施，避免事故的发生。

（2）治疗上颌牙时，患者头部不宜过仰，否则易引起病人吞咽动作。

（3）术者手指和器械应保持干燥，若沾上唾液，则器械易从手中滑脱。

（4）使用橡皮障。

（5）若器械掉入口腔时，应立即将右手放入患者口腔中，使其不能闭口，以阻断患者发生吞咽反射，并随即用左手托住患者头部使向前倾，器械即可滑到口腔前部，然后及时取出。

若已误吞入消化道，一般经过24～48小时便可随大便排出，但在排出前要监护观察，避免剧烈运动，最好卧床，进食富含纤维和黏滑性食物。如海带、韭菜、香蕉等以促使器械被食物包绕，且易随大便排出。不能服用泻剂，以免增加肠蠕动而使吞入器械刺入消化道壁，以致不能自行排出。要用X线监视器械的动向，若长久停滞在同一部位，则有可能刺入消化道壁，可请内、外科会诊，协同处理。在器械误吞后，应嘱患者将大便排在便盆中留作检查，看是否已排出。在后牙操作时有可能在器械滑脱后直接掉入呼吸道。这种情况虽然少见，但后果极为严重。若器械已掉入呼吸道，应立即让患者平卧，请耳鼻喉科医生会诊用气管镜取出。若器械已到深部则需要开胸手术取出。

4. 根管治疗中的急症

（1）疼痛

慢性根尖周病的无瘘型，当做根管治疗时，由于开髓拔髓，使原有的根管和根尖周组织的生物平衡破坏，可以出现急性症状，再者，由于操作时器械超出根尖孔或将感染物带出根尖孔，引起急性根尖周炎，产生疼痛。

超填刺激根尖周组织，尤其根尖无病灶，无瘘管的，超填后，根尖周组织渗出液增加，无缓冲作用，使患者出现疼痛；牙胶尖超填的应取出，一般需调𬌗，消炎止痛，激光治疗。

根管消毒药物用量过多，造成化学性根尖周炎，应停止用药，用生理盐水冲洗，放干棉捻。临床应注意不能在同一牙的根管内反复使用刺激性大的药物。

（2）肿胀　在根管扩大后、根管封药或根管充填后，患牙有叩痛、有渗出液或超填（尤根尖周无病变的）时，易肿胀。处置方法是局部调𬌗，激光或理疗，可以口服消炎止痛药物。

5. 皮下气肿　出现皮下气肿的主要原因有：

（1）使用过氧化氢溶液时氧气分解逸出根尖孔。

（2）使用气枪过分向根管内吹气。

（3）根尖孔较大，根管粗大。表现为氧气或压缩空气通过较大的根尖孔，进入面颊部皮下疏松结缔组织内，而发生皮下气肿。发病急骤，数分钟内即明显肿胀，患区触诊时有捻发音，无疼痛感，但感觉运动不自如。一般不需治疗，可用抗生素防止感染，但患牙根管要开放，并注意观察。

（五）根管治疗术的临床疗效标准

1. 临床标准

（1）牙体外形修复适当，牙齿能够行使咀嚼功能。

（2）局部软组织无红肿，瘘管消失。

（3）牙齿活动度在生理范围内，无触痛和叩痛。

2. X线标准

（1）牙根完整，牙周膜无异常。

（2）根管充填严密，根管充填材料充满整个根管，无气泡。

（3）根管充填材料距根尖约1mm以内。

3. 复查标准

（1）X线片显示牙根无吸收现象。

（2）根尖周组织正常，没有新的骨质稀疏区发生，原有骨质稀疏区消失。

四、牙髓塑化治疗

牙髓塑化治疗是将根管内少量残存的炎症、坏死组织塑化在根管中，将这些能导致根尖周病的物质转化为无害物质，是治疗牙髓炎和根尖周病的一种简便有效的方法。与根管治疗不同点在于对病原刺激物的处理，根管治疗是采取彻底取出病原刺激物的方式，牙髓塑化治疗则不需彻底取出病原刺激物，而将其塑化于根管中，可以同样达到消除病原的目的。

（一）原理

牙髓塑化治疗是将未聚合的液态塑化剂注入根管内，使塑化液渗透到残存在牙齿髓腔内的感染物质中，和这些物质一起聚合，达到消除病源刺激物的作用，残存牙髓被塑化后，则保持无菌状态，成为对人体无害的物质，从而预防和治疗根尖周病。

（二）适应证

1. 牙髓病　晚期牙髓炎、残髓炎、逆行性牙髓炎和牙髓坏死。
2. 根尖周病　慢性根尖周炎和急性根尖周炎消除急性症状后。
3. 器械折断在根管内，未超出根尖孔的和难以取出的。
4. 根管弯曲细小难以扩通者。

（三）禁忌证

1. 前牙（红色的塑化液使牙齿变色）。
2. 年轻恒牙　根尖孔未形成。
3. 乳牙　根尖孔不规则，塑化液易溢出，刺激根尖周组织和恒牙胚；乳牙替换，牙根吸收，塑化物留在颌骨内，不能吸收。

（四）塑化剂

目前广泛使用的塑化剂是 FR 酚醛树脂，即以甲醛和间苯二酚为主要成分的酚醛树脂。这种酚醛树脂曾经用作根管液体充填剂。

1. 成分：第一液：甲醛（40%）　　62 ml
　　　　　　　　甲苯酚　　　　　12 ml
　　　　　　　　酒精（95%）　　 6 ml
　　　　第二液：间苯二酚　　　　45 g
　　　　　　　　蒸馏水　　　　　55 ml
　　　　第三液：氢氧化钠　　　　1 g
　　　　　　　　蒸馏水　　　　　1~2 ml

2. 配制比例　用时取第一液 11 滴，第二液 5 滴，第三液 2 滴，放入塑料制小瓶盖中，摇匀，呈红棕色时即可使用。用时现配制，摇匀后即可使用。塑化液在体外凝固时间为 5~15 分钟，在此期间便于操作。

3. 影响酚醛脂聚合的因素

（1）酚和醛的比例　配制过程中醛挥发，间苯二酚分解使塑化液不易聚合。

（2）催化剂（氢氧化钠）的浓度，催化剂过多塑化液聚合快，过少塑化液聚合慢。

（3）容器的形态和体积　在试管内塑化液聚合快，在浅碟状的容器中聚合慢。

（4）配制的体积　塑化液的体积>1 ml 时凝固快，否则慢。

（5）温度高，凝固快。夏季少加催化剂。

4. 塑化液的性能

（1）塑化作用 塑化液未凝固时可以渗透到组织内和牙本质小管内，与组织混合在一起；在做塑化治疗时应使塑化液的体积大于被塑化的组织的体积，否则造成塑化不全。

（2）抑菌作用 凝固前有很强的抑菌作用，在凝固后仍有抑菌作用，可以持续1年后左右，但作用减弱。

（3）渗透作用 塑化剂未聚合时渗透力强，可渗入牙本质小管，其深度等于牙本质厚度的1/4到1/3，超过了细菌所能进入的深度0.25 mm，还可以渗透到根管内的残余牙髓组织内和侧支根管内。

（4）体积改变 酚醛树脂聚合时产生水分，在空气中水分蒸发后，发生体积收缩。但封闭状态下的根管内不发生体积变化，即使失去少量水分也可以从根尖周组织液中获取，使树脂充满于根管中。

（5）刺激作用 酚醛树脂未聚合时对根尖周组织有刺激作用及黏膜烧伤，因此在使用时不要使塑化剂外溢到根尖周组织。与黏膜组织接触后，黏膜变白，有烧灼感，这种症状一般在数小时消失。

（6）聚合时间 酚醛树脂在室温下5～15分钟聚合。室温过低或过高会影响聚合时间。

（五）操作方法

牙髓塑化治疗可以用于牙髓炎和根尖周炎的患牙，因牙髓炎的患牙，其牙髓组织有活力，而根尖周炎的患牙，多数情况下牙髓已经坏死，所以对二者的操作稍有不同。

1. 活髓牙的处理

（1）麻醉 局部浸润或传导麻醉患牙，可以直接拔髓或进行牙髓失活。

（2）开髓 揭髓室顶，形成洞形，去掉悬釉，适当调𬌗。

（3）牙髓摘除 擦干窝洞，将拔髓针插入根管，深度可以达到近根尖1/3，轻轻旋转拔髓针约360°，缓慢拔出髓针，即可把牙髓拔出，根尖部只可保留少量的残髓。细小根管拔髓针不能进入根管内，可用较细的根管锉插入根管中深达根尖部，反复贴根管壁提拉，将大部分牙髓取出即可进行下一步的操作。

（4）导入塑化液 隔湿，吹干患牙髓腔，擦干根管，按配方配制塑化液，用镊子夹取塑化液放入髓腔内，将光滑髓针或细小的扩大针插入根管近根尖2～3 mm处，反复提拉震荡，以便将塑化液诱导入根管内，用干燥的小棉球吸出根管里的塑化液，再重新放入塑化液于髓腔内，如此反复操作3～4次，最后一次不吸出塑化液。反复操作的目的是为了充分塑化被塑化物，提高塑化液的浓度。对于留有残髓的牙齿，塑化时要注意反复导入液体时要使塑化液到达残髓处，并且塑化液的体积要大于残髓组织的体积。

（5）窝洞充填 用一小块氧化锌丁香油糊剂放在髓腔里，用蘸有塑化液的小棉球将其压在根管口处，再用干燥的小棉球擦干髓腔，用磷酸锌粘固剂垫底，永久充填。

2. 死髓牙的处理

（1）开髓、揭髓室顶，充分暴露根管口。

（2）拔髓，清洗根管，近根尖的残髓可以不取出，少部分的残髓可以塑化。牙髓坏死或分解的患牙应反复用2%氯亚明和3%双氧水交替冲洗，清除大部分的坏死组织。

（3）塑化根管、永久充填：（与活髓牙的处理相同）

（六）注意事项

1. 防止塑化液溢出窝洞，烧灼牙龈和黏膜。

2. 取塑化液时要小心，不要掉在患者衣服上。

3. 上颌后牙塑化时，患者头后仰，以利于塑化液进入根管，但要防止器械掉落到咽喉部；在远中洞要用氧化锌丁香油糊剂作假壁，防止塑化液外溢。

4. 不要遗漏根管。

5. 根尖部有残髓，并伴有疼痛的患牙，导入塑化液时器械可进入残髓内，以保证残髓组织被塑化。

6. 塑化物的体积大于被塑化物体积。

（七）并发症和防治

1. 残髓炎

（1）残髓未完全塑化　在不超出根尖孔的情况下，导入塑化液时应尽量深一些，最好能达到残髓内。

（2）遗漏根管未处理　下颌磨牙常有3～4个根管，上颌第一磨牙近中颊侧根有时有二个根管，操作时注意核对根管的数目。

（3）遗留牙髓组织过多　进行塑化治疗时要反复操作，保持塑化液的浓度，使塑化液的体积大于残髓组织的体积。

2. 急性根尖周炎　塑化治疗后发生急性根尖周炎，多因器械超出根尖孔或塑化液溢出根尖孔引起。选择塑化治疗的时机不当也会造成急性根尖周炎的发生。因此在急性根尖周炎急性期不宜做塑化治疗；慢性根尖周炎已有急性发作的趋势者也应缓做塑化治疗；塑化治疗时器械不要超出根尖孔，防止塑化液溢出根尖孔。

五、根尖诱导成形术（参见第八章儿童牙病）

（王红原）

第五章 牙 龈 病

牙龈病指发生在牙龈组织的疾病，一般不侵犯深层牙周组织，多为炎症，也可为增生、坏死或瘤样病变。

第一节 概 述

一、正常牙龈的解剖生理

牙龈是指覆盖于牙槽突表面和牙颈部周围的口腔黏膜上皮和其下方的结缔组织，由游离龈、附着龈和龈乳头三部分组成。

（一）游离龈

游离龈又称边缘龈，呈领圈状包绕牙颈部，宽约 1 mm。正常呈粉红色，菲薄而紧贴牙面，游离龈与牙面之间形成的间隙称龈沟。牙齿完全萌出后，龈沟的底部位于釉牙骨质界。临床健康的牙龈龈沟的组织学深度平均为 1.8 mm，正常龈沟探诊深度不超过 3 mm。

（二）附着龈

附着龈与游离龈相连续，均为角化上皮，有时将附着龈与游离龈合称为角化龈。附着龈呈粉红色、坚韧、不能移动。附着龈与骨面附着牢固，表面角化程度高，对局部刺激有较强的抵抗力。附着龈表面有橘皮样的点状凹陷，称为点彩。点彩是健康牙龈的特征，牙龈有炎症时点彩减少或消失，当牙龈恢复健康时，点彩又重新出现。

附着龈的根方为牙槽黏膜，二者之间有明显的界限，称膜龈联合。牙槽黏膜的颜色深红，移动度大。牵动唇、颊观察黏膜的移动度即可确定膜龈联合的位置，从而可测量附着龈的宽度。附着龈的宽度是指从膜龈联合至正常龈沟底的距离，正常附着龈的宽度范围为 1～9 mm。上颌前牙唇侧最宽，后牙区较窄，颊系带附着区的附着龈最窄，上颌的腭侧附着龈与腭部的角化黏膜相连，无明确界限。

（三）龈乳头

龈乳头也称牙间乳头，呈锥形充满于相邻两牙接触区根方的楔状间隙中。其侧缘和顶缘由相邻牙的游离龈延续而成，中央部分由附着龈构成。每个牙的颊、舌侧龈乳头在邻面的接触区下方汇合处略凹下，称为龈谷。该处上皮无角化、无钉突，对局部刺激物的抵抗力较低，牙周病易始发于此。

二、正常牙龈的组织学

牙龈上皮分为：口腔龈上皮，沟内上皮和结合上皮（图 5-1）。

1. 口腔龈上皮　也称牙龈表面上皮，覆盖于游离龈的顶端到外表面和附着龈的表面，为角化或不全角化的复层鳞状上皮。

2. 沟内上皮　也称龈沟上皮，为牙龈沟的衬里上皮。沟内上皮从结合上皮的冠方延伸到游离龈的顶部，为薄的非角化复层鳞状上皮，沟内上皮有上皮钉突，但缺乏颗粒层和角化层。

3. 结合上皮　呈领圈状附着于牙冠或牙根的上皮。当牙完全萌出后，结合上皮应附着在釉牙骨质界处，它的冠端构成龈沟底。当牙初萌时，结合上皮附着于牙冠；牙完全萌出后，结合上皮位于釉牙骨质界处；当牙龈发生退缩使牙根暴露或有牙周附着丧失时，结合上皮位于牙根。

4. 生物学宽度　龈沟底与牙槽嵴顶之间的恒定距离称为生物学宽度，它包括结合上皮（约 0.97 mm）和牙槽嵴顶以上的牙龈结缔组织（约 1.07 mm），共约 2 mm。即使随着年龄的增大或在病变情况下，上皮附着向根方

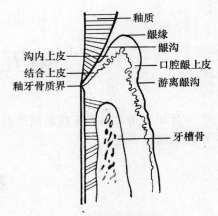

图 5 - 1　牙龈的解剖学标志

迁移，牙槽嵴顶亦随之降低，但沟（袋）底与嵴顶间的生物学宽度仍保持不变。

5. 龈牙结合部　龈牙结合部是指牙龈组织藉结合上皮与牙面连接，良好地封闭了软硬组织交界处。结合上皮对牙的附着，因牙龈纤维而得到进一步加强，牙龈纤维使游离龈更紧密地贴附于牙面。龈牙结合部的结合上皮既无角化层，也无上皮钉突。当用牙周探针探测健康的龈沟时，探针常会穿透结合上皮，致使临床探诊深度大于组织学的龈沟深度。结合上皮细胞间的连接还可被白细胞或酶等细菌代谢产物所削弱，使外来刺激物更易通过龈沟进入结缔组织，结缔组织内的白细胞也可通过结合上皮进入龈沟内，使龈牙结合部成为机体防御系统与外部致病因子相互抗争的场所，也是牙周病的始发部位。

第二节　慢 性 龈 炎

慢性龈炎又称边缘性龈炎或单纯性龈炎，是牙龈病中最常见的疾病，儿童、成人均可发病。本病遍及世界各个地区、各种族，几乎每个人在某个时期均可发生程度和范围不等的慢性龈炎，部位局限于游离龈缘和龈乳头，严重时可波及附着龈，不损伤深部牙周组织，治愈后仍可复发，且一部分牙龈炎患者可发展成为牙周炎。

一、病 因

长期堆积在龈缘附近牙面上的牙菌斑是引起慢性龈炎重要的始动因子，其他局部因素如牙石、食物嵌塞、不良修复体、口呼吸、牙错位拥挤等均可促使菌斑的堆积，引发或加重牙龈的炎症。

二、临 床 表 现

慢性龈炎的病损一般局限在游离龈和龈乳头，严重时也可波及附着龈。牙龈的炎症一般以下前牙区最为显著。

（一）自觉症状

慢性龈炎患者常因刷牙或咬硬物时出血，但一般无自发性出血，伴牙龈发痒，发胀和口臭。

（二）临床检查

1. 牙龈颜色　色泽变化是牙龈炎的重要临床体征之一。正常呈粉红，炎症时游离龈和龈乳头呈鲜红或暗红，光滑发亮，这是由于牙龈结缔组织内血管充血、增生所致，重症时可波及附着龈。

2. 牙龈外形　正常龈缘应为菲薄而紧贴牙面，附着龈有点彩。炎症时龈缘变厚，乳头圆钝，与牙面不再紧贴，点彩消失。但有些轻度炎症的牙龈，点彩仍可部分存在，也有的正常牙龈却无点彩，故不能单以点彩的有无来判断牙龈有无炎症。

3. 牙龈质地　正常时质地坚韧致密，炎症时由于结缔组织水肿和胶原的破坏，牙龈变得松软脆弱，缺乏弹性。若炎症局限于龈沟（袋）壁内侧时，牙龈表面仍可保持相当致密。

4. 龈沟深度及附着水平　健康牙龈的龈沟深度不超过 3 mm。当患牙龈炎症时，牙龈肿胀增生，龈沟可加深达 3 mm 以上，龈沟的加深是由于牙龈的肿胀或增生使龈缘位置向冠方移动，而结合上皮的位置仍位于正常的釉牙骨质界处并未向根方迁移，故又称为龈袋或假性牙周袋。探诊时不能探到釉牙骨质界，也就是说无附着丧失，也无牙槽骨吸收，这是区别牙龈炎和牙周炎的重要指征。

5. 龈沟液　龈沟液渗出增多是牙龈炎症的重要指征之一，因此，测量龈沟液量可作为炎症程度的一个较敏感的客观指标。方法有，茚三酮染色，根据染色面积来判断，或小滤纸条放入龈沟数秒，用龈沟液测量仪检测或用精密天平称重。

6. 龈沟探诊出血　健康的牙龈在刷牙、咬硬物或轻探龈沟时均不出血，炎症时轻探龈沟即可引起出血，这是诊断龈炎的早期指标。

三、诊断

1. 牙龈的色、形、质发生上述改变，局部有刺激因素存在。

2. 无牙周袋，无附着丧失，无牙槽骨吸收。

四、鉴别诊断

1. 与早期牙周炎鉴别　一部分长期存在的慢性龈炎可逐渐发展成牙周炎，因早期开始于牙齿的邻面，与牙龈炎不易区别，因此对长期的较重的牙龈炎患者应仔细检查有无附着丧失和牙槽骨的吸收，必要时可摄 X 线片，排除早期牙周炎。

2. 血液病　应与某些全身性疾病所引起的牙龈出血鉴别，如白血病、血小板减少性紫癜、再生障碍性贫血等，血常规及血液学检查有助于排除上述疾病。

五、治疗原则

针对病因的治疗，通过洁治术彻底清除菌斑和牙石，其他如食物嵌塞、不良修复体等刺激因素也应彻底纠正，一般清除局部刺激因素，一周左右炎症即可消退，牙龈的色、形、质即可恢复正常。

（一）龈上洁治

用手工操作龈上洁治器或通过超声波洁治器工作头的高速振动而除去龈上牙石、软垢和菌斑，并除去与龈上牙石相连的龈沟内或浅牙周袋内的龈下牙石，并磨光牙面，防止菌斑和牙石的再沉积。分为超声波洁牙机和手用洁牙器洁治。

1. 超声波洁治　超声洁牙机是高效去除牙石的机器，省力省时，去除大块龈上牙石效果好，但可使牙面粗糙或有刻痕。由主机和手机两部分组成，手机上的工作头有各种形状。

操作方法

（1）患者用 1.5％双氧水含漱 1 分钟，用清水漱口，洁治术区涂 2％碘酊消毒。

（2）调节功率，功率大小视牙石多少而定，踩动脚踏开关，检查工作头是否喷水呈水雾状。

（3）以握笔式将工作头前部侧缘对着牙面约 15°角轻轻接触牙石的下方来回移动，利用超声震动将牙石击碎震落，不要施加过大的压力，要不断地移动工作头，不能将工作头停留在牙面的某一点，过大的功率会造成牙面的损伤。

（4）按一定顺序去除全口牙石，避免遗漏。洁治完成后应仔细用探针检查牙石是否除净，尤其是邻面，对于一些细小的或邻面的牙石应以手用器械补充刮除。术后用 3％双氧水冲洗或擦洗表面。

（5）全口牙洁治后用磨光器（橡皮轮或杯状刷）安置在慢速手机上，蘸抛光膏或牙膏放在牙面上低速旋转，除去残留的色素和磨光牙面，涂碘甘油。

2. 手工洁治

操作方法

（1）用 1.5％双氧水含漱 1 分钟，用清水漱口。

（2）洁治区用 2％碘酊消毒，选用直角镰形或大镰形洁治器洁治前牙，牛角镰形或大镰形洁治器洁治后牙，去除前牙和后牙唇颊及舌腭面色素选用锄形洁治器。

（3）用改良握笔法握洁治器，以中指或中指加无名指作支点，中指指腹放于洁治器的颈部，支点位置尽量靠近被洁治的牙。

（4）洁治器工作头尖端 1～2 mm 应放在牙石的根方并紧贴牙面，刀刃与牙面呈 80°度角左右，以腕力向冠方刮除牙石及菌斑。

（5）分区洁治，避免遗漏。

（6）洁治时随时吸去过多的血液及唾液，保证术区视野清晰，去净牙石后用 3％双氧水冲洗或擦洗表面。

（7）检查牙石是否除净，在全口洁治后用磨光器蘸磨光膏磨光牙面。

3. 注意事项

（1）血液病患者为洁治的禁忌证，长期服用抗凝药物的患者应停药或酌情分区洁治。

（2）工作头消毒，高压蒸汽灭菌消毒，每个患者用后的工作头要更换和消毒。

（3）超声洁治不宜用于安装心脏起搏器的患者，以免因电磁辐射干扰造成眩晕、心律不齐等症状，新型起搏器具有屏障功能，不会受超声洁治术的干扰，戴用这类起搏器的患者不在禁用之列。

（4）金属超声器械工作头不用于瓷修复体、黏附的修复体及种植体，因为金属头可能使瓷崩裂、黏附体松脱或会损伤种植体表面结构，应改用塑料或碳纤维等非金属超声工作头。

（二）药物治疗

若炎症较重，可配合局部药物治疗。常用 1％～3％过氧化氢冲洗龈沟，碘制剂龈沟内上药如 4％的碘甘油，或复方碘液。必要时可用抗菌类漱口剂含漱，如 0.12％～0.2％氯己定溶液，但若长期使用可使牙齿及舌背黏膜着色。

若为急性龈乳头炎时，先治疗急性炎症，消除病因，急性炎症消退后，按上述方法治疗。

（三）口腔卫生宣教

治疗开始后要及时教会患者控制牙菌斑，并持之以恒，定期（6～12 个月）进行复查和洁治，这样才能巩固疗效，防止复发。

第三节　妊娠期龈炎

妊娠期龈炎指妇女在妊娠期间，由于体内雌激素水平的变化，使原有牙龈炎症加重，发生牙龈肥大或形成龈瘤样病变，分娩后可自行减退或消失。

一、病因

与牙菌斑和黄体酮水平升高有关。牙龈是雌激素的靶器官，妊娠时雌激素，主要是黄体酮水平增高，使牙龈毛细血管扩张、淤血，炎症细胞和渗出液增多，使局部炎症反应加重，分娩后病损可自行减轻或消退。但妊娠本身不会引起牙龈炎，如没有局部刺激物和菌斑，妊娠期龈炎也不会发生。

二、临床表现

1. 慢性龈炎　患者一般在妊娠前就有不同程度的慢性龈炎，从妊娠 2～3 个月开始出现明显症状，至 8 个月达到高峰，分娩后约 2 个月时，龈炎可恢复至妊娠前水平。妊娠期龈炎常发生在个别或全口牙龈，以前牙为重，牙间乳头最为明显。牙龈呈鲜红色或暗红色、质地松软、表面光滑，探诊易出血，一般无疼痛。

2. 妊娠瘤　一般发生在妊娠 4～6 个月，生长迅速，多发生在单个牙，尤其在下前牙唇面龈乳头多见，有蒂或无蒂，色呈鲜红色，质地松软，易出血，一般直径不超过 2 cm，但严重者可因瘤体较大而妨碍进食或咬破而感染。

三、诊断

1. 孕妇，妊娠期间牙龈炎症明显加重。
2. 有龈炎的临床表现。
3. 妊娠瘤常发生在怀孕第 4 个月到第 6 个月。组织病理学表现似血管瘤。

四、治疗

1. 去除一切局部刺激因素，如菌斑、牙石、不良修复体等。主要采取超声波洁治，由于牙龈易出血和患者处于妊娠期，在操作时应仔细，动作要轻巧，尽量减少出血。

2. 对于有龈袋溢脓者，可用 3% 过氧化氢和生理盐水冲洗，给予含漱剂。

3. 在分娩以后切除妊娠瘤，对于一些体积较大妨碍进食的妊娠瘤则需手术切除，但手术时间尽量选择在妊娠第 4～6 个月之间，手术中应防止过多的流血，以免引起流产或引产，术后应严格控制菌斑，防止复发。

4. 在妊娠前治疗原有的牙龈炎或牙周炎，可预防妊娠期龈炎的发生或加重。

5. 口腔健康教育。

第四节　药物性牙龈增生

药物性牙龈增生是指长期服用某些药物所致的牙龈纤维增生和体积增大。

一、病　因

长期服用抗癫痫药苯妥英钠（大仑丁）、免疫抑制剂环孢素、钙通道阻滞剂如硝苯地平（心痛定）等药物，发病常与患者口腔卫生、牙龈炎症、年龄等因素有关。

二、临床表现

龈增生好发于上、下颌前牙区，初起为龈乳头增大呈小球状突起，病变继续发展扩展至唇颊侧或舌侧牙龈，增生龈可覆盖牙面 1/3 或更多，严重可影响咀嚼，牙龈表面呈桑葚状或分叶状，质地坚韧，呈粉红色，不易出血，无疼痛。增生牙龈可挤压牙齿产生移位，无牙区不发生病损。

肿大的牙龈形成龈袋，易使菌斑堆积，不易清洁，多合并牙龈炎。继发感染后，牙龈充血、水肿、易出血。

三、诊　断

患者患癫痫或心脏病、高血压或接受器官移植，有长期服用上述药物的历史。牙龈增生起始于牙间乳头或龈缘，表面呈小球状、分叶状或桑葚状，质地坚韧，色泽多为粉红色。

四、治　疗

1. 更换其他药物　最好在内科医生的指导下，对于病情不允许停药或更换药物的患者可采取与其他药物交替使用的方法，以减轻副作用。

2. 控制菌斑，洁治、刮治　消除一切刺激因素，牙龈增生可明显减轻。

3. 切除增生牙龈组织。

4. 加强口腔卫生　可减轻服药期间的牙龈增生程度及手术后的复发。

（戴　青）

第六章 牙周炎

牙周炎是发生在牙龈和牙周支持组织上的由细菌引起的慢性炎症性破坏性疾病，其特征为牙周袋形成，牙齿松动和牙槽骨吸收，发展过程有阶段性，表现为活动期和静止期，本病主要发生在成年人，35 岁以后患病率明显增高，而且随着年龄的增长，发病率呈上升趋势，其严重程度也增加，它是导致成年人及老年人牙齿拔除的主要原因。

第一节 概 述

一、牙周膜的组织结构及功能

牙周膜又称牙周韧带，是围绕牙根并连接牙根和牙槽骨的致密结缔组织，它与牙龈的结缔组织相续。牙周膜最重要的成分是胶原构成的主纤维。主纤维呈束状排列，一端埋入牙骨质内，另一端埋入牙槽骨，从而将牙齿悬吊并固定在牙槽窝内。根据主纤维束的位置和排列方向分为牙槽嵴纤维、横纤维、斜纤维、根尖纤维和根间纤维。牙周膜的纤维在静止状态下略呈波纹状，使牙有微小的生理性动度。各种纤维排列方向和功能虽不相同，但又是互相协调，共同支持和稳固牙齿，以完成咀嚼功能。当牙承受垂直压力时，除根尖纤维外，几乎全部纤维呈紧张状态，并将此力传递至牙槽骨，可负担较大咬合力，此时根尖区的牙周膜具有缓冲压力的作用，避免牙槽骨受到过大的冲击力，对根尖孔处及牙周膜内的血管和神经也可起保护作用。

牙周膜的宽度（厚度）随年龄及功能状态而异，一般为 0.15～0.38 mm，以牙根中部支点附近最窄，牙槽嵴顶及根尖孔附近较宽，X 线片可见整个牙周膜呈现围绕牙根的窄黑线。

二、牙槽骨组织结构及生理特点

牙槽骨亦称牙槽突，是上下颌骨包围和支持牙根的部分。容纳牙根的窝称牙槽窝，牙槽窝的内壁称为固有牙槽骨，牙槽窝在冠方的游离端称牙槽嵴，两牙相间的牙槽骨称为牙槽间隔。固有牙槽骨在 X 线片上呈围绕牙根连续的致密白线，成为硬骨板。当牙槽骨因炎症或创伤等开始发生吸收时，硬骨板消失或模糊、中断。牙槽骨的最冠方，即临近牙颈部处称为牙槽嵴顶。

牙槽骨是牙周组织中也是全身骨骼系统中代谢和改建最活跃的部分。牙槽骨的改建受全身和局部因素的影响。全身因素可能是性激素、甲状旁腺素、骨钙素等；局部因素如炎症。牙槽骨的改建影响着牙槽骨的高度、外形和密度。当牙萌出时牙槽骨开始形成、增高，在失牙以后逐渐吸收、消失。如果牙齿位置特别偏向颊侧或舌侧，则该侧的牙槽骨很薄，甚至缺如，致使牙根面的一部分直接与骨膜和牙龈结缔组织相连。这种情况较多见于前牙的唇侧和上颌磨牙的颊侧，可并发于牙周手术之后或正畸过程中。

第二节　慢性牙周炎

本病为最常见的一类牙周炎，约占牙周炎患者的 95％，大多数是由牙龈炎发展而来，患者往往不能明确说出它的起病时间，其早期症状也常常易被忽视。本病可发生于任何年龄，但大多数为 35 岁以上，年龄越大，患病率越高，病情也越重。1999 年以前称此类牙周炎为成人牙周炎。实际上慢性牙周炎也偶发于青少年和儿童。

一、病　因

慢性牙周炎的病因分为局部因素和全身因素。

（一）局部因素

本病的病因和慢性牙龈炎基本相同，如菌斑、牙石、食物嵌塞、不良修复体等局部因素长期刺激而引起，菌斑是引起牙周组织炎症的主要因素。

1. 菌斑及牙石

龈上、龈下菌斑及牙石是造成慢性牙周炎的主要局部因素。龈下菌斑中的致病菌以革兰阴性厌氧菌为主，厌氧菌的数量约占细菌总数的 70％～90％，其中最主要的是牙龈卟啉单胞菌、中间普氏菌、福赛坦菌及螺旋体等。

2. 其他局部因素

（1）食物嵌塞

相邻牙接触不良、对殆牙的挤压力、牙间乳头萎缩等均可引起食物嵌塞。

（2）医源性因素

充填物的悬突、修复体未恢复正常的接触关系、冠缘不密贴等均给菌斑中的细菌提供滋生的条件。

（3）殆创伤

正常时牙周组织可以承受几十公斤的咬合力，日常生活中我们咀嚼时一般只用 3～4 公斤的力。正常的咬合力对牙周组织是一种功能性刺激，它可以使牙周组织的吸收和新生达到一种平衡，可以保持牙周组织正常的代谢和结构。

咬合创伤指的是对牙周组织的损伤，当咬合力作用于牙齿超过牙周组织的适应力，导致牙周组织损伤，产生牙周膜纤维破坏，牙槽骨吸收，牙骨质撕裂并停止生长，结果牙齿松动，又称殆创伤。

殆创伤牙龈的改变：除了牙龈有充血、红肿外，还出现一些牙龈颜色、形态的改变。

1）牙龈变白　在咬合时，有早接触的患牙，由于殆力过大，牙龈血管内的血液暂时被挤压出去，造成一过性缺血，使牙龈变白，当脱离殆接触，牙龈颜色立即恢复正常。

2）龈裂　多见于前牙唇侧，当殆力过大，造成骨板垂直性吸收，由于炎症的刺激，使牙周袋内壁溃烂形成裂隙称龈裂。

3）不对称龈退缩　常发生在多根牙，若患牙的牙周组织薄弱，当殆力集中在此部位，牙龈随着牙槽骨的吸收而产生退缩叫不对称龈退缩。

4）龈缘突　多见于尖牙、双尖牙的唇侧，牙龈组织沿着龈缘形成带状的增厚区，如救生圈样围绕牙颈部，称龈缘突。（图 6－1）

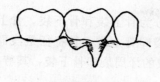 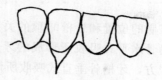 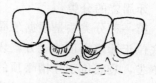

不对称龈退缩　　　　　　　龈裂　　　　　　　　　龈缘突

图6-1　殆创伤的牙龈改变

另外，咬合创伤常使患牙形成窄而深的骨下袋，牙齿早期可以有松动和移位，牙冠可以发生隐裂，牙根折断或由于牙根严重吸收而产生根劈裂。由于过大的咬合力，使得牙髓血运发生改变，加之继发感染，无龋坏的牙可发生牙髓充血、牙髓坏死、急性或慢性根尖炎。由于早接触，患牙殆力过大，使得牙冠形态发生改变，产生不均匀的磨耗，出现过锐的牙尖、过高的边缘嵴、形成磨耗小平面等。X线表现：牙周间隙不均匀增宽，牙槽骨硬板发生改变，牙槽骨垂直吸收。

（4）解剖缺陷

畸形舌侧沟、磨牙根分歧处的釉质突起易使菌斑滞留而引起牙周病变。

（二）全身因素

菌斑是引起牙周组织炎症的主要因素，但是机体内还有一些其他因素可以直接或间接地影响菌斑的致病性和细菌的毒力，有些因素可以增加机体对细菌及其产物致病的易感性，促进牙周病的发生和发展。

牙周病的全身易感因素有：某些遗传因素、内分泌功能紊乱、糖尿病、精神压力等，此外牙周病的危险因素有老龄、种族、男性、有牙周炎既往史、口腔卫生不良等，如今的研究表明，先天的、后天的和环境等因素会决定或影响牙周病的发生、进展以及对治疗的反应。近年来普遍认为吸烟者烟草中的尼古丁及其代谢产物可影响局部血液循环并可使免疫功能降低，降低了牙周组织对菌斑中致病因子的抵抗力，因而易患牙周炎。

二、临床表现

（一）自觉症状

慢性牙周炎起病缓慢，早期的主要表现为牙龈的慢性炎症，患者可有刷牙或进食时的牙龈出血或口腔异味。出血的原因是在菌斑的刺激下，牙龈发炎；口腔异味是牙周炎有牙周袋存在，并且溢脓，常使得病人口臭。

（二）检查所见

1. 牙龈炎症　　牙龈红肿，探诊出血，由于牙龈的炎症点彩消失，牙周炎发展到中晚期，由于牙槽骨的吸收牙龈退缩。

2. 牙周袋形成　　牙周袋是牙周炎的特殊损害，也是牙周炎区别于牙龈炎的主要特点。

正常情况下龈沟的深度0～3 mm。当患牙周炎时，结合上皮向根方迁移，其冠方部分与牙面分离，使得龈沟加深形成牙周袋，这是真性牙周袋。检查时可用有刻度的牙周探针来测量牙周袋的深度、形状（图6-2）。

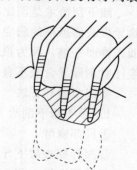

图6-2　牙周袋探查法

牙周袋的分类：

第一种分类法是根据牙周袋底的位置和牙槽嵴顶的关系分为骨上袋和骨下袋。骨上袋：袋底位于牙槽嵴顶的冠方，牙槽骨水平式吸收所形成的牙周袋即骨上袋，其特征是浅而宽；骨下袋：袋底位于牙槽嵴顶的根方，牙槽骨垂直式吸收所形成的牙周袋即骨下袋，其特征是深而窄。慢性牙周炎所形成的牙周袋为骨上袋。

第二种分类法是根据牙周袋累及根面的情况分为简单袋、复合袋、复杂袋。

3. 附着丧失　这是早期牙周炎与牙龈炎的主要鉴别点。附着丧失的程度即牙周附着水平能较客观地反映出牙周组织的破坏程度，在测量牙周袋深度后，当探针尖沿牙根面退出时，探寻釉牙骨质界位置，测得釉牙骨质界到龈缘的距离。将袋深度减去该距离即为附着丧失的程度；若牙龈退缩使龈缘位于釉牙骨质界的根方，则应将两个读数相加，得出附着丧失的程度。

4. 牙槽骨吸收　慢性牙周炎早期牙槽嵴顶变平圆钝，但牙槽骨高度不降低，到了中晚期时，牙槽骨由牙槽嵴顶向根尖方向吸收，牙槽骨高度下降，即水平型吸收。

5. 牙齿松动和移位　早期慢性牙周炎的牙齿不松动，当牙槽骨破坏达到一定程度时，牙齿才会出现松动。牙齿松动的程度临床上分为三度。

三、诊断和鉴别诊断

根据患者的主诉、牙周炎的临床表现即可作出诊断。但早期牙周炎与牙龈炎有时容易混淆，需予以鉴别。

四、治疗原则

牙周炎治疗的目的，主要是消除病因，阻止病程进展，使牙周组织恢复到健康状态。慢性牙周炎的治疗应以综合治疗为原则。

（一）清除局部致病因素

1. 控制菌斑　口腔卫生宣教应贯穿治疗的全过程，使患者了解菌斑的危害及充分理解清除菌斑的重要性。尽量使有菌斑的牙面只占全部牙面的 20% 以下。

2. 龈上洁治术、龈下刮治术及根面平整

（1）龈上洁治术　同前。

（2）龈下刮治术及根面平整术

龈下刮治术是用比较精细的龈下刮治器刮除位于牙周袋内根面上的牙石和菌斑，同时刮除牙根表面感染的病变牙骨质，并使部分嵌入牙骨质内的牙石也能得以清除，使刮治后的根面光滑而平整，即为根面平整术，因此，龈下刮治术和根面平整术实际上是同时进行的，但应注意刮除牙骨质不宜太多。

操作步骤和方法

1）手工龈下刮治

①局部麻醉。

②探针探查龈下牙石的部位、牙周袋形态、深度。

③器械选择　前牙用 5/6 号 Gracey 刮治器，后牙牙颈部用 7/8 号 Gracey 刮治器，近中面用 11/12 号 Gracey 刮治器，远中面用 13/14 号 Gracey 刮治器。

④用改良握笔式手持器械，以中指或中指加无名指作支点，支点要稳固，避免滑脱损伤软组织，每刮一下应与前一次有所重叠，以免遗漏牙石。

⑤将刮治器工作面与牙根面平行缓慢放入袋底牙石基部，改变刮治器角度，使工作面与牙根面形成 80°角。

⑥运用腕力和指力，向冠方刮除牙石，在牙周袋较宽时可斜向或水平方向移动。

⑦工作端另一侧刃可将袋内肉芽组织及残存的袋内上皮刮掉。

⑧刮治后仔细检查，确定龈下牙石去净、根面刮平刮光后用 3％双氧水冲洗牙周袋以清除袋内牙石残渣，然后用手轻压袋壁使之与根面贴附。

2）龈下超声刮治

①局部麻醉。

②工作头为专用于龈下的细线器，可深入牙周袋的龈下区及根分歧区。

③术前含漱及超声洁治器的检查同超声洁治术。功率设定在中、低档水平，大功率并不能改善治疗效果，并可能造成不必要地去除过多根面组织。

④用改良握笔式握持器械，工作头深入龈下时要与根面平行，工作头的侧面接触根面，使工作头的凸侧与根面接触，施加的压力要小，不超过 1N，因为它的工作机理是震荡，若用力太大，反而降低效率。

⑤龈下超声刮治时要以一系列快速、有重叠的水平迂回动作，从根方逐渐移向冠方，不要将工作头在一处停留时间过长或工作头的尖端指向根面，否则会在牙面形成凿孔和使根面粗糙。

⑥超声洁治过程中应随时用探针检查根面，超声刮治后，一般还要用手用器械进行根面平整，并将袋内的肉芽组织刮除。

⑦全部完成后，用 3％双氧水伸入龈缘下冲洗，将残余在袋内的牙石碎片、肉芽组织彻底清除。

注意事项

同龈上洁治术。

3. 牙周袋药物治疗

（1）药线疗法 棉线经高压消毒后，浸泡不同的药物，然后把线条放入牙周袋内，达到消炎、镇痛、止血、收敛、脱敏、引流的作用。临床上常用的线条有麝香草酚线条、樟脑酚线条、石炭酸线条、氯化钙线条。

（2）碘氧疗法 把碘化钾晶体放入牙周袋内，立即将 3％双氧水缓慢滴入牙周袋内，即可产生大量新生态氧、碘、氢氧化钾。具有消炎、杀菌、腐蚀的作用，可改善局部新陈代谢。

（3）碘制剂 碘制剂是牙周治疗中常用的药物，有碘甘油、浓台氏液。可直接将药物放入牙周袋内，具有消炎、抑菌等作用，浓台氏液有腐蚀作用。

（4）缓释剂 指活性药物能缓慢、有控制地从制剂中释放出来，直接作用于病变组织，使病变局部能较长时间维持有效药物浓度的特定药物剂型。常用的缓释抗菌制剂有：米诺环素、甲硝唑等。

（二）牙周手术治疗

基础治疗 6～8 周时，应复查疗效，若仍有 5 mm 以上的牙周袋，且探针仍有出血，或某些部位的牙石难以彻底清除，则可视情况决定再次深刮或进行牙周手术。目前应用最广泛的手术方法是翻瓣术。

（三）建立平衡的殆关系

通过松动牙的结扎固定、调殆、正畸等治疗使患牙消除继发性或原发性咬合创伤而减少动度，改善咀嚼功能。

（四）全身药物治疗

慢性牙周炎以局部治疗为主，全身药物治疗为辅，药物治疗主要是指抗生素治疗，临床上根据病人的情况选用其中一种，一般不合用，常用的药物有：四环素、螺旋霉素、替硝唑等。

临床上使用抗生素治疗牙周炎应注意下面几个问题：

（1）牙周炎的治疗原则：基础治疗为主，抗生素只是作为辅助治疗。

（2）抗生素的给药时间不要太长，一般急性期给药，一旦有了明显疗效，应及时停药。

（3）治疗剂量的抗生素长期应用是禁忌的。

（4）尽量选用小剂量和窄谱抗生素。

（五）及时拔除不能保留的患牙，以利于邻牙的治疗和组织修复。

（六）消除危险因素

针对容易导致牙周炎加重或复发的局部因素或全身性危险因素进行干预和处理。如改正不良修复体、调整咬合、解除食物嵌塞等。对患有某些系统疾病如糖尿病、消化道疾病、心血管疾病的患者应建议治疗并控制全身病。吸烟患者应劝告戒烟。

（七）维护期的牙周支持疗法

大多数慢性牙周炎在经过恰当的治疗后，炎症消退，病情得到控制，但若不坚持维护期治疗，则易复发或加重。复查间隔可根据病情和患者控制菌斑的程度来决定。

第三节 侵袭性牙周炎

侵袭性牙周炎是一组在临床表现和实验室检查均与慢性牙周炎有明显区别的，发生于全身健康，具有家族聚集性，且疾病进展迅速的相对少见的牙周炎。它包含了旧分类中的青少年牙周炎。实际上这类牙周炎虽多发于年轻人，但也可见于成年人。本病一般来说发展较迅猛，但也可转为间歇性的静止期，按其患牙的分布可分为局限型和广泛型。局限型侵袭性牙周炎相当于过去局限型青少年牙周炎；广泛型侵袭性牙周炎相当于过去的广泛型青少年牙周炎。

一、病因

侵袭性牙周炎的病因尚不十分明确。但是某些特定的微生物所引起的感染以及机体的防御能力的缺陷可能是引起本病的两个主要因素。侵袭性牙周炎与慢性牙周炎相比较，其主要致病菌是伴放线放线杆菌（Actinobacillus actinomycetemcomitans，Aa），在患者的龈下菌斑中此菌的检出率高达 $90\%\sim100\%$。临床发现本病有明显的家族史和遗传倾向。

二、临床表现

1. 年龄与性别　患者年龄一般较小，发病始于青春期前后，因早期无明显症状，患者就诊时常已 20 岁左右，但也可发生于 35 岁以上的成年人。女性多于男性。

2. 口腔卫生情况　患者早期的口腔卫生情况一般良好，牙石少，牙龈无明显的炎症，但却已有深牙周袋，牙周组织破坏程度与局部刺激物的量不成正比。

3. 好发牙位　局限型侵袭性牙周炎的特征是"局限于第一恒磨牙和切牙的邻面有附着丧失，至少波及两个恒牙，其中一个为第一磨牙"。广泛型侵袭性牙周炎的特征是："广泛的邻面附着丧失，侵犯第一磨牙和切牙以外的牙数在三颗以上"。

4. X 线片　X 线片显示最早的表现为硬骨板模糊或消失，牙周膜间隙普遍增宽，骨小梁疏松，典型的表现前牙齿槽骨多为水平型吸收，第一恒磨牙的近远中垂直性骨吸收（形成弧形）。

5. 快速进展的牙周组织破坏　本病发展很快，临床上常根据"严重的牙周破坏发生在较年轻的患者"来做出快速进展的判断。有人估计本型患者的牙周破坏速度比慢性牙周炎快 3～4 倍，在 4～5 年内，牙周附着破坏可达 50％～70％，患者常在 20 岁左右即已须拔牙或牙自行脱落。

6. 早期出现牙齿松动和移位　早期出现患牙咀嚼无力，表现为吃食物时牙齿发酸、发软。上前牙松动和移位最明显，上前牙向唇侧远中移位，由于力的影响使得牙齿呈扇形排列，出现牙间隙，而后牙出现间隙，接触点丧失，引起食物嵌塞。最早出现松动的牙齿是切牙和第一磨牙，多为左右对称。

7. 家族聚集性　家族中常有多人患本病，患者的同胞中有 50％的患病机会。

三、诊断

侵袭性牙周炎的患者早期诊断很重要。临床上对于年龄轻，口腔卫生情况良好，牙龈无明显的炎症而出现咀嚼无力，牙齿移位、松动，应给予重视。重点检查切牙和第一磨牙邻面，并拍摄 X 线片有助于及早发现早期病变。有条件时，可做微生物学检查发现伴放线放线杆菌。早期诊断及治疗对保留患牙和延缓病情进展极为重要。对于侵袭性牙周炎患者的同胞进行检查，有助于早期发现其他病例。

四、治疗原则

1. 早期治疗，防止复发　侵袭性牙周炎的患者由于发病年龄相对较年轻，病程进展快，牙龈炎症不明显，往往未能引起足够的重视，所以常常出现早年拔牙，因此特别应强调早期、彻底的治疗，彻底控制感染，局部治疗以控制菌斑（龈上洁治、龈下刮治、牙周袋内药物疗法等）、调整咬殆、牙周手术等基础治疗为主。

2. 全身抗生素药物治疗　在局部治疗的基础上，全身给予抗生素以辅助治疗，过去一直使用四环素每次 0.25 克，每日四次，连服两周。近年来的研究和实践证明，甲硝唑和阿莫西林配伍可有效抑制 Aa 和厌氧致病菌。

3. 调整机体防御功能　对于侵袭性牙周炎目前仍缺乏有效的治疗方法，祖国传统中医学强调机体防御机能，国内报导有根据六味地黄丸研制出的固齿丸，口服三个月为一疗程，在牙周基础治疗后坚持服用本药，可减少其复发率。

4. 综合治疗　在病情不太重而有牙移位的患者，在炎症控制后，用正畸方法将移位的牙复位排齐，但正畸过程中须加强菌斑控制和牙周病情的监控，加力应轻缓。

5. 疗效维护　在牙周炎症控制后，长期疗效由患者的依从性和维护治疗的措施所决定。对于侵袭性牙周炎患者维护期的菌斑控制尤为重要，加强口腔卫生指导，教会患者控制菌斑的方法。定期复查，开始时应每2～3个月复查一次，连续观察2～3年。

第四节　牙周-牙髓联合病变

牙周病和牙髓病虽然是独立的两种疾病，但是由于解剖学的联系，牙周组织及牙髓组织的病变常可通过它们之间的交通途径互相影响，其影响途径为根尖孔、侧支根管、副根管和牙本质小管以及上颌前牙的畸形舌侧沟、牙根外吸收、根折裂等。因此二者的感染和病变可以互相影响和扩散，导致联合病变的发生。

一、临床特点

1. 牙髓病引起牙周病变　牙髓病变为原发病变，而牙周病变为继发病变。当牙髓发生感染时，微生物可通过根尖孔或侧支根管引起根尖周病变或根分歧病变。其临床表现：①患牙多有龋病或非龋性疾患，牙髓多为坏死，有牙髓炎和根尖炎的病史；②有牙周袋，但袋口紧而不宜探入，而且脓性分泌物少；③牙周组织的炎症较轻，牙龈有轻度红肿，由于脓性渗出物引流不畅，所以根尖可有瘘管形成。④X线片可显示根尖区有明显的骨质破坏，而向牙槽嵴顶处逐渐变窄呈烧瓶状病变。

2. 牙周病引起牙髓病变　牙周病变为原发病变，而牙髓病变为继发病变。临床上以逆行性牙髓炎为最常见。深的牙周袋内的细菌与毒素可以通过根尖孔或近根尖处的侧支根管而引起牙髓的感染和炎症。其临床表现：①患牙出现急性或慢性的牙髓炎或根尖周炎，有其相应的症状表现；②患牙有深的牙周袋，牙龈红肿明显，其牙周袋口宽，宜探入，牙周袋溢脓，牙齿松动明显；③X线片牙槽骨有水平型或垂直型吸收。

3. 牙周病变与牙髓病并存　这种类型是指在同一个牙齿上牙髓和牙周病变均为原发病灶，二者相互影响，相互沟通。其临床表现：①牙龈炎症明显，牙周袋深而且溢脓，或有咬合创伤存在；②患牙同时多有深的龋坏或有牙折等非龋性疾患，根尖区黏膜可有瘘管存在；③患牙的牙髓活力降低，或为死髓牙；④X线检查根尖部位有阴影，牙颈部有典型的牙槽骨吸收，而且破坏区域常彼此相通。

二、治疗

1. 牙周治疗与牙髓治疗同时进行：完善的根管治疗，同时做牙周治疗（洁治、龈下刮治）。

2. 除去创伤性𬌗力及食物嵌塞等局部因素。

3. 经牙髓治疗和牙周基础治疗数月后，牙周炎症仍未控制，应考虑手术治疗。

4. 重度根分歧病变及一个根的根周牙槽骨吸收较明显者，可考虑做截根术或牙半切除术。

5. 患牙的牙周病变已严重，如牙槽骨破坏较多，牙齿过于松动，则应考虑拔除患齿。

6. 口腔健康宣教，定期复查。

第五节　牙周脓肿

牙周脓肿不是独立的疾病，而是牙周炎发展的晚期，出现深牙周袋后组织出现的局限性化脓性炎症。一般为急性过程，也可有慢性牙周脓肿。

一、病因

1. 牙周炎发展到晚期，有深的牙周袋存在时，出现袋口紧、迂回曲折涉及多个牙面的深牙周袋，特别是当牙周袋累及根分歧区时易发生牙周脓肿。

2. 牙颈部有大量的牙石堆积，而阻塞牙周袋口时，脓性渗出物引流不畅，易形成牙周脓肿。

3. 洁治或龈下刮治过程中，将牙石碎屑或感染推入牙龈组织内而发生牙周脓肿。

4. 当机体抵抗力降低时，或有严重的全身疾病时，如糖尿病等，易发生牙周脓肿。

二、临床表现

（一）急性牙周脓肿

1. 突然发作　患者可以突然感觉牙齿剧烈的疼痛和牙龈肿胀。临床检查时可见患牙的牙龈上形成圆形或卵圆形的隆起，色红，水肿，表面光亮，待脓液形成并局限后表面形成脓头，挤压时有脓液溢出。

2. 患牙有深的牙周袋，叩痛，牙齿有伸长感，咬合疼及松动明显，脓肿区有局限性波动感。

3. 当机体抵抗力降低时，患有牙周炎的牙齿可以发生多个部位的脓肿，此时为多发性牙周脓肿，可以出现一些全身症状，如颌下淋巴结肿大，发热，白细胞增多等。

（二）慢性牙周脓肿

慢性牙周脓肿多是牙周脓肿急性期过后所致，也可开始就是慢性过程。

1. 无明显自觉症状，患牙叩痛不明显，有浮起感，可有咬合痛或轻微的咬合不适感。

2. 牙龈上形成瘘道　脓肿自行从表面破溃，肿胀消退，而在牙龈表面形成瘘管，可用探针探入，挤压时可有少量脓液流出。患者一般无明显的症状。

三、诊断和鉴别诊断

牙周脓肿的诊断可依据病史和临床表现，并结合 X 线片。

1. 牙周脓肿与龈脓肿的鉴别　龈脓肿仅局限于龈乳头及龈缘，呈局限性肿胀。患牙无牙周病病史，无牙周袋，X 线片无牙槽骨吸收。而牙周脓肿是牙周组织发生的急性化脓性炎症，患牙有深的牙周袋，X 线片牙槽骨有破坏和吸收。

2. 牙周脓肿与牙槽脓肿的鉴别（表 6 - 1）。

表 6 - 1　牙周脓肿与牙槽脓肿的鉴别

	牙周脓肿	牙槽脓肿
病源	牙周袋	有龋病或非龋性疾病
牙周袋	有	无
脓肿部位	接近龈缘	接近根尖区的龈颊沟部位
脓肿范围	较局限	较弥散
牙松动	患牙松动明显	松动不明显
牙髓活力测验	有活力	多为死髓牙
叩痛	相对较轻	很重
疼痛程度	相对较轻	较重
X 线检查	牙槽骨有破坏	根尖周骨质有破坏

四、治疗

急性牙周脓肿的治疗原则为止痛、防止感染扩散和及时排脓引流。

1. 在脓肿形成早期，可刮除大块牙石后，用 3％双氧水冲洗牙周袋，然后将防腐收敛药放入牙周袋内。

2. 当脓肿局限并出现波动时，应作切开引流。常用的切开方法一般为横切法，在局麻下沿血管神经的走向，从后往前，切开脓肿直达深部，以使脓液充分得到引流。

3. 全身给予抗生素控制感染，必要时加以支持疗法；局部应嘱患者用温盐水或洗必泰液含漱。

4. 当患者牙齿出现咬合痛时，应调磨早接触点。

5. 对于慢性牙周脓肿可在牙周基础治疗完成后，直接作牙周手术。

第六节　牙龈退缩

牙龈退缩是指牙龈缘向釉牙骨质界的根方退缩致使牙根暴露。过去称为牙周萎缩，认为这是生理性的增龄变化或病理现象，然而"萎缩"是指组织、器官或其细胞成分在达到正常成熟之后，又减退、缩小，并失去其应有的功能。而牙龈退缩并不属于此范畴，也不一定是增龄变化，因为一些牙周健康的高龄者并不发生牙龈退缩，目前已不再使用牙周萎缩一词。近年来认为大多数病例是由于牙周组织长期受到各种创伤、刺激的作用而造成的，或是由于牙周炎所造成的组织破坏，当治疗后或口腔卫生状况改善后，牙周袋壁软组织退缩，使牙根暴露。

一、原因

1. 刷牙不当　长期的横向刷牙或使用过硬的牙刷、洁牙剂的颗粒太粗等，多见于尖牙、双尖牙部位，主要是这些部位处于牙弓的转弯处，牙根较突出，颊侧骨板较薄，容易受到机械摩擦后发生牙龈和牙槽骨的退缩。

2. 不良修复体 局部义齿的低位卡环或基托边缘压迫龈缘使得牙周组织受到压迫而退缩。

3. 解剖因素 牙齿的唇（颊）向错位使唇侧牙槽骨板很薄，甚至有骨开窗或骨开裂，在受到殆创伤或正畸加力时，骨板很容易吸收，并随即发生牙龈退缩。

4. 正畸力与殆力 牙齿受到过度的咬合力时，或正畸治疗中使牙齿向唇颊向移动时，常易发生牙龈退缩，这也与唇侧骨板和牙龈组织较薄有关。

5. 牙周炎治疗后 牙周炎经过治疗后，炎症消退，牙周袋壁退缩，或牙周手术后会出现牙龈退缩，牙根暴露。

二、治疗

牙龈退缩的治疗原则若是少量、均匀的牙龈退缩一般无症状，不必处理；如果牙龈退缩持续进展，则应仔细寻找原因，并消除病因，对症治疗，同时积极地控制菌斑，阻止退缩加重。

针对病因如改变刷牙习惯、使用合理的牙刷、拆除不良的修复体，调整咬合力或正畸力等。已出现牙本质过敏症状的患者应作脱敏治疗；注意口腔卫生，定期作洁牙术；对于个别牙或前牙发生严重萎缩，牙根露出过多而影响美观者，可通过制作义龈或牙周手术改善外观。

（戴　青）

第七章 口腔黏膜病

第一节 概 述

一、口腔黏膜的基本结构

口腔黏膜由上皮及固有层组成，两者之间有基底膜相隔，黏膜层借疏松的黏膜下层与深部组织相连接。

1. 上皮层 上皮层由内向外依次是基底细胞层、棘细胞层、颗粒层和角化层。因上皮全层为复层鳞状上皮，故病原微生物不易透过而有保护机体的作用。

2. 固有层 为致密结缔组织成分，分为乳头层和网状层两部分。由胶原纤维、弹性纤维等纤维成分及结缔组织基质构成。该层组织对上皮层起到支持、营养等功能。

3. 黏膜下层 为疏松结缔组织，内含腺体、血管、淋巴管、神经及脂肪组织等。

4. 基底膜 基底膜是连接上皮和结缔组织的部分，在上皮钉突及结缔组织乳头之间，是一种由上皮细胞分泌物和结缔组织胶原纤维共同产生的复合物。有连接和固着上皮和结缔组织的作用。

二、口腔黏膜病的检查和诊断方法

（一）口腔黏膜的临床检查

1. 唇红 注意唇线的对称性，唇的张力和形态，唇红的色泽，有无皲裂、脱屑及结痂，口角区黏膜有无糜烂或渗出物。少数患者唇红可见皮脂腺颗粒或唇黏液腺增生。

2. 唇、颊黏膜 上下牙的咬合线相对位置常可见前后纵向的组织皱襞，灰白色微水肿，称为颊白线，是牙齿长期机械刺激所致，有时可演变为部位较宽的白色水肿。正对上颌第二磨牙牙冠处，颊黏膜隆起称为腮腺乳头，有时因创伤而红肿。其周围常有皮脂腺颗粒，称为迷脂症。

3. 口底及舌腹 口底黏膜菲薄，可隐约见到舌下腺及血管。舌系带位于口底中份，舌下腺、颌下腺的导管沿系带两侧或舌下肉阜形成多数开口，扪诊时可压出唾液。舌腹黏膜亦薄，常可见舌腹静脉的怒张或小的出血点。

4. 舌 患者伸舌时注意其对称性、有无歪斜或震颤；舌背乳头有无增生或萎缩；舌苔的薄厚及颜色。

5. 腭 硬腭前份有腭皱襞，软硬腭交界处有腭凹，软腭应注意悬雍垂的形态。

6. 咽 口咽部的咽前后柱常见充血，常同时并发舌根部的淋巴滤泡炎症。

7. 牙龈 牙龈的形态、色泽，有无起疱及上皮剥脱。

（二）辅助检查

1. 血液学检查 除血常规外，可考虑进行凝血功能的检查，血清铁、叶酸、维生素 B_{12} 测定，血糖测定等。

2. 免疫学检查 血清免疫球蛋白含量测定、淋巴细胞亚群分类、抗核抗体、类风湿因子试验等均已普遍作为口腔黏膜的辅助检查项目。

3. 活体组织检查 活检目的一是确定诊断,二是排除恶变。但不是每位患者必做的常规,病变范围较小的损害一般采用切除活检,因此切取的部位、大小和深浅应合适,标本应含有与正常组织相连的损害边缘,深度至少达到网状层或黏膜下层。

4. 脱落细胞学检查 主要了解上皮细胞的种类和性质,也可作为病毒性疾患及天疱疮的辅助诊断。

5. 微生物学检查 如临床常用于白色念珠菌的直接涂片检查,必要时也可作培养鉴定。

6. 免疫组织化学检查 是利用特异免疫反应以定位组织中某类抗原成分分布的一门较新技术,具有敏感、快速且能在组织细胞原位检测目标抗原的优点,有助于某些黏膜病的诊断、鉴别诊断、分型分期及转归的判断。

7. 分子生物学检查 如多聚酶链反应、印迹杂交等。用于病原微生物的检测和鉴定,也用于某些黏膜病的病因和发病机制的研究。

三、口腔黏膜病的基本病损

1. 斑与斑片 皮肤黏膜上的颜色改变;如果直径小于 2 cm 的局限的颜色异常称之为斑;直径大于 2 cm 的损害称之为斑片。斑与斑片一般不高出黏膜表面,不变厚,亦无硬结改变,颜色可为红色、红棕色或棕黑色。

2. 丘疹与斑块 丘疹是黏膜上一种小的实体性突起,针头大小,直径一般小于 1 cm。基底形状为圆形或椭圆形,表面形状可为尖形、圆形和扁平形。斑块多数由多个丘疹密集融合而成,直径大于 1 cm,其界限清楚,大小不等,稍隆起而坚实的病损,为白色或灰白色,表面比较平滑或粗糙。

3. 疱、大疱、脓疱 黏膜内贮存液体而成疱,呈圆形,突起,直径小于 1 cm,表面为半球形。可为单个或多个。若疱损害直径大于 1 cm 称为大疱。若透明的疱液被脓性物取代称为脓疱。

4. 溃疡 溃疡是黏膜上皮的完整性发生持续性缺损或破坏,其表层坏死脱落而形成凹陷。浅层溃疡只破坏上皮层,愈合后无瘢痕;深层溃疡波及黏膜下层,愈合后遗留瘢痕。

5. 糜烂 糜烂是黏膜的一种表浅缺损,为上皮的部分损伤,不损及基底细胞层。大小形状不定,边界不清,表面光滑。

6. 结节 结节是一种突起于口腔黏膜的实体病损,它是一个团块,迫使其表面上皮向外突起,形成表浅损害,大小不等,一般直径为 5 cm,形状不定,颜色从粉红至深紫色。

7. 肿瘤 是一种起自黏膜而向外突起的实体性生长物,其大小、形状、颜色不等。按组织病理学可分为真性肿瘤和各种肿瘤样病变。

8. 萎缩 萎缩是组织细胞的体积变小,但数量不减少。可呈现发红的病变,表面所覆盖的上皮变薄,结缔组织内丰富的血管分布清楚可见,病变部位略凹陷。

9. 皲裂 皲裂为黏膜表面的线状裂口,由炎性浸润使组织失去弹性变脆而成,若皲裂线仅限于上皮内,痊愈后不留瘢痕;若深达黏膜下层,愈后有瘢痕。

10. 假膜 假膜为灰白色或黄白色膜,由炎性渗出的纤维素、坏死脱落的上皮细胞和炎性细胞组成。

11. 痂　通常发生于皮肤，也可出现于唇红部，多为黄白色痂皮，为纤维素及炎性渗出物与上皮表层粘连凝固而成。

12. 鳞屑　鳞屑是已经或即将脱落的表皮角质细胞，常由角化过度或角化不全而来。

13. 坏死和坏疽　坏死是指局部细胞的病理性死亡；坏疽是指较大范围的坏死，又受腐物寄生菌作用而发生腐败。

第二节　复发性阿弗他溃疡

复发性阿弗他溃疡又称为复发性口腔溃疡、复发性阿弗他性口炎，患病率居口腔黏膜病之首，高达 20％左右。原因不明，反复发作，有自限性，孤立的圆或椭圆形溃疡。根据溃疡的数目、大小分为轻型、重型、疱疹样溃疡。

一、病因

原因不明，从发病到治疗，个体差异大。

1. 感染因素　病毒感染（如单纯疱疹病毒、人类巨细胞病毒等）、细菌感染（链球菌、幽门螺旋杆菌等），是否属于感染性疾病仍有争议。

2. 免疫因素　细胞免疫异常、体液免疫异常。

（1）血清中 IgA、IgG、IgM 较正常人高。血清中可检测出抗口腔黏膜上皮细胞抗体，类似Ⅲ或Ⅳ型变态反应。

（2）血循环中免疫复合物高于正常。

（3）在特异性抗原的刺激下激活致敏淋巴细胞，释放淋巴因子，对口腔黏膜上皮产生细胞毒作用。

3. 系统性疾病因素：

（1）消化系统功能紊乱　复发性阿弗他溃疡与胃溃疡、十二指肠溃疡、溃疡性结肠炎、局限性结肠炎等疾病密切相关。有报道：10％的复发性阿弗他溃疡患者伴有胃肠道溃疡，30％的复发性阿弗他溃疡患者发病以胃肠道功能紊乱为诱因。

（2）内分泌　月经前发病多（因雌激素下降）。

4. 环境因素　心理、生活、工作和社会环境对发病有一定影响。A 型性格患病较多。

5. 遗传因素　据报道父母双方均患有复发性阿弗他溃疡者其子女患病几率约 80％～90％；父母一方患有复发性阿弗他溃疡者其子女患病几率约 50％。

6. 其他因素：锌、铁、叶酸、维生素的缺乏。

二、临床表现

1. 轻型复发性阿弗他溃疡（占 80％以上）

（1）发病部位　未角化或角化差的部位（颊、唇、舌尖、舌腹）。

（2）病损特点　溃疡呈圆或椭圆形，边界清楚，直径一般为 2～4 mm，溃疡具有有"红、黄、凹、痛"的特征，即溃疡周围有约 1 mm 的充血红晕带，表面覆有黄白色假膜，溃疡中央凹陷，基底不硬，灼痛感明显，溃疡一般 7～10 天愈合，具有不治而愈的自限性，溃疡愈合后不留瘢痕。（见彩图 7-1）

（3）溃疡数目　每次 1～5 个不等，散在分布。

2. 疱疹样复发性阿弗他溃疡又称口炎型口疮（占 10％～12％）　发病部位、临床表现同轻型口疮，溃疡数目可达十几～几十个，有时伴有头痛、发热等症状。

3. 重型复发性阿弗他溃疡　又称腺周口疮、复发性坏死性黏膜腺周围炎（占 8％～10％）。溃疡直径＞5 mm，有的可达 1～2 cm，数目 1～2 个，周围黏膜水肿边缘隆起，底部覆以灰色坏死伪膜，愈合后出现瘢痕，病期 1～2 个月甚至更长，发病部位多在口唇或口底，以后逐渐向咽后壁移动。疼痛非常明显，影响进食，可引起一些全身症状（如血沉加快、淋巴结肿大等）。（见彩图 7－2）

三、诊断要点

根据溃疡反复发作；有自限性；溃疡具有"红、黄、凹、痛"等特点；患者全身情况一般良好可以作出诊断。

四、鉴别诊断

1. 疱疹样复发性阿弗他溃疡与疱疹性龈口炎鉴别　疱疹性龈口炎为单纯疱疹病毒引起的急性炎症，有高热等前驱症状，病损为成簇的小疱疹，破溃后融合成较大的糜烂或溃疡面，可累及口腔黏膜任何部位，可伴有皮损，患者多为婴幼儿。

2. 重型复发性阿弗他溃疡与以下疾病鉴别

（1）创伤性溃疡　溃疡深或浅，形态与局部创伤因素（饮食咬伤、咬舌、咬唇等不良习惯、残根残冠等）形态相契合，除去刺激后可在数天内愈合，若刺激长期存在，则溃疡经久不愈。

（2）癌性溃疡　溃疡深大，周围硬性浸润，边缘不整齐，表面呈菜花状，溃疡持久不愈。患者全身呈恶病质，病理检查可见癌细胞。

3. 复发性阿弗他溃疡与白塞病的鉴别　白塞病的口腔表现多为轻型或疱疹样阿弗他溃疡，但同时还累及眼、生殖器、皮肤等多脏器的损害。

五、治疗

（一）局部治疗

保持口腔卫生，防止继发感染，消炎、止痛、保护创面、促进愈合。

1. 膏剂、散剂、膜剂、片剂、喷剂：溃疡软膏、素高捷疗口腔膏、溃疡散、养阴生机散、西瓜霜、溃疡膜、华素片、口腔炎喷剂、金因肽等局部涂抹、喷雾或含化，一天数次。

2. 含漱剂　0.02％氯己啶，0.1％雷夫奴尔，若溃疡面积广泛、疼痛剧烈者可用 1％～2％普鲁卡因液含漱。

3. 物理疗法　用激光、红外线治疗仪等照射溃疡表面，有利于止痛和促进溃疡愈合。

4. 局部封闭　主要用于腺周口疮，可用 2.5％醋酸强的松龙混悬液 0.5～1 ml，加入 2％利多卡因 0.3～0.5 ml 在溃疡基底部注射，每周 1～2 次，有止痛促进愈合作用。

（二）全身治疗

对于复发频率高、症状较重或长期不愈的溃疡，可以配合全身治疗，消除可能的全身病因、促进愈合、减少复发。

1. 免疫调节剂或增强剂

（1）左旋咪唑　25 mg/片，每次 50 mg，每日 3 次，连服 2～3 天停 4 天，疗程 1～2 个月左右，定期检查血常规和肝功能。

（2）胸腺肽　5～10 mg 肌肉注射，隔日一次，2～3 个月为一疗程。

（3）转移因子　上臂内侧或腹股沟内侧皮下注射，每周 1～2 次，每次 2 mg，10 次为一疗程。

2. 免疫抑制剂

反应停：用于发作频繁或腺周口疮等顽固性溃疡有较好疗效。25 mg/片，100 mg/d，一周后减为 50 mg/d，连续 1～2 个月。

3. 中医中药辨证施治，常用中成药有

（1）口炎清冲剂　每次 1～2 袋，每日 2 次。

（2）昆明山海棠　0.25 g/片，每日 3 次，每次 2 片。

4. 维生素及微量元素制剂

（1）维酶素　每日三次，每次 4～6 片，2～3 个月为一个疗程。

（2）施尔康　每日一粒，1～2 个月为一个疗程。

（3）锌制剂、富马酸亚铁。

5. 积极治疗相关的全身疾病：积极治疗消化道溃疡、结肠炎、活动性肝炎等。

第三节　创伤性溃疡

创伤性溃疡是由机械性、化学性和物理性刺激引起的病因明确的黏膜损伤。

一、病　因

1. 机械性刺激

1）自伤性刺激　咬唇、咬颊、咬硬物等。

2）非自伤性刺激　残根残冠、锐利牙尖、不良修复体、婴儿吮吸拇指、橡皮奶头。

2. 化学刺激

1）误服强酸强碱。

2）口腔治疗操作不当造成失活剂、碘酚、塑化液等腐蚀性药物溢出烧伤黏膜。

3）因牙痛而含止痛药引起。

3. 温度刺激　开水、食物过烫引起。

二、临 床 表 现

1. 褥疮性溃疡　多见于口腔内有残根、残冠或不良修复体的患者，溃疡形状不规则，部位、形状与刺激物相吻合，长期的刺激可导致深溃疡形成。

2. Bednar 溃疡　由于用过硬的橡皮奶头喂养婴儿所致擦伤性糜烂。多见于硬腭后部黏膜，呈双侧对称分布，婴儿哭闹。

3. 舌系带溃疡　又称李-弗（Riga - Fede）氏溃疡（见彩图 7 - 3）。发生于舌系带短的婴儿，由于过短的舌系带和过锐的新萌乳中切牙长期摩擦，导致舌系带发生糜烂、溃疡，时间久后转变为肉芽肿性溃疡，质地较韧，影响舌运动。患儿啼哭不安。

4.自伤性溃疡　好发于性情好动、癫痫、不良习惯或精神因素的青少年，如咬唇、咬舌、吮吸拇指、咬铅笔等硬物。溃疡表浅或为深裂纹，表面渗出少，严重者可造成组织缺损或基底有肉芽增生。

5.化学损伤性溃疡　黏膜坏死，形成灰褐色易碎的坏死膜，去除坏死膜后，形成糜烂面或表浅的溃疡面，疼痛剧烈。

6.热损伤性溃疡　轻度烫伤后致黏膜发红，重度烫伤后黏膜出现水疱，破溃后形成糜烂面或溃疡面，疼痛明显。

7.放射性损伤　轻度损害为黏膜充血，舌乳头萎缩，重度损害为黏膜糜烂、溃疡，触痛剧烈。

三、诊断要点

1.褥疮性溃疡、Bednar 溃疡、Riga-Fede 溃疡及自伤性溃疡均为机械性刺激所致，溃疡的部位和形态与创伤因子相吻合，无复发史，去除局部刺激因素后溃疡很快愈合。

2.化学损伤性溃疡、热损伤性溃疡及放射性损伤可根据明确的病史和临床表现即可诊断。

四、鉴别诊断

1.腺周口疮　溃疡深大，有反复发作的病史，无刺激因素，有自限性，愈合后留有瘢痕。

2.结核性溃疡　有结核病史或结核病接触史，溃疡深凹呈鼠蚀状，基底有粟粒状小结节，边缘不整，基底无硬结，无刺激因素存在。

3.癌性溃疡　溃疡深大呈菜花状，基底硬结，疼痛不明显，淋巴结坚硬粘连。无复发性口腔溃疡史及刺激因素。

五、治疗

1.褥疮性溃疡、Bednar 溃疡、Riga-Fede 溃疡、自伤性溃疡

（1）去除刺激因素，拔除残根残冠、修改不良义齿、调磨锐利的牙尖或牙冠边缘、纠正咬唇咬颊等不良习惯、改变婴儿喂养方式、手术矫正舌系带过短。

（2）局部可用消炎、止痛、促愈合的药物。

2.化学损伤性溃疡

（1）用大量清水冲洗，或用具有中和性的药物稀释、擦洗创面。

（2）局部使用消炎、止痛、促愈合的药物。

3.热损伤性溃疡　局部使用消炎、止痛、促愈合的药物，保持口腔卫生，防止继发感染。

4.放射性损伤

（1）局部对症治疗，使用抗炎、止痛、防腐、促愈合的药物，伴有白色念珠菌继发感染时，应给予碱性含漱剂及抗真菌药物治疗。

（2）全身症状和体质较弱者，可同时给予免疫增强剂和维生素等支持疗法。

六、预防

避免理化因素的不良刺激，养成良好的进食习惯，定期检查口腔情况，避免口腔治疗中的操作失误。正确使用药物，纠正不良习惯。

第四节　球菌性口炎

球菌性口炎是由金黄色葡萄球菌、溶血性链球菌、肺炎双球菌等为主的球菌感染所引起，临床上以形成假膜损害为特征，故又称为伪膜性口炎。球菌性口炎虽表现为急性炎症，但实际上大多数是继发于其他损害之后的感染，如疱疹性口炎的糜烂面，药物性口炎大疱破溃后的溃疡面等，可称为继发性球菌性口炎，但一般仍按其原发损害命名，只是在处理中应注意继发球菌感染的治疗。本节主要介绍缺乏原发损害的球菌性口炎。

一、病因

在正常人口腔内存在一定数量的各种细菌，为人群共有常住菌，一般情况下并不致病。但当外环境改变，身体防御能力下降时，如感冒发热、传染病、急性创伤、感染，以及滥用抗生素、激素，化疗和放疗等，口内细菌增殖活跃，毒力增强，菌群关系失调即可发病。以金黄色葡萄球菌、溶血性链球菌、肺炎双球菌致病为多。

二、临床表现

发病急骤，多伴有头痛、发热，白细胞增高、咽痛和全身不适等症状。口腔黏膜和牙龈充血发红，局部形成边界清楚的糜烂面或溃疡。在溃疡或糜烂的表面覆盖一层假膜，呈黄色或灰黄色，假膜不易被擦去，如用力擦去后下方可见出血的创面。患者疼痛明显，多伴有口臭，局部淋巴结肿大。（见彩图 7-4）

三、诊断

根据临床表现及化验室检查，作涂片检查或细菌培养以确定主要病原菌，血象检查白细胞增高。

四、治疗

（一）抗生素口服或注射，一般可选用青霉素、庆大霉素、螺旋霉素等，若疗效不佳，可做药物敏感实验，选用对致病菌敏感的抗生素。

（二）患者多休息、多饮水，适当补充维生素 C 及 B 族维生素。

（三）局部治疗　口腔局部止痛用 1％普鲁卡因饭前含漱，或涂含有麻醉药的溃疡膏。用碱性漱口液如 0.05％洗必泰漱口液可预防继发感染。局部可用溃疡散、养阴生肌散促进溃疡愈合。

第五节　疱疹性龈口炎

疱疹性龈口炎是由单纯疱疹病毒（herpes simplex virus，HSV）引起的皮肤和黏膜疾病。一般认为单纯疱疹病毒的天然宿主是人，口腔、皮肤、眼、会阴、中枢神经等都是该病毒易于侵犯的部位。成人儿童均可罹患，有自限性，但也可复发。

一、病因

单纯疱疹病毒属于 DNA 病毒，人类单纯疱疹病毒可分为两种类型，即单纯疱疹病毒 1型和 2 型。在鸡胚绒毛尿囊膜上 HSV-1 形成小疱，HSV-2 形成大疱。HSV-1 主要引起口腔口周皮肤黏膜及面部、腰部以上皮肤和脑部感染；HSV-2 主要引起腰部以下皮肤和生殖器的感染。口腔单纯疱疹病毒感染 90％以上为 1 型，也有少数为 2 型。病毒经呼吸道、口腔、生殖器黏膜或破损皮肤进入人体，可潜伏在局部感觉神经节，大多数无临床症状，约10％的患者出现临床症状。原发感染发生后，病毒可持续潜伏体内。正常人中约有半数以上为病毒的携带者，可由口、鼻分泌物、唾液及粪便排出病毒而成为传染源。由于单纯疱疹病毒在人体中不产生永久免疫力，故当机体抵抗力减退时，如发热性疾病、消化功能紊乱、月经、妊娠、外伤、疲劳、情绪烦躁时，体内潜伏的病毒即活跃而发病。

二、临床表现

多见于 6 个月至 6 岁儿童，尤其是 6 个月～2 岁婴幼儿。因 6 个月前由于新生儿体内有来自母体的抗单纯疱疹病毒抗体，很少发病，6 个月后此抗体逐渐减少。单纯疱疹病毒进入人体后，潜伏期约一周，以后出现发热 38～39℃左右，头痛咽痛，淋巴结肿大，患儿拒食，流涎，烦躁不安等。经过 2～3 天的前驱期，口腔出现病损。口腔黏膜的任何部位出现单个或成簇的小水疱，易破溃形成单个溃疡或融合成大小不等的糜烂面，覆盖黄白色假膜，周围充血发红，有剧烈的自发性疼痛。（见彩图 7-5）牙龈表现为急性炎症，龈缘和附着龈充血水肿，触之易出血。部分患者在口周皮肤、鼻翼等处并发疱疹，破溃后形成黄褐色痂皮。整个病程有自限性约 7～10 天痊愈，如有继发感染，病程可延长。

三、诊断

大多数病例根据临床表现都可作出诊断。疱疹性龈口炎多见于婴幼儿，急性发作，全身反应重，口腔黏膜的任何部位出现成簇的小水疱，破溃后形成浅溃疡，口周皮损处形成痂壳，牙龈出现急性炎症，引起疼痛患儿拒绝进食。复发性唇疱疹成人多见，全身反应轻，局部损害仍可作为诊断依据。

四、鉴别诊断

（一）疱疹样复发性阿弗他溃疡

（二）手-足-口病

是感染柯萨奇病毒 A_{16} 引起的皮肤黏膜病，儿童多见。前驱症状有低热、困倦，局部淋巴结肿大，然后在口腔黏膜、手掌、足底出现散在小水疱、丘疹与斑疹，经 5～10 日后愈合。

表 7 - 1　疱疹性龈口炎与疱疹样复发性阿弗他溃疡的鉴别

	疱疹性龈口炎	疱疹样复发性阿弗他溃疡
好发年龄	婴幼儿	成人
发作情况	急性发作，发作前有高烧等类似感冒的症状	反复发作，全身反应轻或无
病损特点	1. 成簇小水疱，迅速破溃形成不规则的糜烂面 2. 病损可累及口腔黏膜各部位，伴有牙龈的急性炎症 3. 可伴有皮损	1. 散在孤立的溃疡，无发疱期 2. 病损只累及口腔黏膜角化差的部位，一般不累及硬腭、附着龈等角化好的部位，不引起龈炎 3. 无皮肤损害

（三）三叉神经带状疱疹

由水痘带状疱疹病毒引起的皮肤黏膜的疱疹性损害。损害沿三叉神经呈带状分布，仅单侧黏膜皮肤受损，疼痛剧烈并遗留较长时间的疹后神经痛。

五、治疗

目前缺少抗病毒的特效疗法，主要是对症治疗以缩短疗程，减轻痛苦，促进愈合。病毒感染性疾病治疗原则要慎用激素，以防病毒扩散。

（一）抗病毒药物

1. 无环鸟苷　对单纯疱疹病毒有较强的抑制作用，发病 3 天内使用。成人每次 200 mg 每日 3～4 次，连用 5～7 天。儿童、孕妇和哺乳期妇女慎用。

2. 病毒唑　有广谱抗病毒作用，对疱疹有防治作用，可口服含化或肌注，口服 100～200 mg/次，每日 3 次；肌肉注射每千克体重 10～15 mg，分 2 次注射。本品不宜大量长期使用，以免引起严重的胃肠道反应，孕妇禁用。

3. 清热解毒中成药　板蓝根冲剂、大青叶合剂、抗病毒冲剂、双黄连口服液。

（二）支持疗法

充分休息，给予高能量易消化、富于营养的流食或软食。口服大量多种维生素，多饮水。

（三）局部治疗

0.05％氯已定（洗必泰）含漱剂含漱，疼痛明显时可用 1％普鲁卡因含漱。口内用西瓜霜喷剂、安替林含片。口外可选用酞丁胺软膏、金霉素软膏涂擦或氦氖激光照射治疗，局部照射点功率密度 100 mW/cm² ，每处照射 1 分钟，每日 1 次，可止痒镇痛，促进疱疹液体吸收结痂，缩短疗程。

第六节　急性假膜型念珠菌病

口腔念珠菌病是真菌-念珠菌属感染所引起的口腔黏膜病。现已知念珠菌属有 81 种，但对人类致病的仅有 7 种。其中以白色念珠菌致病性最强，临床最常见其引起感染。念珠菌是正常人口腔、胃肠道、呼吸道及阴道黏膜常见的寄生菌。其致病力弱，故称为条件致病菌。近年来随着广谱抗生素、皮质激素等药物的广泛应用，已使念珠菌感染日益增多。长期慢性口腔念珠菌病还有恶变的可能，故应给予重视。

一、病因

口腔黏膜念珠菌病的病原菌主要是白色念珠菌。约有 25%～50% 的正常人口腔、阴道、消化道中带有此菌，为正常菌群，以芽生孢子型存在，不致病。但当宿主防御功能降低以后，这种非致病性念珠菌转化为致病性的，即白色念珠菌孢子生出嫩芽，成为菌丝型，此型可致病。急性假膜型念珠菌病常为新生儿通过产道时接触母体的分泌物而受感染。

二、临床表现

急性假膜型念珠菌病（又称鹅口疮），任何年龄均可发生，多见于婴幼儿，成人较少见，但久病体弱者也可发生。病损可发生于口腔黏膜任何部位，以颊、舌、软腭及唇部更为多见。表现为口腔黏膜充血，表面可见白色凝乳状或淡黄色的伪膜，不易擦除，用力将其擦去，下方为充血的基底可轻度出血（见彩图 7-6）。患者有口干、烧灼感及轻微疼痛，小儿哭闹不安。

三、诊断

1. 根据临床表现。
2. 实验室检查：在病损处直接涂片或培养，在显微镜下可见大量的白色念珠菌菌丝和孢子。
3. 应仔细询问病史，有无潜在的消耗性疾病。

四、治疗

对口腔念珠菌病的治疗原则是改善口腔环境，使口腔 pH 值偏碱性，用抗真菌药物治疗。

1. 去除易感因素　停止使用诱发的药物。
2. 抗真菌药物治疗
制霉菌素片　50 万单位/片，每次 1～2 片，含化，一天三次。
3. 局部药物治疗　用弱碱性溶液如 2%～4% 碳酸氢钠（小苏打）溶液或 0.05% 洗必泰溶液清洗口腔，每日 3 次，奶具应清洁后煮沸消毒，同时应在哺乳前用小苏打溶液洗净乳头，注意哺乳期卫生，以免引起交叉感染。

第七节　口腔白斑

口腔白斑是一种癌前病变。白斑是口腔黏膜上以白色为主的损害，不具有其他任何可定义的损害特征；一些口腔白斑可转化为癌。白斑的发病率各国报道不同，约为 3.6%～7%。

一、病因

白斑的病因尚未明确。与吸烟、念珠菌感染、不良机械刺激（口腔中的残根、残冠、不良修复体）、化学刺激及微量元素、微循环改变有关。

二、临床表现

1. 好发于 40～60 岁，男性多于女性。
2. 好发部位　依次为颊、唇、舌、腭、口底、牙龈黏膜。
3. 口腔白斑可分为均质型（斑块状，皱纹纸状）与非均质型（颗粒状，疣状，溃疡状）。（见彩图 7-7）
（1）斑块状　口腔黏膜出现白色或灰白色较硬斑块，高出或不高出黏膜，表面光滑或略粗糙。
（2）皱纹纸状　多见于口底及舌腹，表面高低起伏如白色皱纸，基底柔软，除粗糙感外，初起无其他自觉症状。
（3）颗粒状　多见于口角区黏膜，损害表现为红白相间，白色颗粒散在分布在发红的黏膜上。本型白斑多数可查到白色念珠菌感染。
（4）疣状　多发生于牙槽嵴、唇、上腭、口底等部位，损害为乳白色隆起，表面有刺状或绒毛状突起的白色斑块，粗糙，质稍硬。
（5）溃疡状　白斑表面发生溃疡，伴有明显疼痛。

三、与白斑癌变有关的因素

1. 年龄　年龄越大，得病时间越长，越易癌变。
2. 性别　女性恶变率高于男性。
3. 部位　白斑位于舌缘、舌腹、口底及口角联合区等部位属于危险区。
4. 类型　非均质型白斑更易恶变。
5. 吸烟　吸烟时间越长、烟量越大者恶变率高。
6. 念珠菌感染　伴有念珠菌感染的白斑更易恶变。
7. 自觉症状　有刺激性疼痛或自发性疼痛者易恶变。
8. 病理　伴有上皮异常增生者，程度越重越易恶变。

四、诊断

根据临床表现和病理检查可做出正确的诊断。

五、鉴别诊断

1. 白色水肿　黏膜呈淡白色，柔软，用口镜牵拉白色变浅或消失，扪之柔软，发生于双颊咬合线附近，组织学表现为上皮细胞水肿。
2. 尼古丁腭　发生于重度吸烟者腭部的一种特殊类型的损害。早期腭部黏膜充血发红，继之形成一层灰白色假膜。
3. 白色角化症　有明确的机械或化学刺激因素，如口腔内有残根、残冠、不良修复体或有吸烟史，表现为灰白色边界不清的斑块，平滑柔软，去除刺激后白色病损逐渐消退，病理表现为上皮过度角化。

4. 扁平苔藓 舌背扁平苔藓多为白色斑块，常有充血、糜烂，可伴有皮损，组织病理学有助于鉴别。

六、治 疗

1. 对于口腔白斑目前尚无特效疗法，但应去除刺激因素，如戒烟酒、少吃烫、辣食物、调磨锐利牙尖、拔除残根、残冠、拆除不良修复体等，对于小面积的病损可采用手术切除、激光、冷冻等方法去除，术后必须定期复查。

2. 控制真菌、病毒感染。

3. 目前临床上多采用保守治疗方法，主要是 0.1%～0.3% 维 A 酸软膏或其衍生物——维胺酸局部涂擦，1～2 次/日；口服维生素 E 和一些中成药的应用。

4. 定期复查：一般 3～6 个月复查一次，并进行长期的追踪观察。

5. 对于有癌变倾向的病损类型、部位应及时严密复查，在观察、治疗过程中如有增生、硬结、溃疡等改变时，应及时手术切除并活检。

七、预 防

白斑是癌前病变，应早期发现，定期观察。积极开展防癌的卫生宣教，对中年以上的人群应定期进行口腔健康检查，大力宣传戒烟是预防口腔白斑的最主要、最有效的措施。

第八节 扁平苔藓

扁平苔藓是一种发生在皮肤-黏膜上的病因不明的角化异常性疾病，女性多于男性，是口腔黏膜常见病。

一、病 因

原因不明，一般认为发病与以下因素有关：

1. 精神因素 患者发病前多有精神创伤史（如失业、亲属亡故、家庭纠纷等），其人格特点倾向不稳定型，易焦虑忧郁。

2. 全身疾病 扁平苔藓与糖尿病、高血压、甲亢、肝炎等疾病有关。

3. 免疫功能紊乱

4. 内分泌因素 病情与更年期有关。

5. 其他 可能与遗传因素、微量元素、感染因素有关。

二、临床表现

慢性反复发作，病情时轻时重，可迁延数年。

1. 女性多于男性，30 岁以上多见。

2. 口腔病损多见于颊黏膜及前庭沟，其次为舌、唇、牙龈和腭。常呈对称发生。

3. 常见的损害为针尖大小珠光样白色角化丘疹组成的线条、网纹、斑块，还可有充血、

糜烂、水疱等表现。不同形态的病损可同时出现在同一口腔中。（见彩图 7 - 8）

4. 最常见的典型病损为稍隆起的灰白色珠光条纹交织成网，其间可有充血、糜烂。临床分为以下类型：

（1）非糜烂型

1）普通型　患者一般偶然发现或舔之粗糙，临床检查可见口腔黏膜上有白色网纹或斑块，黏膜无充血或糜烂。

2）萎缩型　患者可无症状或进刺激性食物有烧灼样疼痛感，检查可见在充血的黏膜上有白色角化斑纹。

（2）糜烂型

患者一般有疼痛感，进食刺激性食物疼痛加重，临床检查可见黏膜在充血的基础上发生糜烂，糜烂周围有白色花纹或丘疹。

5. 典型皮肤损害为紫红色、多角形扁平小丘疹。初起时为粟粒大，可逐渐增大到蚕豆大，边界清楚，表面光滑，用放大镜观察，可见损害表面有灰白色或乳白色带有光泽的小点及纵横交错的细纹，一般有痒感，也可无自觉症状，皮疹多见于四肢屈侧前臂和腕部。

6. 扁平苔藓已被认为是一种癌前状态，若病损发生在危险区，萎缩型和反复糜烂的病损建议做病理检查。

三、诊断

本病以中年女性多见，病损多左右对称，由灰白色丘疹组成的网纹状病损多见，白色网纹间及周围黏膜可为正常黏膜或有充血、糜烂，必要时可取活体组织进行病理学检查。

四、鉴别诊断

1. 白斑　扁平苔藓病损常呈对称发生，在口腔其他部位可找到网纹状病损，组织病理学主要表现为上皮过度不全角化，基底细胞液化变性以及固有层淋巴细胞浸润带。白斑多单发，白垩色，无症状，组织病理检查为单纯增生或异常增生。

2. 慢性盘状红斑狼疮　好发于下唇黏膜，典型病损为白纹呈放射状排列，病损向皮肤扩展，唇红缘不清，直接免疫荧光染色基底膜有狼疮带。扁平苔藓白纹为网状，病损一般不向皮肤扩展，唇红缘清晰，病理、免疫组化不同。

3. 其他疾病引起的剥脱性龈炎　扁平苔藓发生在牙龈的病损与有些疾病引起的剥脱性龈炎相鉴别，如类天疱疮、天疱疮，这些疾病在牙龈上出现的病损表现为牙龈充血、水肿发亮，上皮剥脱。龈扁平苔藓有类似的病损，结合其他部位的网状白花纹的典型病损或组织病理学检查可以鉴别。

4. 苔藓样反应　充填牙体楔状缺损使用银汞合金时，在相应的唇、颊黏膜发生类似苔藓样反应，或是服用甲基多巴、阿的平、氯喹、开博通、奎尼丁等药物后，口腔黏膜出现类似扁平苔藓样病损。去除病变处的银汞合金或停用引起反应的药物后，病损明显减轻或消退。

五、治疗

1. 全身治疗

（1）调整心理状态，消除精神紧张，限制饮酒及进食刺激性食物。

（2）免疫制剂　常用免疫增强剂或免疫调节剂如：胸腺肽、转移因子、左旋咪唑等。免疫抑制剂如雷公藤、羟氯喹等。

（3）中医辨证论治或中成药　如口炎清冲剂、白芍总苷、康复新液、复方苦藓饮等。

2. 局部治疗

（1）去除刺激因素，如牙石、不良修复体等。

（2）局部病损用药　用一些止痛、消炎、防腐的膏、散、膜等局部涂布，或雾化吸入治疗，长期不易愈合的病损可局部封闭地塞米松，还可配合使用含漱剂。伴有念珠菌感染者可给予碳酸氢钠液含漱和制霉菌素甘油涂抹。

（3）长期不愈的糜烂面或病理学检查有非典型上皮增生的病变可做手术切除。

六、预后

一般良好，对于反复糜烂、溃疡的扁平苔藓应引起重视，发生在危险区（舌缘、舌腹、口底、口角联合区）萎缩型、糜烂型扁平苔藓及病理表现为不典型增生者应积极治疗，追踪观察，以免癌变。

第九节　艾滋病的口腔表征

艾滋病（AIDS）又称获得性免疫缺陷综合征。它是由人类免疫缺陷病毒（HIV）所致的传染病。主要是通过性接触或血及血制品等传染。

一、传染源及传播途径

传染源为艾滋病患者及 HIV 携带者。传播途径主要有以下三种：

1. 性传染　通过两性行为传播是艾滋病病毒的主要传播途径，包括同性恋和异性恋。

2. 血及血制品传染，与毒瘾者共用 HIV 感染的注射器和针头，口腔科器械、接生器械、外科手术器械、针刺治疗用针消毒不合格均可传播艾滋病病毒。

3. 母婴传播　已受艾滋病病毒感染或携带有艾滋病病毒的孕妇可通过胎盘，或分娩时通过产道，也可通过哺乳，将病毒传染给婴儿。

4. 其他途径　患者的血液、精液、唾液、阴道分泌物、眼泪、乳汁和尿液均可分离出HIV，都有传染性。

二、口腔表现

1. 口腔特征性表现（见彩图 7-9）

（1）口腔念珠菌病　口腔念珠菌感染（主要是白色念珠菌感染）为 HIV 感染者中最常见的口腔损害，临床表现为红斑型、假膜型、增生型白色念珠菌病及口角炎。损害最多见于腭部。

（2）毛状白斑　是艾滋病感染者最常见的口腔损害之一，损害多见于双侧舌侧缘黏膜，可延伸至舌背部或舌腹部黏膜，损害呈白色皱纸样隆起，不可擦去。

（3）卡波西肉瘤　卡波西肉瘤已成为 HIV 感染者中常见的肿瘤。腭部为最好发部位，其次为牙龈，肿瘤呈深红色或紫红色的结节或斑块，指压不褪色，其周围可有黄褐色瘀斑。

（4）牙周病

1）龈线形红斑　表现为沿游离龈界限清楚火红色的线状充血，附着龈可有点状红斑。患者口腔卫生良好。

2）坏死性牙龈炎、坏死性牙周炎　广泛的组织坏死和缺损，口腔恶臭，坏死性牙周炎患者牙齿出现松动。

（5）非霍奇金淋巴瘤　表现为软组织肿大，高出黏膜表面，呈红色或紫红色弹性肿块，表面可有溃疡。

2. 与 HIV 感染有关的其他口腔病变　如单纯疱疹、带状疱疹、非特异性溃疡、涎腺疾病等。

三、诊断

1. 有 HIV 感染史。

2. 有条件致病菌感染及恶性肿瘤。

3. 血清 HIV 抗体阳性，作为艾滋病确诊的依据。

（戴　青）

第八章　儿童牙病

第一节　儿童牙病的特点

儿童牙病的特点主要是与成年人相比而言，儿童时期的颌面部与身体其他部位一样是处于生长发育的阶段，尤其是牙齿生长发育和殆建立的主要阶段，且随着儿童年龄的增长，不断地发生变化。因而在儿童牙病的发生发展、临床表现和治疗方法上有其自己的特点，与成人有明显的不同。

一、儿童牙病的临床特点

儿童牙病常因其生长的不同年龄阶段和口腔解剖生理及组织结构等因素，在发病和临床表现上有它一定的特点。在儿童生长发育的胚胎期，母体的营养状况和疾病用药，会影响乳牙和第一恒磨牙的发育，出现釉质发育不良。在新生儿期，由于由胎内转到胎外生活，外环境发生变化，抵抗力低下，易受感染，如发生新生儿颌骨骨髓炎。在婴幼儿期儿童生长发育快，营养需要量多，但消化能力弱，容易患消化不良和营养不良，使在这时期发育钙化的牙齿出现缺陷。同时婴儿的唾液腺尚不发达，分泌量较少，口腔黏膜干燥，容易引起感染性口炎。幼儿期儿童乳牙已全萌出，若不注意喂养方式和幼儿的口腔卫生，最易引起奶瓶龋。学龄前和学龄期儿童的户外活动增多，但自我防护能力很差，容易发生牙外伤和唇舌腭的软组织损伤。7～8岁的儿童乳牙患龋率处于高峰，口腔卫生又难以保证，使牙龈炎增多。此时又是乳恒牙替换时期，滞留的乳牙若不及时拔除，早失的间隙若管理不当，均易出现牙列紊乱，引起错殆畸形。青春期的儿童随着乳牙的替换，患龋率下降，但因内分泌的改变，牙龈炎增多。

儿童机体处于生长发育的旺盛阶段，口腔器官的各种组织均呈现细胞成分多，血管丰富和结构疏松的特点，因此儿童口腔疾病的病情变化迅速，每当发生感染，容易扩散。但修复机能也强，若经适当的治疗，往往容易恢复。在儿童中即使同一疾病，由于年龄的不同，它的临床表现、轻重程度和治疗效果，可以迥然不同，常见的错合畸形即是例子。由此看来，我们对儿童口腔疾病的认识，应该结合年龄特点来考虑诊断和处理。

二、儿童牙病的治疗特点

由于儿童各个器官组织处于生长发育阶段，口腔，牙颌等器官以及与其相应的功能，都在逐年变化，若用成人那样，单以恢复形态功能为目的的治疗，不能适应儿童的特点。我们对儿童的牙科治疗，既要重视近期效果，又必须考虑到儿童的年龄变化，具体来说，应想到所作的治疗，会不会影响继承恒牙的生长发育和正常殆的建立。因此儿童牙病的治疗设计，除了解除病痛恢复当时的功能外，还必须保证牙颌系统生长发育的正常进行，最终诱导出一副正常的恒牙列。这是儿童牙科必须遵循的治疗原则。另外，正因为儿童不是成人的雏形，儿童的乳牙和年轻恒牙解剖生理与成人的牙齿不同，譬如牙质的硬度，髓腔的形态，乳牙根的生理性吸收，年轻恒牙未发育完成的牙根等。由于这些差异在对儿童龋病和牙髓病的治疗计划与处理措施上就不应与成人相同。

第二节　牙的萌出与替换

牙的萌出是一种复杂的生理过程，当牙胚在颌骨内发育到一定程度，逐渐向口腔内移动，直到萌出，萌出的第一副牙是乳牙。乳牙行使功能到一定年龄，其根方的继承恒牙在发育过程中，促使乳牙根逐渐吸收，最终乳牙松动脱落，被继承它的恒牙替代。

一、牙齿萌出的规律

1. 每个牙萌出都有一定的时间。
2. 每个牙萌出都有一定的顺序。
3. 左右同名牙对称性萌出。
4. 下颌牙萌出常常略早于上颌同名牙。

由于萌出顺序影响牙列，因此萌出顺序比萌出时间对牙列整齐与否，更有重要意义。

二、乳恒牙萌出的时间及顺序

表 8-1　乳牙萌出的年龄和顺序

萌出序号	牙齿名称	萌出时间（月）
1	下颌乳中切牙	6～9
2	上颌乳中切牙	8～11
3	下颌乳侧切牙	10～13
4	上颌乳侧切牙	11～14
5	下颌第一乳磨牙	13～16
6	上颌第一乳磨牙	14～17
7	下颌乳尖牙	16～19
8	上颌乳尖牙	17～20
9	下颌第二乳磨牙	24～28
10	上颌第二乳磨牙	24～28

表 8-2　恒牙萌出的年龄和顺序

	顺序	牙名称	萌出年龄（月）
	2	第一磨牙	5.5～7.5
	5	中切牙	6～9
	6	侧切牙	7～10
上颌	8	第一双尖牙	9～12
	10	第二双尖牙	9.5～13
	12	尖牙	9.5～13
	14	第二磨牙	11～14

续表

	顺序	牙名称	萌出年龄（月）
	1	第一磨牙	5～7
	3	中切牙	5～8.5
	4	侧切牙	5.5～9
下颌	7	尖牙	8.5～12.5
	9	第一双尖牙	9～12.5
	11	第二双尖牙	9.5～13
	13	第二磨牙	10.5～13.5

三、乳牙的替换

乳牙由继承恒牙代替称为替换。恒牙胚发育到一定程度，开始粭向移动，压迫乳牙根与恒牙胚之间的结缔组织，使之充血而转变为肉芽组织，分化出破骨细胞，使乳牙牙根逐渐吸收，到后期，乳牙牙髓也转变为肉芽组织，参与吸收，最终乳牙松动而脱落，继承恒牙随之萌出。

四、乳恒牙的临床区别及其临床意义

由于乳牙与恒牙的治疗方案差别很大，对牙髓的保存要求也不相同，已接近替牙期的乳牙可不再保留。另外正确区别乳牙和恒牙可避免误将恒牙当乳牙拔除。因此掌握乳恒牙的临床区别具有重要意义。区别要点：

1. 乳牙的形体一般小于同名恒牙。
2. 乳牙牙冠短，近远中径相对较大，近颈 1/3 处外突明显，颈部缩窄。
3. 乳牙色泽较白，无光泽，恒牙微黄色富有光泽。
4. 乳牙明显磨耗，前牙切缘平齐，初萌的恒牙切缘无磨耗，有发育小结，呈锯齿状。
5. X 线所见，乳牙根分叉大，根分歧下方有恒牙胚。
6. 排列完整的牙列中可参考牙齿顺序及计数来进行区别。

第三节 牙齿萌出异常

一、牙齿萌出的时间异常

临床上根据正常牙齿萌出的平均年龄的上下限来判断牙齿萌出的时间是否正常。

（一）牙齿早萌

1. 乳牙早萌 小儿出生时或出生后不久，在口腔内就有乳牙萌出，前者称为诞生牙，后者称为新生牙。

临床表现：早萌的乳牙由于牙根尚未发育完成，有的根本没有牙根，缺少牙槽骨的支持，牙齿极度松动，有随时脱落、吸入气管的危险，有的虽不松动，但由于吮乳动作，乳牙

切缘对舌系带产生摩擦，形成创伤性溃疡。

治疗：极度松动的早萌乳牙应及早拔除。摩擦舌系带出现溃疡者，可调磨切缘并改变喂乳方式，溃疡处涂1‰龙胆紫。

2. 恒牙早萌　大多数由于乳牙有严重根尖病变，骨质破坏广泛，导致乳牙早失，继承恒牙没有骨质覆盖因而提前萌出。

临床表现：牙齿极度松动，容易由牙周处进入感染，发生牙髓的急性炎症。

治疗：戴入阻萌器，限制牙齿过快萌出，保证牙根正常发育。

（二）牙齿迟萌

1. 乳牙迟萌　若超过一周岁尚未萌出第一颗乳牙或已超过三周岁牙列还未萌全可视为迟萌。乳牙迟萌的局部原因较少，全身因素有营养不良、佝偻病、克汀病、Down 综合征等系统性疾病，均可影响牙齿的按时萌出。

临床表现：患儿已两岁乳中切牙还未见萌出，4～5 岁乳牙列还未完成，X 线检查可见牙胚存在，可确诊为乳牙迟萌。

治疗：做全身检查，积极治疗相关的全身疾病。

2. 恒牙迟萌　恒牙迟萌常以局部原因多见，如多生牙、牙瘤、囊肿等都能阻碍恒牙正常萌出。另外，乳牙过早丧失，覆盖该处的牙龈受长期咀嚼刺激，成为致密的结缔组织，表层角化增厚，使恒牙难以破龈萌出，常见为上颌中切牙。

临床表现：超过正常萌出年龄，尚未见该处恒牙萌出，X 线片可见牙胚存在，并见多生牙、牙瘤等阻碍因素或在缺牙部位的牙龈色泽苍白、坚韧增厚，触诊能及坚硬的牙冠。

治疗：手术摘除多生牙、牙瘤等阻碍因素，若为坚韧增厚的覆盖牙龈引起者则切除冠周的牙龈。

二、牙齿萌出的数目异常

（一）额外牙

多于正常人牙齿数目者称为额外牙或多生牙，发生原因尚不太清楚，一般认为是牙板过长或牙板断裂后残余上皮发生的。

1. 临床表现　额外牙可发生在颌骨的任何部位，以上颌前部较为多见。数目可单个、可多个，可萌出于口腔，可埋伏于颌骨内。其体积较小、牙冠呈圆锥形，牙根较短。由于额外牙的存在常影响邻牙位置，埋伏的额外牙可以压迫邻牙，引起牙根吸收，有的还可形成含牙囊肿。

2. 治疗　已萌出的额外牙应及早拔除，埋伏的额外牙原则上也应拔除，但需结合 X 线片明确额外牙的位置，了解与邻牙的关系后，择期手术摘除。

（二）先天缺牙

因牙胚未能形成或未能发育的缺失牙称为先天缺牙。缺少一个或几个牙齿称为部分无牙，全部缺失称为完全无牙或无牙畸形。先天缺牙的原因尚不清楚，除认为是牙板生成不足或牙胚发育受到抑制外也有认为有遗传倾向。

1. 临床表现　先天性部分无牙可发生在颌骨的任何部位，乳牙常以上下颌侧切牙为多见，恒牙常以上颌侧切牙、上下颌第二双尖牙为多见。先天性无牙畸形常为全身发育畸形（如遗传性外胚叶发育异常）的一种口腔表现。有些患儿在口腔内仅有的几个牙齿，外形也异常，牙冠短小呈圆锥形，临床上对先天缺牙的确诊，应无拔牙史并在 X 线片上确无牙胚存在。

2. 治疗 乳牙缺失数目不多，无功能影响可不予处理，恒牙因先天缺失多个，出现散在间隙，可集中间隙后用局部义齿修复。先天缺牙数目多，影响正常功能和颌骨发育者应作义齿修复，不过义齿应随儿童颌骨的发育而定期更换。

三、牙齿萌出的位置异常

（一）异位萌出

恒牙未在牙列正常位置萌出均为异位萌出。现对建𬌗关系较大的第一恒磨牙的异位萌出为例作叙述，由于第一恒磨牙和第二乳磨牙的体积过大，颌骨相应发育不足，牙量大于骨量致使第一恒磨牙异位萌出，也可因第一恒磨牙牙胚本身的错位而致。

1. 临床表现 异位萌出的第一恒磨牙发生在上颌的多见，约占 70%。由于牙位前倾，其牙冠的近中部分常嵌于第二乳磨牙的远中牙颈部，往往造成第二乳磨牙远中牙根吸收。

2. 治疗

（1）追踪观察 每三个月复查一次，约有 66% 的病例随颌骨生长发育而自行调整，若不能自行调整使第二乳磨牙牙根继续吸收者，应作如下处理。

（2）分牙或减径。

（3）拔除第二乳磨牙后做远中导板式间隙保持器。

（二）下沉牙

乳磨牙萌出过程中未能达到正常颌平面的一种萌出位置异常。

1. 临床表现 常发生于第二乳磨牙，牙冠可低于邻牙颌平面 1～3 mm，嵌在第一乳磨牙的远中颈部可见对颌牙下垂或伸长，牙根部常有骨性粘连，阻碍继承恒牙的萌出。

2. 治疗 拔除下沉牙，使继承恒牙正常萌出。

四、牙齿萌出的其他异常

1. 萌出性龈炎

临床表现：牙齿初萌时部分龈瓣覆盖、龈沟较深，食物残屑滞留、菌斑附着，牙龈出现轻度充血、水肿等炎症反应。

治疗：局部清洗涂布碘甘油。

2. 萌出性血肿

临床表现：在牙齿即将萌出部位的牙龈上形成青紫色的隆起，内容为血液，常为外伤引起。

治疗：无需治疗，一般数日内血肿溃破，牙齿渐渐萌出。

3. 萌出性囊肿

临床表现：牙齿将要萌出时由于牙冠部的缩余釉上皮变性液化，在相应部位的牙龈上出现圆形隆起，内容为淡黄色液体。在前牙部位能通过囊壁见到牙冠。

治疗：切开囊肿，促使牙齿萌出。

第四节　乳牙龋病

一、乳牙组织结构与解剖形态特点

1. 牙质软　乳牙釉质的硬度比恒牙低。

2. 牙质薄　不论釉质或牙本质的厚度，乳牙仅有恒牙的1/2，当磨削、切割稍微过量时，便会露髓。

3. 牙釉质脆弱　乳牙釉质没有由釉柱绞绕弯曲所形成的绞釉，釉柱多呈平行排列，再加上厚度不够，所以釉质脆弱，容易发生皲裂或折断。

4. 髓腔大、髓角高　特别是下颌第一乳磨牙的近中髓角进入牙本质内，与釉质的距离只有0.7mm。

5. 解剖形态特殊　乳磨牙由于颈部缩窄，颊面向𬌗面倾斜度大，与舌面互相靠拢，使𬌗面明显狭窄，这形态以第一乳磨牙最为明显，给邻面龋的备洞带来困难。

二、乳牙龋病的临床表现

(一) 乳牙龋的好发部位

乳牙龋病好发牙位：以上颌乳切牙、下颌乳磨牙多见，其次为上颌乳磨牙、上颌乳尖牙，较少见于下颌乳尖牙和下颌乳切牙。

乳牙龋病好发牙面：各年龄段乳牙龋病发生部位有明显特点。1～2岁时，好发于上颌乳前牙的唇面和邻面；3～4岁时，好发于乳磨牙的𬌗面窝沟；4～5岁时，好发于乳磨牙的邻面。

(二) 乳牙龋的临床表现

乳牙龋病在临床上，根据病变深度可分为浅龋、中龋和深龋；按病变进展程度可表现为急性龋与慢性龋，湿性龋与干性龋。由于乳牙牙体硬组织矿化程度低，易脱钙，龋蚀进展快，常呈急性龋或湿性龋，龋坏组织为浅棕色、质地软，用挖匙易于去除。在乳牙牙冠广泛剥脱或龋蚀崩坏后，由于患儿口腔环境和致病条件的改变，龋蚀进展可呈慢性，称慢性龋或干性龋；也可停止，呈暗褐色，表面光滑、质地硬，称停止性龋。此外，乳牙龋还有其特殊的临床表现。

1. 婴幼儿龋

婴幼儿龋也称奶瓶龋、喂养龋，通常指发生于儿童早期的龋病。

临床表现为龋蚀较早地累及上前牙、继而是上下第一乳磨牙和下乳尖牙，下乳切牙常常不受影响。询问病史可知患儿有不良喂养习惯和饮食习惯，如：有含奶嘴入睡，喜甜食，延长母乳或奶瓶喂养时间等。孩子睡觉时口含奶嘴，奶瓶内的奶或含糖饮料流出在上前牙周围，睡觉时唾液分泌量和流速均减少，对牙齿的自洁作用减弱，导致奶瓶龋的发生。近期的研究认为婴幼儿龋的易感因素与睡觉前使用奶瓶、患儿的年龄、母亲受教育的程度、每天进甜食的次数、母乳喂养的持续时间、每天饮用含糖饮料的次数和刷牙的频率相关。

2. 猖獗性龋

龋蚀发生广泛、快速，累及多个牙和牙面，连不易患龋的下颌乳前牙也受到龋蚀的侵及；很快波及牙髓，引起牙髓感染的这类龋蚀定义为猖獗性龋。表现为多个牙和牙面的龋损，甚至残冠、残根。研究显示猖獗性龋常见于瘦弱型、抵抗力差或有全身性疾病的儿童，也有认为情绪紊乱和唾液减少是猖獗性龋的可能致病因子。

3. 环状龋

乳前牙唇面、邻面牙颈部开始，较快发展成围绕牙冠的广泛性的龋坏，多见于牙冠中1/3 至颈 1/3 处龋损，有的仅切缘残留少许正常的釉质、牙本质。环状龋多见于乳牙，在恒牙中非常少见。有学者研究提示环状龋的形成与乳牙牙颈部出生后釉质的矿化程度低有关。

三、乳牙龋病的危害

（一）局部影响

1. 影响咀嚼功能　多个乳牙牙体龋损，咀嚼面积减小，咀嚼能力降低。

2. 对恒牙和恒牙列的影响　乳牙龋高发的儿童易患恒牙龋。乳牙的龋洞中易滞留食物残渣、软垢等，在致病菌的作用下产酸，易使新萌出的恒牙患龋，尤其是对相邻的恒牙影响较大。

乳牙龋发展为根尖周炎后，炎症可影响继承恒牙牙胚的釉质发育，导致特纳牙（turner）的发生。此外，乳牙根尖周牙槽骨的破坏，乳牙牙根吸收异常等，使继承恒牙萌出过早或过迟，影响恒牙萌出的顺序和位置。

龋坏乳牙近远中径减小，或乳牙早失，使恒牙萌出间隙不足而导致错牙合畸形。

3. 损伤口腔黏膜及软组织　龋坏形成的残根、残冠可刺激局部口腔黏膜，形成创伤性溃疡。

（二）全身影响

1. 生长发育期儿童因龋病所致咀嚼功能降低，营养摄入不足，影响颌面部乃至机体的生长发育。

2. 由龋病导致的根尖周组织炎症，可作为病灶牙使机体其他组织、器官发生病灶感染。

3. 乳牙的崩坏和早失影响正常的发音。龋齿尤其是前牙区的龋齿，会影响美观，对儿童的正常心理发育产生一定的影响。

四、乳牙龋病的特点

1. 患龋率高，发病时间早　乳牙患龋率缺少统一资料，受调查的地区和年龄组的不同，报导不一，曾有 91.33% 的报导。1995 年全国抽样调查 5 岁年龄组的乳牙患龋率为76.55%。乳牙一经萌出即可患龋，发病时间早。

2. 好发急性龋　乳牙釉质和牙本质均较薄，钙化程度低，晶体形成不完全且耐酸能力差，因此龋蚀进展快，常发生猖獗龋。

3. 龋损的多发性和广泛性　同一口腔中可同时出现多个牙齿的龋蚀，或同一牙齿可以出现𬌗、邻、唇、舌多个牙面的龋损。发生在唇面、舌面沿牙颈部的龋损，使釉质广泛剥脱，常形成环状龋。

4. 易波及牙髓　由于乳牙硬组织薄，渗透性强，髓腔大，髓角高，所以龋损极易波及牙髓，引起牙髓感染。

5. 不易早期发现　乳牙龋蚀开始进展时自觉症状不明显，往往被家长和托幼老师忽视，失去早期治疗机会。

6. 制备典型洞形比较困难　由于乳牙的解剖形态和龋蚀范围广泛等原因，在窝洞形成时难能达到标准要求，充填后易发生继发龋。

7. 活跃的防御机制　乳牙修复性牙本质的形成较恒牙活跃，这有利于乳牙龋的治疗。

五、乳牙龋病的药物治疗

经实验证明，乳牙釉质的化学反应性较恒牙活泼，它既易受脱钙剂的作用，也易受氟化物的作用，增强牙质抗龋能力，这一特性有利于乳牙龋的药物局部治疗。药物局部治疗有一定的适用范围，它仅能起到抑制龋蚀进展的作用，而未能修复缺损，故若有条件时尽可能做修复治疗。

（一）适应证

药物治疗适用于龋蚀面积广泛，釉质大范围剥脱，不易制备固位洞形的乳牙浅龋，这种大面积浅龋，好发于乳切牙、乳尖牙的唇面和邻面或乳磨牙的颊面。

（二）常用药物及作用

1. 硝酸银（$AgNO_3$）　硝酸银渗入牙本质小管后，主要是经还原的银离子起作用，它可与有机质中的蛋白质结合，形成蛋白银而沉淀。这种凝固蛋白的作用，可抑制各种酶的活性，使具有抑菌或杀菌的作用。银离子沉积于牙本质小管内，使小管堵塞能抑制牙本质小管内的细菌滋长繁殖，从而阻止龋病的进展。临床应用时一般都用氨硝酸银的饱和溶液，它的渗透性较强，刺激性较小，还原作用较快。每次涂药，需用丁香油还原。硝酸银有一定的腐蚀性，并使牙齿变色。

2. 2％氟化钠溶液（NaF）　氟与釉质中的羟磷灰石作用，形成氟磷灰石和氟化钙。氟磷灰石的形成，改变了牙齿硬组织的结构，增强抗酸能力，制止龋齿的发展。氟化钙可少量地缓慢溶解于唾液，析出氟离子和钙离子，有助于促进再钙化，使早期龋损得以恢复。此药不损伤黏膜，适用于不合作的患儿。

此外，1.23％酸性氟磷酸钠，75％氟化钠甘油糊剂也可起到同样的作用。

3. 38％氟化氨银〔$Ag(NH_3)_2F$〕　氟化氨银是利用硝酸银和氟二者的防龋性能改进的一种药物，其主要作用是利用其中的氟和银与牙质相结合，形成难溶解的氟化钙和磷酸银，由实验证明，经氟化氨银涂布后，牙质的抗酸抗脱矿能力可以增强，达到明显的抗龋目的。临床上发现经涂药治疗的龋齿牙质可以变硬。另外，氟化氨银还具有强的杀菌作用，可杀灭软化牙本质及牙本质小管内的细菌，来抑制龋蚀的发展。此药对牙髓的刺激性较氨硝酸银小，用于阻止乳牙Ⅰ°～Ⅱ°活动龋的进展，有一定效果。但用药后亦有使牙齿变色的缺点。

4. 10％氟化钼酸铵〔$(NH_4)_2MoO_2F_4$〕　有关氟化钼酸铵防龋抑龋的实验研究和临床观察，近年来在国内外均有报导，由于氟化钼酸铵比氟化钠在生成氟磷灰石和氟化钙的速度快，且氟的摄入量也多，同时它和牙本质反应后也能较快地形成氟化钙，且能浸透到牙本质小管内。另外氟化钼酸铵处理过的胶原不被胶原酶分解，有抑制牙本质有机质的溶解作用。综上所述的药理性能，氟化钼酸铵的防龋抑龋效果不亚于氟化氨银，且它具有不使牙齿变色的优点，是一种新的防龋抑龋药物。

（三）操作步骤

1. 除去腐质，修整外形　首先除尽腐质，将残留的无基釉和锐利边缘磨去，前牙邻面龋也可片切，以便形成自洁区。

2. 清洁牙面，干燥防湿　彻底清除牙面软垢，刷洗擦净涂药部位，吹干，用棉卷防湿吸唾器排唾，避免牙面再次被污染。

3. 涂药　用小棉粒浸沾药液涂于患处，必须保证有足够的时间，可让药液渗透牙面，操作时应反复涂擦。一般涂药每次 2～3 分钟，每周 1～2 次，涂 3 次为一疗程。

（四）注意事项

1. 磨除无基釉和锐利边缘时以除尽龋蚀为度，切勿过多切割健康牙体组织。

2. 对有腐蚀性的药液涂擦时应注意保护口腔黏膜，免受损害。

3. 涂药后应嘱咐家长，限制患儿不在半小时内漱口和进食。

4. 使用对牙面变色的药物，应事先向家长交待清楚。

六、乳牙龋病的充填治疗

（一）乳牙窝洞制备的操作步骤和方法

1. Ⅰ类洞　车针长轴要求与牙冠外形相平行，窝洞的外形应与牙冠外形相一致。较深洞的洞底、髓壁可呈凹形，中部稍深，近髓角处稍浅。各线角应稍圆钝，不必强求点线角清楚。牙𬌗面散在的龋洞，若嵴完整，可分别备洞，若嵴已破坏，可扩展成一个窝洞。牙𬌗面患龋而颊或舌面的窝沟同时患龋，可根据龋蚀范围，分别各自备洞，亦可备成颊牙𬌗面或舌牙𬌗面的复面洞。牙𬌗面洞去净腐质后邻面壁太薄时，应备成Ⅱ类复面洞。（见图 8-1）

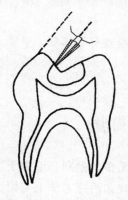

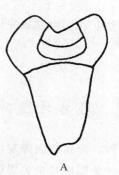

图 8-1　乳磨牙𬌗面窝沟的制备

车针长轴与牙冠外形相平行，窝洞外形与牙冠外形相一致，各线角稍成圆钝

图 8-2　乳磨牙邻𬌗面窝沟的制备

A. 邻面窝洞的外形线与牙冠平行　B. 各线角稍呈圆钝，龈壁向内侧倾斜，轴壁与牙面一致，呈倾斜状

2. Ⅱ类洞　制备Ⅱ类邻牙𬌗面洞的邻面部分时外形应与牙面形态相似，颊舌两侧壁近龈处稍宽，近牙𬌗处稍窄。龈壁颊舌向可以呈凹形，轴龈线角应稍圆钝，龈壁可由外向内侧倾斜，以利固位。由于乳磨牙颈部缩窄，为保证龈壁有 1 mm 以上的宽度又防损伤牙髓，轴壁可做成与牙面一致的倾斜状，轴髓线角应稍圆钝。牙𬌗面鸠尾应位于中央窝处，宽度为颊舌尖之间距离的 1/3～1/2 为宜。当邻面龋接近牙𬌗面、接触点未被破坏时，可制备成无台阶的邻牙𬌗面洞，并在牙尖下作倒凹。（见图 8-2，图 8-3，图 8-4）

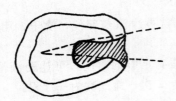

图 8-3　乳磨牙邻殆面窝洞鸠尾的部位

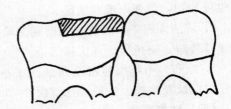

图 8-4　无台阶的邻殆面窝洞

3. Ⅲ类洞　乳前牙邻面龋在邻牙有缺失或牙间隙宽大时，可在邻面制备单面洞，洞的外形与邻面外形相似，近切缘比近根端部更接近牙髓，备洞和做固位时，避免露髓。若邻面龋无法做单面洞，可备成复面洞，龋蚀靠近唇面时可备成唇邻面洞。

4. Ⅳ类洞　乳牙一般不作Ⅳ类洞的制备，龋损部位可用片切配合药物治疗。乳前牙切角若无需修复也可用复合树脂或玻璃离子粘固剂充填。

5. Ⅴ类洞　洞形制备时在龈壁和牙殆壁稍做倒凹，近中壁及远中壁可稍向外倾斜。并使洞底呈与牙面弧度一致的凸面。近颈部浅龋不必强求固位洞形，可去腐后用复合树脂充填或涂药治疗。

注意事项：

1. 备洞时必须掌握乳牙组织结构特点与解剖形态特点。

2. 应在冷却情况下间断地操作。

3. 备洞时不向髓腔加压。

4. 由于儿童对治疗反应不确切，在洞型制备完成后应仔细检查有无露髓。

（二）乳牙龋病的充填术

参照第一章龋病治疗。

第五节　乳牙牙髓病和根尖周病

乳牙牙髓病和根尖周病的病因、发病和病理变化，与恒牙无多大差别。但由于乳牙组织结构和解剖生理等的特点，使乳牙牙髓病和根尖周病的临床表现和治疗方法上与恒牙存在一定的差别。

一、乳牙牙髓病和根尖周病的特点

1. 乳牙牙髓组织的细胞和血管成分均较恒牙为多，血液供给丰富、活力旺盛，有较强的抵抗能力。对侵袭牙髓的感染，会相持很久，结果常使牙髓的炎症转为慢性过程，临床上出现急剧疼痛症状的，多数为慢性牙髓炎急性发作。

2. 乳牙牙髓神经分布稀疏，神经纤维也少，对外来刺激，感觉上不如恒牙敏感，同时患儿对主诉和病史叙述不清，对各种检查的反应缺乏表达能力，分辨不清，致使临床上对牙髓炎与深龋的诊断，较难鉴别，因此时有将牙髓炎误当深龋做充填治疗，而招致炎症急性发作。

3. 乳牙牙髓组织疏松，渗出作用较强，牙髓的感染易扩散到根尖周组织，形成根尖周炎。但此时的牙髓，往往还有活力，表现为探疼和出血。

4. 乳牙的髓室底副根管多，根分歧处的硬组织薄，又受恒牙萌出的影响，乳牙根在分歧侧开始吸收，因此牙髓感染往往扩散到根分歧下，在该处牙龈形成脓肿或瘘管，不要误认为牙周脓肿。

5. 乳牙急性根尖周炎由于儿童的牙槽骨骨质疏松，骨皮质薄，血运丰富，感染容易迅速扩散，发展成急性牙槽脓肿，并可引起急性蜂窝织炎。

6. 乳牙慢性根尖周炎　自觉症状不明显，牙龈只有潜在性淤血或有无分泌的瘘管，瘘管不一定在病牙的牙龈部位，可以靠近邻牙的部位，有时两个相邻牙的根尖病变，可以形成同一瘘管，这种情况检查时应多加注意，否则容易漏诊。

二、乳牙牙髓病和根尖周病的诊断要点

1. 病史采取　病史采取主要是了解疼痛史。临床上只要有自发痛史，表明牙髓已有广泛的炎症，甚至坏死，但若无疼痛史，也不能作为牙髓无病变的诊断依据。

2. 寻找病源牙　龋病是引起牙髓炎的常见原因，通过检查发现深龋，探痛明显或已有龋源性露髓，此可作为确诊牙髓病的主要依据。露髓孔的大小和出血的量和色，可以帮助分析牙髓病变的严重程度。

3. 牙龈情况　有反复牙龈肿胀或存在瘘管的患牙，说明感染已由牙髓炎症发展到根尖周病变。瘘管不一定正在患牙的牙龈部位，可以偏离到近、远中的邻牙，探查瘘管可通向病源牙。炎症发作时的瘘管口可以溢脓或肉芽增生，易于诊断。瘘管也可呈静止状态，牙龈部位仅留一凹陷，这种情况容易漏诊。

4. 叩诊反应　急性根尖周炎叩痛明显，但广泛的牙髓炎症，也可出现叩痛。低龄儿童对叩诊反应，限于表达能力或恐惧心理影响，可靠性差，但可从患儿的表情神态来推断，有助于诊断。

5. 牙齿松动度　重症根尖周病患牙可以出现明显松动，但替牙期乳牙的生理性牙根吸收，牙齿也会松动，所以牙齿松动度仅能作为根尖周病的诊断参考。

6. X线片检查　X线片检查不能直接显示牙髓的病变，但从龋损的深度，与髓腔的关系，和有无根内吸收等，可作为间接推断牙髓有无病变的参考。X线片显示根分歧下和根尖区有骨质破坏阴影，可以作为乳牙根尖周病的诊断依据。（见彩图 8-5）根尖周炎症的波及范围，对恒牙胚的影响，可以从 X 线片上显示出包绕牙囊的骨硬板破坏或消失（见彩图 8-6），以判断病变的严重程度。

7. 牙髓活力测试　由于儿童对临床常用的牙髓检查方法如电活力测定，温度测试等，表达不如成人清楚、准确，因此其测试结果对诊断无多大参考价值。在临床上对乳牙牙髓病的诊断，很少采用牙髓活力测试。

三、乳牙牙髓病治疗法的选择

乳牙牙髓一经感染常处于慢性炎症过程，因此对乳牙牙髓病的治疗，原则上不宜过于保守，只求采用有效的方法，控制感染，消除临床症状，不使牙根过早吸收，以维持患牙到正常替换期。以下讲述的方法只限用于乳磨牙。

（一）盖髓术

牙髓病治疗方法中的间接盖髓术，对乳牙牙髓炎症处于早期的充血阶段，也即可复性牙髓炎时，使用间接盖髓，通过适宜的盖髓剂，可使牙髓恢复到正常状态。但对去腐备洞中的露髓，露髓孔直径<1 mm者，也有采用直接盖髓的处理。

上述两种盖髓术，由于乳牙的血运丰富，抗感染能力和修复能力均较强，在理论上应该易于成功，但在实际应用时尚受一定限制。因为，除了乳牙自身解剖形态和牙根生理性吸收的特点，影响盖髓操作和效果外，还由于儿童尤其是低龄儿童对主诉症状陈述不清，不能说清疼痛的时间、性质和激发疼痛的因素，对检查反应又不能准确表达，使临床上对牙髓状态和病变程度的分析，很难得出比较可靠的判断，适应证难以掌握。而且有报道，临床诊断为深龋的乳牙，取其冠髓的血象及组织病理学观察，结果有近2/3的冠髓已处于慢性炎症表现。因此不少学者主张，对乳牙的牙髓治疗计划，不要过于保守，致使盖髓术尤其是直接盖髓术，在乳牙的治疗中较少应用。

（二）牙髓切断术

由于牙髓病的临床诊断与病理诊断符合率差别很大，又因儿童本身和乳牙的特点，对乳牙牙髓病变的程度，更难作出正确的判断，因此，一般都主张处理乳牙牙髓病时，应适当选择牙髓切断术。

牙髓切断术以往经常用失活牙髓切断术也即干髓术。用失活剂使牙髓失活后，切断冠髓，再用多聚甲醛为主要成分的干髓剂，覆盖在根管口死髓断面上，使根髓无菌性干尸化，以达到止痛和防止感染的扩散。因其不需注射麻药，在操作过程中不再引起疼痛，易被儿童接受，且手术简便易行，得到不少儿童牙科医务人员的支持，因此在临床上因用较广。但其存在一定的问题，如乳牙牙髓粗大、组织疏松，不易干尸化，且经干髓处理的乳牙，牙根出现过早吸收，致使牙齿松动早脱，临床远期效果并不理想。这些问题应该引起术者的重视，首先要慎重选择适应证，对一些估计牙髓炎症已较广泛的病例，尽量选择根管治疗。（干尸术的操作步骤见第三章牙髓病）

在牙髓切断术中，近年来学者都主张做活髓切断术，即在局部麻醉下，切除感染的冠部牙髓，用盖髓剂覆盖在牙髓断面，以根髓活力或使下方组织固定的治疗方法。乳牙活髓切断使用的盖髓剂有：

1. 甲醛甲酚糊剂　液体（Buckley配方）：甲醛19%；三甲酚35%；甘油15%加适量蒸馏水；粉剂：氧化锌粉加适量硫酸锌。使用时将甲醛甲酚液加等量丁香油与氧化锌调合。

2. 戊二醛糊剂　2%戊二醛与氧化锌调合。

3. 氢氧化钙糊剂　氢氧化钙与注射用水调合。

4. 氢氧化钙碘仿糊剂　氢氧化钙和碘仿（3∶1）与注射用水调合。

根据使用盖髓剂的不同，临床上常把活髓切断术分为xxx活髓切断法。

各种盖髓剂的活髓切断法在使用初期均有较好的疗效报道，但经多年的临床应用研究，指出甲醛甲酚毒性大，经其处理的牙髓组织可成为抗原，出现免疫反应，导致牙根和根尖骨质的吸收，发现其临床失败的例数较多，X线片显示根内吸收的发生率也不少。戊二醛的组织毒性低，抗原性弱，能迅速凝固组织，没有持续渗透现象，不致产生根尖区炎症，不易发生根内吸收，根髓可望保持活力。有报导其成功率可达90%，此法曾一度替代了甲醛甲酚法。氢氧化钙虽有抗菌、中和炎症产物和诱导修复性牙本质的作用，但X线片显示盖髓后发生根内吸收，最终导致失败。有研究在氢氧化钙中加入碘仿，增强了糊剂的抗炎和促进炎症渗出物吸收的药效，使牙髓原有的炎症得以控制，减少了内吸收的发生，且保持了促进牙髓组织形成修复性牙本质的作用。

　　根据学者们前后的研究和临床观察，认为氢氧化钙碘仿糊剂用作乳牙活髓切断术的效果比较理想。关于乳牙活髓切断术尚需深入研究，尤其是符合生物学性能的盖髓剂研制，更是需要，以便提高活髓切断术在乳牙牙髓病治疗中的效果。（活髓切断术的适应证和操作方法参照本章第八节）

四、乳牙根尖周病的治疗——根管治疗的注意问题

　　乳牙根尖周炎的应急处理和根管治疗基本同恒牙（见第四章根尖周病）。本章重点讨论乳牙根管治疗中应注意的问题。

　　1. 应了解每个乳牙的牙根完成年龄和开始吸收年龄，介于两者之间是牙根的稳定期（表8-3）。最好在牙根稳定期内做根管治疗，但应注意到牙根的病理性吸收。若根吸收超过根长1/3，不宜做根管治疗。故对乳牙根管治疗适应证的选择，应从X线片注意牙根吸收情况，髓室底是否完整，根分歧下骨质破坏范围，是否波及继承恒牙胚，至为重要。

表8-3　乳牙根的稳定期

牙位	牙根形成年龄（岁）	牙根开始吸收年龄（岁）	牙根稳定期年龄（岁）
乳中切牙	1.5	4	2～4
乳侧切牙	2	5	2～5
乳尖牙	3.5	8	3.5～8
第一乳磨牙	2.5	7	3～7
第二乳磨牙	3.5	8	3.5～8

　　2. 乳磨牙根分歧大，牙根弯曲度较大，根管形态复杂，侧支多，根管操作时应谨慎细致，禁用暴力，慎防器械折断或侧壁穿孔，或穿出根尖孔，把感染带到根尖区，影响恒牙胚。

　　3. 儿童口腔小，视野不清楚，唾液多，加之治疗中欠配合，预备根管时，慎防器械滑入消化道。根管扩大器常规应拴上金属丝或尼龙线。

　　4. 选择根管充填剂时必须考虑到乳牙根的吸收和恒牙胚的发育。根充剂应与牙根同步吸收，且不影响恒牙胚的发育。不宜使用恒牙根管充填所用的牙胶尖和银针，塑化疗法更属禁忌。

　　5. 乳牙经完善的根管治疗后，若龈瘘不能自行闭合，在作根分歧搔刮术时，应参照X线片，了解病变范围与恒牙胚的关系，慎防伤及恒牙胚。

第六节　乳牙的拔除

　　乳牙的拔除一般比恒牙容易，但由于儿童的年龄和解剖生理的特点，在拔除乳牙时必须掌握拔牙的时机和适应证，了解处理上的一些差别。

一、乳牙拔除的适应证

1. 已到替换期松动明显的乳牙。

2. 继承恒牙已萌出，相应的滞留乳牙。

3. 因龋蚀所致的残冠残根，有的已引起黏膜创伤性溃疡者。

4. 根尖病变广泛，经治疗无效，炎症反复发作，极可能损害恒牙胚者（见彩图8-6）。

5. 因外伤无法保留的乳牙。

6. X线片指征，乳牙根吸收已达1/2以上，恒牙根已形成1/2以上，恒牙胚位置已接近乳牙根分歧，且该处牙槽骨骨板仅留极少或已消失。

7. 因咬合诱导需要拔除的乳牙，如顺序拔牙法的适应证。

二、乳牙暂时保留的原则

1. 对牙颌系统的发育，恒牙的正常排列关系较大的乳牙，应尽可能保留到正常替换。

2. 乳切牙在5岁以前，第一乳磨牙在8岁以前，均应积极治疗，力争保留。

3. 乳尖牙及第二乳磨牙，对恒牙的排列、颌关系的建立以及牙弓的发育具有重要作用，因此尽可能保留到正常替换年龄。

4. 乳牙的继承恒牙经X线片证实先天性缺失，若恒牙列并不拥挤，该乳牙原则上保留。

三、乳牙拔除的注意问题

1. 仔细询问全身病史，有无拔牙禁忌证及药物过敏史。

2. 一般接近替牙期的乳牙，牙根大部吸收，牙齿明显松动时可不需麻醉，免得造成患儿心理恐惧，拒绝拔牙。牙根吸收较少，牙齿不太松动的乳牙拔除时，应酌情给予麻醉，但应设法减少心理刺激，尽量取得治疗配合。麻醉方法同成人。

3. 拔除乳牙时应选用合适的乳牙钳，即使是松动的乳牙，也应按常规用钳拔除，切勿用镊子夹取，以免把牙齿弹向咽喉，造成意外。

4. 乳牙牙根有生理性吸收，操作不当，易于折断，遗留的根片，若部位较深、视野不清，为避免损伤恒牙胚，可不必强行挖取，待其吸收或自行排出。

5. 乳牙拔牙窝一般情况不必搔刮，若根尖病变区肉芽组织较多，可适当搔刮，但应时刻注意，避免伤及恒牙胚。

6. 应掌握乳、恒牙的临床区别要点，避免误将恒牙当乳牙拔除。一般可以从乳牙的牙体大小、形态、色泽和有无磨耗等方面加以区别。但有些恒牙因龋蚀的破坏，牙体正常形态丧失，临床不易辨认时，应作X线片检查，从其牙根形态、大小和有无恒牙胚的存在来区别。

第七节　年轻恒牙龋病

一、年轻恒牙的概念及其组织解剖学特点

恒牙开始萌出于口腔内，不等于它已发育完成，随着机体的生长发育，它还在不断地变

化，一颗恒牙从口腔萌出到牙根发育完成之前称为年轻恒牙。及时防治年轻恒牙疾病，形成健全的恒牙列，是儿童牙科的重点工作。

1. 年轻恒牙的硬组织较薄，牙质硬度、钙化程度比成熟恒牙差，牙本质尚未完全形成，因此髓腔大、髓角高、根管粗大，另外牙本质小管也比较粗大，备洞时容易露髓且较敏感。

2. 年轻恒牙牙髓组织疏松，未分化的间叶细胞成分多，纤维成分少，血管丰富，活力旺盛，抗病及修复能力均较强，有利于控制感染消除炎症。在炎症早期给予适当治疗是有可能治愈的，这是年轻恒牙尽量做活髓治疗的组织学依据。但若处理不及时，由于血运丰富，组织疏松，炎症也易于扩散，或使炎症局限成为慢性过程。

3. 年轻恒牙牙根长度短，只有发育完成时长度的 1/2～2/3，根尖孔宽大，形似漏斗状或喇叭口状。随着年龄的增长，牙根逐渐发育完成，一般需 3 年左右。多根牙各根的发育程度也不一致，下磨牙的远中根和上磨牙的腭根比同一牙的其他根发育形成缓慢。了解年轻恒牙牙根的发育特点，对临床治疗有重要意义。

4. 年轻恒牙根尖区有牙乳头，这是形成牙髓、牙本质和促使牙根继续发育的主要器官，在牙髓治疗时，慎防损伤牙乳头。

二、年轻恒牙龋病的特点

1. 患龋率高　由于年轻恒牙的组织结构和解剖形态的特点，易患龋病，尤其是第一恒磨牙萌出最早，最易患龋，且重症较多。

2. 进展快　由于年轻恒牙的硬组织薄，钙化度低，渗透性强，牙本质小管粗大，一旦患龋病程进展快，常呈急性龋。在临床所见者以中、深龋为多，龋洞腐质湿软，备洞时较为敏感。

3. 易波及牙髓　年轻恒牙的牙质薄，髓腔大，髓角高，龋蚀的细菌毒素通过粗大的牙本质小管，易侵及牙髓。在龋源性露髓的情况中，牙髓多已受染。

4. 好发于磨牙的𬌗面　年轻恒磨牙的𬌗面，如前所述的解剖形态和组织结构特点，是龋病的易感部位。处于萌出过程中的𬌗面窝沟，有的尚被龈瓣覆盖即可发生龋蚀。

5. 女性患龋率高于男性　这可能因女童的生长发育较同龄男童为早，恒牙萌出较早之故。

三、年轻恒牙龋病的治疗特点

(一) 治疗原则

根据牙齿发育的特点，初萌出的年轻恒牙，其牙根尚在继续发育，髓腔与根管还在不断变化，而牙髓是保证这些发育变化的主要器官，因此对年轻恒牙龋病的治疗，每个操作，每一步骤，都应注意保护牙髓，避免因治疗不当而损伤牙髓，故年轻恒牙龋病治疗除修复形态，恢复功能外，应以保护牙髓，保存活髓为基本原则。

(二) 治疗方法

年轻恒牙龋病的治疗基本与成人恒牙相同，其充填技术的具体方法请参阅第一章龋病。本节针对不同于成人恒牙的一些治疗特点，加以叙述。

1. 年轻恒牙的平滑面浅龋，表现仅有龋斑，硬组织尚未形成缺损时，用充填治疗会破坏较多的健康牙体组织。由于年轻恒牙釉质的羟磷灰石结晶较小，结晶间有间隙，而且晶体的化学性不稳定，易与氟等无机离子结合，对局部涂氟的抑制龋蚀进展和促进再矿化作用，明显优于成人恒牙，故年轻恒牙唇颊面的平滑面浅龋可选用不使牙面变色的氟化钠或氟钼酸铵等作为药物治疗，有一定的疗效。涂药方法同乳牙。（见本章第三节）

2. 有些年轻恒牙尚在萌出过程中已发生龋蚀，且一部分龋洞还被牙龈瓣覆盖，此时应先做龈瓣切除或推压龈瓣，完全暴露龋洞后，再做备洞充填。或仅挖除龋蚀，作临时性充填，待牙冠全部萌出后，再备洞，作永久充填。

3. 在釉质发育不全，钙化不良的年轻恒牙上容易发生龋蚀，对不易备洞充填的大面积浅龋，可用复合树脂充填或作涂药治疗（同乳牙）。对局限在个别陷凹中的龋，可形成局限的洞形进行充填，备洞时不必扩展到发育不良的牙质上。

4. 在深龋治疗时，对一些全部去除龋蚀牙本质后，估计很可能露髓的深龋，可采用二次去腐治疗法。即首次去腐后，其底层尚有软化牙本质时，为保护牙髓，免于露髓，可保留这部分软化的牙本质，经窝洞洗净干燥后，用氢氧化钙糊剂覆盖洞底，上垫以氧化锌丁香油糊剂，用磷酸性粘固粉暂时充填。利用氢氧化钙的杀菌和形成修复性牙本质的作用，2～3个月后，将暂充物全部除去，并用挖匙作第二次去腐，在龋蚀显示液测试下，清除所残留的感染牙本质，此时操作较为安全，不致伤及牙髓。经检查确认未露髓后，再作间接盖髓、垫底和永久性充填。

5. 非创伤性充填治疗技术（Atraumatic restorative treatment）简称为 ART 技术，是使用简单手用器械清除龋蚀组织，再用粘结、抗压和耐磨性能改进的玻璃离子材料作充填的一种新型龋病治疗方法。适用于年轻恒牙存在 1 个或多个龋洞，开口大于 1 mm，能使最小的挖匙进入，龋蚀未影响牙髓、无牙痛史者。这种充填技术的优点，只需手用器械清除龋蚀，无需电动牙钻设备，疼痛轻，无噪音，可减少儿童的恐惧心理，且材料中氟离子的释放，可使牙质再矿化，阻止龋病发展，具有充填和预防的双重效果。

第八节　年轻恒牙牙髓病的治疗

一、治疗原则

年轻恒牙多因龋病、外伤或发育畸形引起牙髓感染。但由于其组织结构和解剖生理的特点，年轻恒牙的活力旺盛，抗感染和修复能力均较成人恒牙为强。一般牙髓在炎症早期，若给予适当的，及时的治疗，极有可能使炎症得到控制，牙髓恢复正常状态。因此，对年轻恒牙牙髓病的治疗原则是防止或消除牙髓的感染，力争使受损的牙髓转为正常牙髓。具体在选择治疗方法时，尽量采取保守态度，凡有可能保存全部活髓的，不要轻易选择活髓切断，凡能保持根髓生活的，不要轻易做牙髓失活，总之要以最大限度保持年轻恒牙的生理功能，保证它和牙颌系统的正常发育。

二、治疗方法

按照牙髓受损伤的程度，牙齿破坏的部位和牙根发育状态，分别采用不同的治疗方法。归纳有保存全部牙髓活力的盖髓术和保持部分牙髓活力的活髓切断术。

（一）盖髓术（见第三章牙髓病）

（二）活髓切断术

活髓切断术是切除有局限感染的冠部牙髓，通过盖髓剂的作用，以达到保持根髓生活的目的。此法在年轻恒牙牙髓病治疗中，较为常用，因为它符合生物学原理，能保证牙根的继续发育，同时适用范围较广，疗效也比较可靠。（见彩图8-7，彩图8-8）

1. 适应证

（1）龋蚀未去净已露髓的深龋，往往冠髓多已感染。

（2）邻面深龋伴有牙髓充血，无法保留全部牙髓活力者。

（3）急、慢性牙髓炎，感染局限于冠髓，并无根尖病变者。

（4）难以保存全部活髓的畸形中央尖。

（5）备洞时意外穿髓，穿髓孔大于1mm者或不具备盖髓条件者。

（6）外伤露髓或即将露髓，盖髓剂无法固位者。一般伤后露髓在72小时以内，成功率较高，若超过72小时，牙髓出血，色泽鲜红，探诊敏感者可以试作。总之由于年轻恒牙的根尖孔宽敞，血运丰富，对活髓切断的适应证，可以适当放宽。

2. 操作方法

（1）麻醉 按照拔牙的麻醉方法，药量可适当多些。

（2）除去腐质 一般用锐利挖匙或大号圆钻低速去腐质，先去洞壁，再去洞底，在穿髓孔附近应特别细心，手技要轻柔，勿将腐质及感染物带入，每去一层腐质，应立即清除，可用生理盐水冲洗干净。

（3）隔湿 最好用橡皮障隔湿，无条件时可用吸唾器排唾，棉卷隔湿。

（4）窝洞消毒 消毒药物要求性质温和，无刺激性，常用氯亚明或生理盐水擦洗。

（5）揭开髓室顶 用消毒锐利裂钻由穿髓处进入髓室后，向另外的髓角方向扩展，连通后即可将髓顶揭去。在钻针进入髓室之前，应先将洞型基本备成，以免牙质碎屑带入髓室。

（6）切除冠髓 在再一次冲洗消毒窝洞后，用消毒锐利挖匙或大号圆钻低速将冠部牙髓齐根管口处切断，断面要求整齐，避免撕脱，髓室内不应有残余的髓组织存留。

（7）置入盖髓剂（氢氧化钙糊剂） 用生理盐水冲洗髓腔，小棉粒擦干止血，止血时不要加压，出血多时可用蘸肾上腺素的棉粒止血，待充分止血后放置盖髓剂，亦应避免加压，在盖髓剂上方用氧化锌丁香油糊剂和磷酸粘固粉，双层密封窝洞。

（8）充填 1～2周。无症状即可去部分暂封材料后，作永久充填，术后定期复查。（见图8-9）

3. 注意问题

（1）术前的正确诊断和适应证的选择，极为重要。年轻恒牙虽有解剖生理上的优点，有利于活髓切断术的成功，但适应证的掌握，不能过于放宽。虽然术后近期可能没有临床症状，并不等于牙髓没有病理变化，因此远期疗效就难以保证。

（2）术中严格遵守无菌操作，最好配备专用手术包。

（3）活髓切断虽是创伤性操作，但应使牙髓断面的损伤尽量减少到最小限度，因此切断时应选用锐利器械，不要造成牙髓撕裂，甚或根髓撕脱。

（4）年轻恒前牙由于根管口无明显缩窄，在处理髓腔时可略

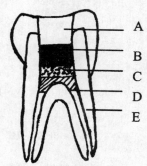

图8-9 活髓切断
A. 永久性充填 B. 磷酸锌粘固粉 C. 氧化锌糊剂 D. 氢氧化钙 E. 生活牙髓

向四周制备一定的抗力形，以防止暂封或充填时对牙髓产生压力。

（5）选用良好的盖髓剂，固然重要，但盖髓剂的正确贴附，更为重要，贴附时加压或位置偏离，均会影响疗效。

（6）在术中，断髓后发现出血暗红，不易止血，或冠髓有坏死和化脓现象时，应改作根管治疗或根尖诱导成形术。

（7）活髓切断后牙髓有可能出现退行性变，根髓钙化，根管逐渐狭窄，甚至闭锁。在追踪复查中发现有钙变趋向者或出现根尖病变的，应及时作根管治疗。

第九节　年轻恒牙感染根管和根尖周病的治疗

一、治疗原则

对年轻恒牙感染根管和根尖周病的治疗，原则上控制根管感染，消除炎症，清除病灶，力求保留患牙。并要求通过根管预备和药物处理后，能诱导牙根的继续形成或达到根尖闭锁。

二、根尖诱导成形术

由于龋病、畸形中央尖或外伤等引起牙髓感染、坏死和根尖病变的死髓，由于年轻恒牙牙根尚未发育完成，根尖常呈喇叭口状，对这类牙齿通过根管预备和药物处理，诱导牙根继续发育或根尖闭锁的方法，称为根尖诱导成形术。（见彩图8-10，彩图8-11）

（一）适应证

1. 牙根未发育完成的年轻恒牙，因各种原因所致的牙髓坏死和根尖周炎。

2. 年轻恒牙活髓切断术失败者。

（二）操作方法

治疗过程基本同根管治疗，仅根充材料有其特点。（图8-12）

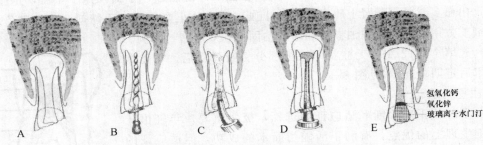

氢氧化钙
氧化锌
玻璃离子水门汀

图8-12　根尖诱导成形术示意图

A. 开髓，拔髓　B. 根管扩大　C. 根管清洗、封药　D. 暂充根管　E. 严封窝洞

1. 去除龋蚀，开髓，揭髓室顶。

2. 拔髓　除去感染牙髓和坏死组织，根尖处若有活髓组织，可适当保留。一般通过敏感程度和X线片的牙根长度，可以推断有无留存活髓。

3. 根管扩大　根管扩大要参照术前的X线片，决定根管的工作长度，根扩只求清除根管壁的腐败残髓组织和感染牙本质，以便引流及清洗根管。操作时，应注意勿伤及牙乳头。

4. 根管清洗和封药　用2％氯亚明，3％双氧水和生理盐水反复交替洗涤根管，拭干后封入性质温和的消毒剂如樟脑酚、木榴油。若根管渗出液较多，炎症尚未控制，则根管还需开放。

5. 暂充根管　对牙根未发育完成的年轻恒牙目前普遍采用氢氧化钙或其制剂为诱导药物，暂充根管。按一般根管充填方法将糊剂送入根管。

6. 严封窝洞　在暂充根管的药物上方，用氧化锌丁香油糊剂和磷酸锌粘固粉，严密封闭窝洞。

7. 定期复查　每3～6个月复查，摄X线片检查牙根的发育变化和糊剂吸收情况。若糊剂已被吸收，牙根尚需诱导，应重新填入糊剂，一直追踪到牙根完全形成或根尖闭锁后，再更换永久性根充材料，并窝洞做永久性充填。

（三）注意问题

1. 年轻恒牙根尖开口处，存在牙乳头，在治疗操作中，每一步骤都应给予保护，为了避免遭受损伤，应注意牙乳头与根尖病变的透影相区别。牙髓组织的牙乳头一般X线片显示为界限清晰的透影，其周围有完整的硬骨板包绕，而根尖病变的透影，界限不清楚，外周的硬骨板已被破坏或消失，根据这些特点，可以区别。

2. 根尖诱导成形术所采用的根充药物，有氢氧化钙及其制剂、防腐性糊剂、抗生素糊剂等，经研究以上这些药物都能诱导牙根继续发育，但必须以控制根管感染和消除尖周炎症为前提，因此做好术中的根管处理和消毒是非常重要的环节。

3. 经根尖诱导成形术后，已达到临床治愈和牙根发育完成的病例，多数学者认为诱导药物若为可吸收性糊剂如氢氧化钙和抗生素等糊剂，最后都应更换永久性根充材料。

第十节　第一恒磨牙的早期拔除

一、理论依据和临床意义

第一恒磨牙是萌出最早或较早的一颗恒牙，由于其组织结构和解剖形态的特点，患龋率很高，且龋蚀进展快，若不及时发现和治疗，牙冠迅速破坏，而呈残冠残根状态，无法进行修复，此时已失去咀嚼功能，且常导致对牙合牙伸长和邻牙倾斜移位，即便根尖无病变，勉强用修复治疗，也难恢复其形态与功能，且也维持不会长久。在儿童牙颌系统的发育过程中，第二恒磨牙有向心性移动的倾向，因此在适当时期，早期拔除破坏严重的第一恒磨牙，待萌出过程中的第二恒磨牙自动前移，替代第一恒磨牙的位置，以弥补其功能，要较姑息保留更有临床实际意义。

二、拔牙指征

1. 牙冠破坏严重，无法修复的残根残冠。

2. 年龄在8～9岁，能配合手术，有条件定期复查者。

3. 第二恒磨牙尚未萌出，X线片检查其牙胚发育正常，牙冠刚形成，根分歧还未形成，牙冠位置低于第一恒磨牙牙颈线水平，最好已见第三恒磨牙牙胚。

三、存在问题

1. 拔除第一恒磨牙后，第二恒磨牙并不一定整体前移，与邻牙间也可出现间隙。在第二恒磨牙萌出之前，会出现对𬌗牙下垂或伸长，可造成咬𬌗关系错乱，牙周创伤或继发龋病，因此常在拔牙的同时还应配合正畸治疗。

2. 一旦无第三恒磨牙，该侧牙列中缺一恒磨牙，可使咀嚼面积减少，影响咀嚼功能。

3. 由于个体的差异，虽按指征选择病例，但最后的效果，并不相同，有的也不很满意。有报导下颌牙移动不如上颌牙理想。

因此，早期拔除牙冠无法修复的第一恒磨牙，期待第二恒磨牙前移替代的治疗措施，并非尽善尽美，不应作为常规处理。尤其当前有材料学的发展，修复技术的提高，对牙冠破坏严重而根尖病变尚能治愈的第一恒磨牙，应力争治疗，维持到第二恒磨牙萌出后再拔除，此时的缺隙，可用义齿修复。

第十一节　年轻恒前牙外伤的处理特点

牙外伤是指牙齿受到急剧的外力而引起的牙体、牙髓和牙周组织的损伤，是儿童牙科常见的疾病之一。儿童处于牙颌系统生长发育的主要阶段，对外伤牙能否及时治疗和正确处理，直接影响到牙齿的发育，牙列的完整和𬌗关系的建立。因此在决定治疗计划时，除了根据外伤牙的类型和程度外，还必须考虑到儿童的年龄，乳牙的替换时间和恒牙牙根的发育状况，才能适应儿童生长发育的生理特点，达到良好的治疗效果。

一、年轻恒前牙外伤后牙髓的处理特点

1. 釉质牙本质折断　年轻恒牙由于硬组织渗透性强，牙本质小管粗大，暴露的牙本质易受外界的理化刺激和细菌的侵入，引起牙髓感染的可能性很大，所以对这类型的冠折，应及时采取护髓措施，以免感染，并修复缺损。由于折断处常是较广的面状缺损，放置的盖髓剂容易脱落，故应在贴附盖髓剂后，做一带环或全冠，戴于伤牙，以保持盖髓剂不致脱落，待牙根发育完成后，再进行永久性修复。

近年来，随着材料学的发展，可硬固氢氧化钙制剂的应用和复合树脂性能的改进，对这类冠折提供了即刻修复的条件。即在清洁牙冠断面并干燥后，用可硬固氢氧化钙制剂如 Dy-cal，覆盖暴露的牙本质上，做间接盖髓，然后按照光固化复合树脂充填技术，修复缺损。

当有明显牙震荡的这类冠折，可在牙本质暴露处覆盖一层 Dycal，然后用玻璃离子水门汀覆盖断面，观察 2 周或更长一些时间，待症状消退后，再作光固化复合树脂修复。

2. 冠折牙髓暴露　对露髓孔小，露髓时间短的这类伤牙，从理论上讲，应作直接盖髓，保持全部牙髓活力，但从临床经验观察，直接盖髓不易成功。从以往经验和实际效果考虑，牙髓暴露的冠折，应选用活髓切断术，疗效较为可靠。一般认为根未形成以及根虽形成但根尖孔仍宽大者，露髓在 72 小时内，均可采用活髓切断，保存生活根髓。但由于年轻恒牙抗感染能力较强，对露髓时间虽在 72 小时以上者也可试做活髓切断，力求使更多的伤牙，保留部分生活牙髓。若牙根已发育完成者可作根管治疗，以后修复缺损。

对牙根尚在发育中的近颈部冠折，应做活髓切断，作为过渡性治疗，以维持根髓生活，等牙根发育完成后，再作根管治疗，待成年后桩冠修复。

当牙髓暴露已久，冠髓根髓均已感染或坏死的这类冠折，根据牙根发育程度，选用根尖诱导成形术或根管治疗术。

3. 近冠处的根折　这类根折发生在牙颈部，容易通过龈沟，感染牙髓和牙周，一般应将断冠拔除，对断根做活髓切断，待牙根发育完成后，做根管治疗，然后作根管-正畸疗法牵引，将牙根拉至牙槽嵴外，备做桩冠修复。

4. 已脱落的伤牙，就诊及时，牙根良好，应即刻做再植术。有关再植牙的牙髓处理，近年来有不少资料表明，牙脱出30分钟内，再植成功率为90%左右，且牙根未发育完成的再植牙，牙髓成活率较高，因此提出年轻恒牙外伤脱出30～60分钟内可暂不做牙髓处理，争取时间，尽快植回人体。若离体时较长的伤牙，还应完成根管充填后植入，以免由牙髓引起感染而影响再植牙的愈合。

二、处理伤牙应注意的问题

1. 年轻恒牙的近颈部冠折，虽经活髓切断并已完成根管充填，但由于年龄尚不符合修复要求，尚需等待较长的时间，此时应作间隙保持器，以免邻牙斜向断冠间隙，影响以后的桩冠修复。

2. 年轻恒牙受伤后，牙髓电活力测验，假阴性率较高，因此处理牙髓时应取慎重态度，结合临床症状及 X 线片全面考虑，不能单凭1～2次活力测试阴性，即做去髓处理。

3. 牙内陷嵌入牙槽窝后，程度较轻的，可待其在牙根发育过程中自行萌出，牙内陷严重，需作复位固定的，应缓慢地将牙从牙槽窝拉出，避免用力过大将伤牙拔出。

4. 在结扎固定时，栓结不宜过紧，以免根面挤压周围骨壁，应保持伤牙有一定的生理动度。

5. 固定时间的长短，要根据情况，适度掌握，若过分延长固定期限，使伤牙长期僵硬地置于牙槽窝内，血流停滞，不利于牙周组织的修复。

6. 牙外伤不论何种损伤，采取何种治疗，均应追踪观察，定期复查。牙髓、牙周组织的损伤和预后，常受外力的大小、方向和根尖区血管损伤程度等因素的影响，如牙髓组织的退变，髓腔钙化，根管闭锁，根内外吸收和根尖骨质破坏等病理性变化，常在较长时间后才逐渐出现，所以必须对伤牙作定期复查，掌握牙髓牙根和根尖周的情况，及时做出相应的处理，以提高外伤牙的治疗效果。

第十二节　乳前牙外伤的处理特点

由于乳前牙的牙根短小，牙周和牙槽骨组织疏松，有的牙根已经部分吸收，当受外力撞击时，乳前牙的损伤常以牙脱位为多见，牙冠和牙根折断相对发生要少。幼小患儿在治疗时不易配合，而乳牙又是暂时性器官，故在处理乳牙外伤时，不宜过于保守，对较复杂的乳牙外伤，不要勉强治疗，可考虑拔除。

一、牙振荡的处理

乳牙牙振荡多无明显症状，因此很少及时就诊。当牙冠变色或出现牙髓和根尖周症状时再来就诊，此时可以结合患儿年龄，根据具体病情，作根管治疗或和拔牙。

二、牙折断的处理

釉质或釉牙本质折断，可以调磨锐缘，并作涂氟处理。乳牙冠折露髓，应在局部麻醉下拔髓，作根管治疗，不宜做活髓切断。

乳牙根折较少发生，一般只需将冠部断端拔除，断根不必取出，以免在取根过程中损伤恒牙胚。一般情况断根可能自行吸收。

三、牙脱位的处理

由于乳前牙牙冠解剖形态特点和邻接关系不紧，结扎丝容易滑脱，起不到固位作用。故脱位的乳牙经复位后，若不再自行萌出，也无咬合创伤，可不作固定，凭儿童较强的恢复机能，一般预后尚可。至于其他一些固定方法，操作更加复杂，儿童不能配合，也难以完成。故当乳牙外伤后严重移位，松动明显，一般应予拔除。

牙内陷在牙脱位中比较常见。牙齿轻度嵌入，可不作处理，待其自行"再萌出"。若嵌入较重时，有的仅见切缘外露，有的甚至完全嵌入，X线片检查根尖距离恒牙胚很近，则应拔除，以减少对恒牙胚发育的影响，避免出现恒牙的釉质发育不全或冠根弯曲畸形。

乳前牙脱出，不作再植。乳切牙拔除或外伤脱落后，一般不必做保持器，因为在颌骨发育过程中，间隙变小或消失的情况较少见。

（时　清　李新球）

第九章　口腔预防保健

第一节　口腔预防的概念和分级

一、口腔预防的概念

口腔预防是口腔医学的一门分支学科，它涉及口腔医学的各个方面，通过防止或减少口腔疾病的发生和发展，达到促进良好的口腔健康和功能恢复。总之，它关系到保护健康牙列、保持口腔结构使其尽可能长期处于一定的健康状态。

口腔预防以研究人群的集体预防措施为主要对象，以研究个人预防保健方法为基本要素，通过研究发现并掌握预防口腔疾病发生与发展的规律，促进整个社会口腔健康水平的提高。

二、口腔预防的分级

任何疾病的病程都有三个阶段，即发病前期、发病期和发病后期，根据口腔疾病的自然发展情况，预防措施可以从疾病发展的任何阶段介入，即预防贯穿于疾病发生之前直至发生之后和转归的全过程。根据各个阶段的特点与内容，将预防划分为三级。

一级预防：又称病因预防，主要针对致病因子和提高牙齿抵抗能力所采取的一切措施阻止疾病的发生，这是预防口腔疾病的积极方法，例如开展相应的健康教育以及使用氟化物和窝沟封闭来预防龋病的发生。一级预防只需较低的卫生投入即可取得较高的效益，是最经济、最富成效的积极预防措施，应成为社区卫生服务的重要内容。

二级预防：又称三早预防，即早发现、早诊断、早治疗，二级预防工作的实施必须通过普查或定期口腔检查，才能实现。因此只有社区设立牙病防治机构才有条件做到二级预防。二级预防工作是治疗已经发生的疾病，防止病损发展或扩大，例如龋齿的充填、牙髓治疗、牙周治疗等。

三级预防：是恢复口腔功能，防止疾病进入后期阶段，由功能不全而带来的病痛或其他疾病，例如缺失牙的义齿修复。

第二节　社区筛查

社区筛查是指将社区居民中具有健康危险因素者和健康问题尚处于早期阶段者筛查出来，以便进一步诊断、治疗。

三级预防中的二级预防是早期发现、早期诊断、早期治疗，而社区筛查则是二级预防最关键的起步点，没有早期发现也就无法进行早期诊断和早期治疗。

一、社区筛查的类别

1. 普通筛查　是指以整个社区人群为目标的筛查，目的是发现患某种疾病可能性较大的人群，如血压、体重、血脂，对口腔科而言是龋齿和牙周疾病的筛查等。

2. 选择筛查　是指在社区一定范围内重点选择某种危险因素的高危人群筛查某种疾病，如在幼儿园低龄儿童中筛查乳牙龋病，中小学生中筛查恒牙外伤，对老年人群筛查根面龋和牙列缺损或缺失。

二、筛查项目的表格设计

根据调查目的的要求，设计调查表格，社区口腔疾病的筛查主要是龋病、牙周疾病和牙列缺损。将筛查结果记入表格，作为社区人群的口腔保健卡，纳入社区人群的健康档案，备作今后开展防治工作、制订计划的依据。（附表作为参考）

附表　口腔检查表

姓名_____　性别_____　出生年月_____年_____月_____日

职业_____　单位_____　住址_____　联系电话_____

检查项目和记录

龋齿（D）、缺失牙（M）、已充填牙（F）、修复体（R）、多生牙（S）、III°松动牙（L）、牙齿萌出程度（1/3，2/3，3/3）

将以上检查项目的结果按上下左右记录在牙位符号的相应空格内

乳牙

上颌

右	V	IV	III	II	I	I	II	III	IV	V	左

下颌

恒牙

上颌

右	8	7	6	5	4	3	2	1	1	2	3	4	5	6	7	8	左

下颌

口腔卫生状况　良好（　　）一般（　　）差（　　）（以√表示）

良好：牙面上无软垢，龈上、龈下无牙石；

一般：软垢覆盖牙面1/3，龈上牙石覆盖牙面1/3；

差：软垢覆盖牙面2/3或以上，龈上牙石覆盖牙面2/3或以上。

牙龈炎　轻度（　　）中度（　　）重度（　　）（以√表示）

轻度：牙龈色泽轻微改变，有轻度水肿，探诊不出血；

中度：牙龈色红，水肿光亮，探诊出血；

重度：牙龈明显红肿或有糜烂，并有自动出血倾向。

治疗计划

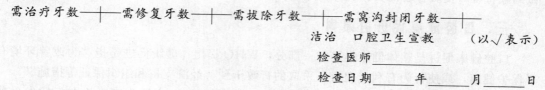

需治疗牙数——┼——需修复牙数——┼——需拔除牙数——┼——需窝沟封闭牙数——┼——

洁治　　口腔卫生宣教　　（以√表示）

检查医师_____

检查日期_____年_____月_____日

第三节　口腔健康教育和口腔健康促进

一、口腔健康教育的原则

口腔健康教育是健康教育的一个分支。WHO指出牙科健康教育的目的，是使人们一生中都知道保护牙齿和口腔健康。它是以教育的手段促使人们主动采取有利于口腔健康的行为。口腔健康教育的原则，体现以下三个方面：

1. 口腔是全身的一个组成部分，口腔健康教育同样也应纳入健康教育之中，国家或地方综合性保健规划中都应明确规定口腔保健项目，例如学校的保健项目和健康教育应有口腔保健的内容。另外，每一项口腔医疗和口腔保健服务都应包括口腔健康教育，也就是说口腔健康教育应成为口腔保健服务中不可缺少的一部分。例如在学校中开展集体刷牙，应配合有关刷牙的教育，讲一下为什么要刷牙，为什么要用含氟牙膏和保健牙刷，怎样刷牙才能有效清除牙菌斑等等。口腔健康教育还应是临床医疗服务的一个组成部分，在诊疗中尽可能针对病情进行必要的健康教育，由于病人对医生的信任和自己疾病的要求，渴望得到健康知识，此时教育的效果最好。

2. 对口腔健康教育材料的要求，教育材料应具有准确性、知识性和针对性。教育材料的设计还应有趣味性、艺术性，同时要适合特定年龄阶段的心理和不同人群的需求。教育材料还应多从正面引导，防止单纯恐吓或教育。

3. 口腔健康教育指导应符合当地的文化教育和经济发展状况，做到开展健康教育达到切实可行。

二、口腔健康教育的方法

口腔健康教育可采用以下4种方法：

1. 个别交谈　个别交谈针对性强，讨论比较深入，效果较好。

2. 组织小型座谈会　若为推广口腔保健新技术，实施一种具体的保健项目，以小型讨论会、座谈会为好，这样可以听取各方意见。了解公众的接受可能性和推广价值。

3. 借助大众传播渠道　如利用报刊、杂志、电视、广播、街头板报和科普橱窗等，其优点覆盖面大，能快速吸引公众的注意力，如9·20爱牙日宣传活动，收到非常满意的效果。

4. 组织社区活动 组织街道居民、社区团体（工厂、学校、机关）的活动，主要提高人们对口腔健康的认识，引起兴趣，发掘社区内口腔健康教育的资源，帮助进行口腔健康调查，了解社区对口腔健康的要求，为制定社区保健计划打好基础。

各种方法都有其特点，在不同情况下选择应用，才能收到较好的效果。最重要的是，要做到教育者对受教育者的真诚关怀，才能得到广大群众的支持，健康教育才能深入人心。

三、口腔健康促进的原则

口腔健康促进是整体健康促进的一部分，WHO 提出：健康促进是指"为改善环境有利于保护健康，或使行为有利于健康所采取的行政干预、经济支持和组织保证等措施。"

1. 口腔健康促进应以口腔疾病的一级预防（初级预防）方法为基础，在疾病发生前所作的预防工作，以阻止疾病的发生，这是口腔健康促进的主要任务。

2. 在口腔健康促进中应重视发挥行政领导和卫生机构领导的主导作用，在健康促进中常常遇到一些个人不能解决的问题，例如工作条件、公共卫生设施，市场上口腔保健用品和药品的质量监控以及社会经济、文化、观念、习惯等都需要各级卫生行政部门的支持来制定有利于口腔预防保健事业的重大政策。

3. 重视社区口腔健康促进，从以个体为对象，以治疗为中心的医疗单位转变为以群体为对象，以健康为中心，走预防为主的道路，是口腔健康的根本所在。口腔健康促进的责任，要求政府社区、个人、卫生服务机构和卫生专业人员来共同承担。

第四节 社区口腔卫生保健

一、社区口腔保健的意义

国家卫生保健系统的主要职能是向个人和社区提供广泛的卫生保健，以改善群众的健康。但由于在社区缺乏健全的机构、人员与必要的设施，使国家卫生保健系统的职能不能完全执行，致使群众的许多基本健康问题长期得不到解决。为克服这个问题，一定要发展以初期口腔卫生保健为基础的服务模式，健全机构、充实设施、培训人员，这样才有可能使群众的口腔健康状况得到普遍改善。

二、社区口腔保健的内容

社区口腔卫生保健应是社区卫生保健工作的一个组成部分，它最能联系社区群众，最能理解和满足群众的普遍需求，其活动方式能为社区群众接受，通过社区口腔卫生工作人员提供最基本的口腔保健服务。其主要内容包括口腔保健教育，指导自我口腔保健，倡导有益于口腔健康的行为习惯与生活方式，指导食品的选择和营养价值，介绍适当应用氟化物，提供口腔保健用品，定期口腔检查，适当处理口腔常见疾病，及时治疗与康复口腔基本功能，并安排转诊就医等等。以上内容可根据不同社区实际情况，酌情取舍。

第五节　特定人群的口腔保健

一、妊娠期妇女的口腔保健

1. 进行口腔健康教育，指导她们掌握正确的刷牙方法，彻底清除牙菌斑。讲解孕期健康与胎儿生长发育的关系，指导如何维护婴幼儿的口腔保健。

2. 定期进行口腔健康检查，重点是妊娠期牙龈炎的防治。

3. 建立良好的生活习惯，戒除烟酒。慎重用药，一些镇静安眠药，激素、四环素类药物最好不用，以免影响胎儿正常生长发育，引起牙颌畸形与发育缺陷。

4. 给孕妇合理营养。除丰富的蛋白质、脂肪、糖类外，钙、磷、铁与维生素也应有足够的摄入，这些同样是胎儿生长发育所必需的营养。

二、婴幼儿和学龄前儿童的口腔保健

1. 婴儿在哺乳后和每天晚上，用温湿纱布轻轻擦洗口腔。当牙萌出后用同样方法擦洗牙面，并在进食后喂些温水。

2. 勿让幼儿含着盛有奶或甜饮料的奶瓶睡觉。1岁以后应停止使用奶瓶。

3. 2～3岁时应指导父母教会和帮助孩子刷牙，最好带领孩子早晚一起刷牙，以便养成良好的生活习惯。由于幼儿刷牙时尚不能做到将口内的液体全部吐出，故使用含氟牙膏应慎重。

4. 合理调配营养全面的饮食成分，少吃高糖黏性甜食和餐间零食。

5. 3～6岁多半时间生活在幼儿园，应对幼教老师进行口腔保健知识的培训，以便协助和促进儿童建立良好的口腔卫生和饮食习惯。

6. 6岁左右开始替牙，在乳牙脱落和恒牙萌出过程中，可能会出现轻微疼痛、不适和牙龈红肿等症状，应及时检查处理或转院治疗。

7. 定期进行口腔检查，重点是龋齿的早期发现，以便及时治疗。

三、中小学生的口腔保健

1. 把口腔健康教育纳入学校课程内容，使学生了解在这个年龄阶段好发的龋齿、牙龈炎、牙外伤和牙颌畸形等口腔常见病的发病原因及预防方法，增加自我保健意识。

2. 定期进行口腔健康检查，并建立学生口腔保健卡，以便早期发现疾病，有组织、有计划地深入学校及时治疗。对一些复杂治疗，向家长建议去医院就诊。

3. 重点防治第一和第二恒磨牙的龋坏，可采用局部用氟和窝沟封闭法进行预防，对牙龈炎的预防主要是指导正确刷牙和定期洁治。

四、老年人的口腔保健

1. 老年人是设区保健的重点人群，针对他们的需要进行口腔健康教育，口腔卫生指导，定期口腔检查，提供口腔保健用品，安排口腔治疗和功能康复。

2. 老年人的口腔卫生保健，刷牙仍是主要的方式，但可合理配合剔牙，选用扁平或楔状牙签，以清洁较宽大的牙间隙，消除邻面的软垢和牙菌斑，防止根面龋的发生。若戴有局部义齿，应加强基牙刷洗。

3. 康复口腔基本功能，丧失的牙及时修复。久戴义齿而引起的口腔黏膜红肿、疼痛甚至溃疡，应转专科处理。

4. 改善营养摄取，合理安排膳食，补充钙、铁等矿物质和维生素，以增强体质充分发挥口腔功能。

五、残疾人的口腔保健

1. 残疾人尤其是残疾儿童是口腔保健的重点人群　残疾人的口腔卫生问题主要还是龋病和牙周病。对于缺乏生活自理能力的残疾人，至少帮助其每天彻底刷牙一次，有效去除牙菌斑，预防龋病和牙周疾病的发生。帮助或指导残疾人刷牙是一项既要花费时间又要有耐心的工作。根据残疾的具体情况，选用体位姿势适宜，操作容易的方法进行。注意不自主肌痉挛的病人，防止闭口，最好在使用塑料或橡皮的支口器下帮助刷牙。

2. 适当使用氟化物　有可能的条件下，最好选用一种全身用氟方法，如饮用氟化水、氟化食盐或口服氟片，每天刷牙应用含氟牙膏。

3. 减少糖与甜食的摄取　减少每天糖与甜食的摄取频率是很主要的措施，餐间补充膳食不应含糖，不吃甜食。

4. 定期口腔保健　由口腔专业人员定期为残疾人提供检查、洁治、局部用氟和条件能及的治疗等。

第六节　口腔疾病的预防

一、龋病的预防

（一）健康教育

向儿童和家长宣传龋病的病因和预防措施，建议建立良好的饮食习惯，控制糖的摄入和养成口腔卫生习惯。内容要通俗易懂，做法要切实可行。

（二）指导正确的刷牙方法

常被推荐的刷牙方法是将牙刷的刷毛与牙面呈 $45°$，刷毛头指向牙龈方向，使刷毛进入龈沟和邻间区，部分刷毛压在龈缘上，作短距离的前后向颤动。刷殆面时，刷毛紧压在殆面上，使毛端深入窝沟，作短距离的前后颤动。按此方法先刷唇颊面，再刷舌腭面而后刷咬合面。刷牙顺序一般先上后下，从左到右，做到不要遗漏。每次刷牙至少 3 分钟，最好刷牙前后用菌斑染色剂，以检查刷牙效果。

（三）氟化物防龋

1. 氟的防龋机制

（1）降低釉质的溶解性　氟离子置换釉质中羟磷灰石的羟基，形成氟磷灰石，氟磷灰石较为稳定，在酸中的溶解性比羟磷灰石要低。

（2）促进釉质的再矿化　研究证明在磷酸钙溶液中加入 $0.05\,mmol/L$ 的氟化物可以使釉质再矿化液速度增加 $4\sim5$ 倍，从而有效地使脱矿釉质增强硬度和抗酸能力。

（3）对微生物的作用

1）细菌对氟的摄入 氟化物的抗微生物作用，在防龋过程中是非常重要的。口腔细菌在一定条件下摄取氟化物，然后氟化物对细菌的代谢产生抑制影响。

2）对链球菌糖酵解的影响

①氟的抑酶作用 体外研究表明，氟化物能抑制与糖酵解和细胞氧化有关的酶，一旦有关酶（如烯醇酶）受到抑制，乳酸的形成也受到阻碍。

②抑制细菌摄入葡萄糖 氟化物能抑制口腔链球菌对葡萄糖的转化和利用，从而妨碍细菌和菌斑在牙面上堆积和粘附。

③反馈性抑制细菌产酸 氟可通过胞内、外 pH 的影响反馈性抑制细菌的产酸能力。

2. 具体措施

全身与局部应用氟化物：在有条件的低氟区，在严格监控下，可推行氟化物全身应用，如自来水加氟，学校饮用水加氟和服用氟化物制剂等。值得提醒的是，饮用水的氟含量不能过高；饮高氟水对牙有害。但局部应用氟化物防龋仍是常用的方法，具体有：①氟化凝胶防龋，将凝胶置于托盘，放入口腔内，轻轻咬合 4 分钟，此时含氟的凝胶覆盖整个牙面和牙间隙，而起到防龋作用。②氟离子透入法，用 2％氟化钠溶液棉纱条置于托盘，通过透入仪导线，使氟离子导入牙面，经 6 分钟，起到防龋作用。③含氟溶液如 2％氟化纳，10％氟钼酸铵局部涂擦 2～3 分钟，每周 1～2 次，3 周为一疗程。④含氟涂料，由氟化物和高分子有机基质组成，涂布牙面后可迅速固化，延长氟化物的作用时间。⑤含氟溶液漱口，用 0.05％ NaF 漱口液每日含漱 1 次或用 0.2％ NaF 漱口液每周含漱 1 次；每次用 10 ml 含漱 1 分钟。⑥用含氟牙膏刷牙。

（四）窝沟封闭

窝沟封闭是使窝沟与口腔致龋因素隔绝，起到防龋作用的一种方法。

1. 适应证

（1）乳磨牙或恒磨牙的深窝沟和窝沟可疑龋。

（2）对侧同名牙患龋或有患龋倾向的牙齿。

（3）牙齿完全萌出，乳牙 3～4 岁，第一恒磨牙 6～7 岁，第二恒磨牙 12～13 岁，双尖牙 9～13 岁为最适宜封闭的年龄。

2. 非适应证

（1）牙合面无深的沟裂点隙。

（2）患较多邻面龋损。

（3）牙齿萌出 4 年以上未患龋。

（4）患儿极不合作，不能进行正常操作。

3. 操作步骤

（1）清洁牙面 用牙刷蘸上适量不含氟的牙膏刷洗牙面，彻底冲洗，清除牙菌斑。

（2）酸蚀 吹干牙面，放置酸蚀剂于应酸蚀的牙面，约 30 秒。

（3）冲洗和干燥 彻底冲尽酸蚀剂，然后隔湿、吹干牙面，防止再污染。

（4）涂布封闭剂 用小毛刷将封闭剂涂布在酸蚀过的牙面上，使之深入窝沟。

（5）固化 自凝封闭剂涂布后 1～2 分钟即可自行固化，光固化封闭剂待光源照射 20～40 秒后凝固。

4. 注意事项

（1）酸蚀后的牙面避免再被唾液污染。

（2）操作过程中要严格隔湿。

（3）涂布封闭剂时，防止存留气泡。

二、牙周疾病的预防

1. 健康教育　　通过牙周疾病的病因、牙菌斑的形成和牙周疾病发生发展的宣传教育，建立患者对牙周疾病的自我保健意识，确立自我保健行为，防止疾病的发生和发展。

2. 控制菌斑　　刷牙是机械性除去菌斑的方法，掌握正确刷牙，有效地除去牙面菌斑（刷牙方法已如前述）。使用牙线消除牙邻面的菌斑，使用含化学药物的漱口剂如洗必泰，可控制菌斑的形成，减少牙龈炎的发生。

3. 洁治　　选用合适的洁治器械（目前一般用超声洁治器）。按一定顺序除去牙面上的牙石、软垢和菌斑，然后再磨光牙面。局部用 3％双氧水清洗，再涂 4％碘甘油，可使牙龈炎症消退，防止牙周组织进一步破坏。

4. 控制有关的局部致病因素　　如改善食物嵌塞，调𬌗，破除不良习惯。

三、牙颌畸形的预防

1. 孕妇应有丰富的营养，适度的户外活动，愉快的心情，避免传染病的侵袭，服药要慎重。保证孕妇健康，也就保证胎儿牙颌系统的正常发育。

2. 注意哺乳方式，以哺母乳为佳，吸吮动作时下颌运动适度，颌骨可得到良好的发育。人工哺乳时应注意哺乳姿势和奶瓶位置，仰卧吸吮，可造成下颌过度前伸，形成反𬌗和下颌前突畸形。

3. 婴儿期睡眠姿势应经常调换，避免偏向一侧，使该侧长期受压，出现颜面不对称畸形。

4. 及时纠正口腔不良习惯，如吮指、咬唇、吐舌、咬笔、舔牙、偏侧咀嚼、口呼吸等，这些都可引起相应的牙颌畸形。纠正方法先以心理诱导、说服教育，促使自觉改正，必要时使用口腔不良习惯矫正器。

5. 治疗口腔疾病如充填龋齿，拔除治疗乳牙和多生牙，早失的乳牙做间隙保持器等。

6. 治疗鼻咽部疾病，使鼻道通畅，改善呼吸状态，减轻口呼吸。

7. 坚持定期口腔检查，替牙期儿童至少半年一次。

四、口腔癌的预防

1. 开展口腔健康教育，增进公众防癌知识。

2. 减少致病因素刺激，戒除烟、酒，防护光辐射，不吃过热食品和饮料，拔除残根残冠，调磨锐利牙尖和义齿锐缘。

3. 提高对口腔癌的警惕，发现以下情况，应及早就医检查：①口腔溃疡 2 周以上尚未愈合。②口腔黏膜有白色、红色和暗红色的斑块。③口腔与颈部有异常的肿胀和肿大淋巴结。④口腔不明原因的反复出血。⑤面部、口腔、咽部和颈部有原因不明的麻木与疼痛。

4. 定期口腔检查。40 岁以上长期吸烟且吸烟量在每日 20 支以上者，既吸烟又饮酒者，因烟酒刺激口腔已有白斑者是重点检查对象。

5. 防止环境污染。

（李新球）

第十章　口腔科院内感染与控制

近年来口腔科临床医疗工作中，由于多种传播途径，使可能带来的各种感染有明显增加的趋势。其原因，一是因为疾病本身的传染性强、毒力大，二是由于口腔疾病的普遍性和口腔临床工作的特殊性，给这些感染的传播提供了条件，因而引起公共卫生部门和口腔医务工作者的高度关注，把口腔医源性感染作为主要的问题提醒大家重视。

第一节　口腔医源性感染的状况

由于口腔临床工作的特殊性，大多数治疗都在病人口内进行，医务人员的手与病人的血液、唾液接触频繁，操作中尚有唾液血液飞沫四溅，而且有些治疗需靠尖锐器械完成，容易刺伤手指皮肤，引起感染。另外口腔医务工作者常有一种错误概念，认为口腔不是无菌环境对防止交叉感染，不够重视，对消毒灭菌，执行不严、监督不力。再有一些器械设备在设计上没有考虑到微生物污染和清洁、灭菌、消毒的要求。以上种种导致口腔医源性感染没能得到有效控制。

近年来口腔专业人员中乙肝病毒携带者有增加趋势，国外报告为乙肝患病率高的人群做牙科治疗的医生，受乙肝病毒感染的危险性增加 2～3 倍。未经注射乙肝疫苗的开业牙医，受乙肝感染的危险性增加 6 倍。美国 ADA 检查开业牙医有 8.8% 乙肝病毒血清阳性，口腔外科医生高达 38.5%。另有调查不少病人的乙肝病毒感染是由牙医传播的。对于艾滋病毒感染的情况，美国曾有报道，通过职业性接触感染 HIV 的卫生工作者 50 人，截止 1991 年 11 月，已有 5 例牙科人员感染 HIV。我国艾滋病血清阳性率的病例近年来有明显增多，已约有 84 万艾滋病病毒感染者，虽然有关口腔科医务人员的感染情况没有报道，但许多艾滋病病毒感染者，在发展到艾滋病之前的四年内，单独出现口腔表征，并首先就诊于口腔科，故对这些致命性的感染，必须引起口腔医务人员的高度警惕和重视。

第二节　交叉感染

感染是意味着微生物在人体组织中聚集与生长，引起宿主的反应。但微生物要有足够的数量和毒力才能发生交叉感染。口腔科的交叉感染常是尚无明显症状的感染者，接受口腔治疗而来。他们的血液、唾液和受其污染的器械与敷料具有较大的传染性，可通过吸入或接种方式进行传播。因此口腔临床工作中应普遍采取预防措施严格消毒灭菌，防止交叉感染的发生至关重要。

第三节　口腔临床上感染的传播途径与方式

口腔科的主要传播途径是血液携带传播和唾液携带传播，通常是破损的皮肤直接接触血液和唾液或被其污染的敷料和器械的方式侵入人体而被感染。另外，口腔科的空气携带传播也不应忽视，高速涡轮牙钻雾化产生不同大小的感染微粒，大的扩散附着在物体表面，小的可漂浮在空气中，作为传播途径，通过吸收侵入人体。

第四节　控制感染的基本原则与方法

控制感染的原则和方法是根据感染控制原理，结合传播途径与方式而确定的，控制感染应从多方面入手，归纳起来有以下几方面：

1. 病人监测　就诊病人应采集完整病史，发现可能传播的疾病和病人，进行监控以免感染扩散。

2. 个人防护　在口腔临床工作中应使用良好的物理屏障，如戴手套、口罩、防护眼镜和防护服等。手套必须每处理一个病人更换一副手套。

3. 无菌技术　良好的无菌技术取决于高度的无菌观念，方可减少污染。如在治疗过程中不接电话，所有接触过的物品都应擦洗消毒。各种消耗品，应树立一次性消耗的概念，不论是否用过，应随病人撤换。

4. 器械灭菌与化学消毒

（1）高压蒸汽灭菌法　对能耐受135℃湿热蒸汽处理的器械如牙科手机、车针、扩大针、洁治器等首选 STATIM 卡式消毒器，135℃压力蒸汽灭菌处理。对能耐受121℃湿热蒸汽处理的器械，首选121℃压力蒸汽灭菌处理。（不同制造商生产的上述产品，对温度的耐受性不同，选择方法必须注意）

（2）干热灭菌法　干热灭菌适用于容易生锈的金属器械，常用温度是170℃ 1小时才有效。

（3）化学消毒法　使用化学消毒剂进行消毒灭菌处理的，首选2％戊二醛，浸泡灭菌10小时后用无菌水冲洗干净，由于灭菌时间较长，应配备足够量的器械，确保灭菌所需时间。使用其他化学消毒剂，应根据不同种类，保证使用浓度与作用时间。无论使用何种消毒剂对各类口腔器械采取擦拭消毒的方法，不能起到消毒作用，应停止使用。

5. 表面消毒　表面消毒剂有碘伏溶液，国产碘伏含碘0.75％，用于表面消毒应按说明稀释。用碘伏溶液喷雾到物体表面并使空气干燥，有杀菌作用。另有推荐次氯酸钠作为表面消毒剂，可用其5.25％溶液，在治疗乙肝表面抗原阳性或乙肝病人时常用其作为物体的表面消毒剂。

6. 诊室环境动态消毒　诊室必须保证通风良好，可安装排风扇，强行通风，或空气净化器进行持续空气消毒，以防止吸入性感染。

（李新球）

第十一章　口腔颌面部应用解剖

第一节　骨

口腔颌面部共有 15 块骨。其中左右成对者共 12 块，即上颌骨、颧骨、鼻骨、腭骨、泪骨和下鼻甲；不成对者 3 块，即下颌骨、犁骨和舌骨。以上各骨中与口腔临床关系最密切的是上颌骨和下颌骨。

一、上颌骨

上颌骨位于面中部，成对，不规则形，包括一个体和四个突。

体　有四个面，即前面、后面、上面和内侧面。前面有眶下孔，后面有上颌结节和牙槽孔。上颌骨体内有上颌窦，上颌窦开口于上颌骨内侧面。

突　前上部有额突、后上部有颧突、内侧有腭突，与对侧腭突连接为硬腭前部（即前3/4），穹窿状，前部有切牙孔；下部为牙槽突，弓形，包绕上颌半侧 8 颗牙的牙根，共同组成牙槽骨弓。

二、下颌骨

下颌骨位于面下部正中，不成对，包括一个体和两个下颌支。

下颌骨体　呈弓形，外侧面最前部为颏隆突和颏结节，外侧面从后上到前下有外斜线，为部分表情肌附着处；在相当前磨牙下方有颏孔，颏神经和颏动、静脉由此出孔；内侧面有内斜线、其后下为下颌下腺窝，前上为舌下腺窝，此两腺体即靠近此两窝。上缘为牙槽突，包绕下颌 16 颗牙的牙根；下颌骨下缘圆钝，较坚实。

下颌支　位于下颌骨体两侧后部，上缘有喙突和髁状突，前者为咀嚼肌所附着，后者为颞下颌关节的关节头。下缘后部为下颌角，外侧面为嚼肌附着，内侧面有下颌孔，下牙槽神经、血管由此孔进入下颌管。内侧面下部有翼内肌附着。

第二节　颞下颌关节

头部和颌面部的绝大多数骨都以骨缝的形式互相连接，彼此之间没有移动性。只有左右两侧下颌支的髁状突与颞骨鳞部的关节窝之间形成一对活动的关节，而且必须联合运动，即颞下颌关节。关节头是下颌支的髁状突，关节窝在颞骨鳞部下面，外耳孔前下方，在关节内部，髁状突与关节窝之间有由纤维软骨形成的关节盘，关节窝前方有关节结节。关节窝的周围和髁突颈四周为关节囊所包绕，并有 3 条关节韧带，即颞下颌韧带、蝶下颌韧带和茎突下颌韧带。由于关节内为关节盘所分隔，关节腔分为上、下两腔。两侧颞下颌关节相互配合，可以作上、下颌之间的开、闭口；下颌前伸、后缩；上、下颌牙齿的研磨等运动。

第三节 肌 肉

面部肌肉包括表情肌和咀嚼肌

1. 表情肌 包括在口唇周围放射状排列的肌肉和环绕在口唇周围的肌肉（口轮匝肌）放射状排列的表情肌有提上唇鼻翼肌、提上唇肌、颧小肌、颧大肌、提口角肌、笑肌、降口角肌、降下唇肌和颏肌。还有作为口腔侧壁的颊肌。这些肌肉都与口轮匝肌相移行。

2. 咀嚼肌 包括咬肌、颞肌、翼内肌和翼外肌等，前三者为闭口肌，后者为开口肌。

3. 颈部肌肉 包括颈浅肌的颈阔肌和胸锁乳突肌；颈中肌的舌骨上下肌群和颈深肌的外侧群、内侧群。其中舌骨上肌群的二腹肌、茎突舌骨肌、下颌舌骨肌和颏舌骨肌也具有降下颌的功能。

第四节 血 管

1. 动脉 口腔颌面部的动脉主要来自左右两侧颈总动脉的分支，颈总动脉在颈部分为颈内动脉和颈外动脉两大分支，其中颈内动脉在颅外没有任何分支，入颅后才分支供应颅脑血液；颈外动脉不入颅，面部有 8 个分支，主要分布在面部的是颌外动脉、主要分支到上、下颌骨和口、鼻、眶腔的是颌内动脉、舌动脉以及颞浅动脉等。

2. 静脉 口腔颌面部的静脉主要经颈内静脉回流，面部的静脉包括面前静脉、面后静脉、舌静脉等。颈部的静脉有颈外静脉、颈前静脉以及深层的颈内静脉和锁骨下静脉。

第五节 神 经

与面颈部有关的脑神经、脊神经、交感神经等约有 12 条。其中与口腔颌面外科最密切的是三叉神经和面神经：

1. 三叉神经 为口腔颌面部主要的感觉神经，分为眼神经、上颌神经和下颌神经三个分支：眼神经司眼裂以上和眶腔上部的感觉；上颌神经司眼裂到口裂之间、上颌骨（包括眶底和腭部）、鼻腔、软硬腭以及上颌牙、牙周膜、牙龈等处的感觉；下颌神经司口裂以下、下颌骨、下颌牙、牙周牙龈、舌、颏部、颞部、颞下颌关节、口底以及腮腺、下颌下腺、舌下腺等处的感觉它还兼有支配四大咀嚼肌运动的功能。

2. 面神经 为以支配面部表情肌运动为主要功能、并兼管口腔内的味觉感受以及下颌下腺、舌下腺唾液分泌的神经。其在面部的分布是从面神经干到达面部的腮腺后，向上、前上、前、前下、下，放射状发出的五条分支。即颞支、颧支、颊支、下颌缘支和颈支。

第六节 淋 巴 结

头颈部淋巴结和淋巴管很密集和丰富，它一方面是体液回流的又一重要的通道，而且层层的淋巴结好似一道道防线，紧密地保卫着头面颈部系统、器官和组织的安全。其中头面部淋巴结群一簇簇环绕分布在头面部周围，主要包括面前淋巴结、腮腺淋巴结、下颌下淋巴结、颏下淋巴结等，被称为环形组淋巴结群。颈部的淋巴结群则主要分布在颈部两侧上下围绕静脉分布，被称为纵形组淋巴结群，如颈浅淋巴结、颈深淋巴结等，尤其其中深层部分，紧密排列在颈内静脉周围者，如果有来自头面部的癌转移细胞，往往意味着此类癌瘤已有全身转移。

第七节　唾　液　腺

　　口腔内有大量的唾液腺，其中大部分是广泛分布于唇、颊、舌、腭各处的小唾液腺，三对大唾液腺为腮腺、下颌下腺和舌下腺。腮腺最大，位于耳的前下方，分泌浆液性唾液，其导管开口于颊黏膜上；腮腺分泌由舌咽神经支配；下颌下腺靠近下颌下腺窝，导管开口于舌系带前下部的舌下肉阜；舌下腺位于舌下区，靠近舌下腺窝处，导管开口于舌下皱襞上。

（沈铭昌）

第十二章　牙槽突外科

第一节　口腔局部麻醉药物

1. 普鲁卡因（Procaine）亦称奴佛卡因，无色无嗅，水溶液在碱性时不安定，易分解。毒性小，常用浓度为 1.0%～2.0%，用于浸润麻醉或阻滞麻醉。

2. 利多卡因（Lidocaine）亦称赛洛卡因，无嗅味苦，易溶于水和乙醇，麻醉作用大于普鲁卡因，穿透力强，麻醉维持时间亦长，但毒性亦大。主要以 1.0%～2.0%，用于神经阻滞麻醉。

3. 地卡因（Dicaine）作用较慢，常以 0.5%～2.0%，加少量肾上腺素，用于表面麻醉。

4. 阿替卡因（Articaine）（又称碧兰麻）酰胺类药物，组织中易扩散，局麻效果好，起效快（2～3分钟），维持时间长，毒性比利多卡因低，但因含少量肾上腺素，如遇心血管病人，不可量大。适用于拔牙、牙髓治疗等。

第二节　常用麻醉方法

一、表面麻醉

1. 适应证　松动牙拔除和口腔黏膜小脓肿切开
2. 操作步骤和方法
(1) 常用药物　1%～2%地卡因。
(2) 方法　用棉签蘸药液在拟切开部位涂抹，稍后，即可手术。

二、浸润麻醉

1. 适应证

牙齿拔除，主要是拔上颌前牙、前磨牙、下颌切牙以及拔上颌第一磨牙麻醉近中颊根；口腔黏膜切开；口腔黏膜小手术等。

2. 操作步骤和方法
(1) 常用药物　2%普鲁卡因
(2) 方法　用注射器吸取药液 2～5 ml，在拟麻醉部位刺入黏膜，先推入少许药液，再向周围并由浅入深注射，也可在切口周围作环状浸润。局麻药液广泛在组织中扩散渗入神经组织产生良好麻醉效果。并可借溶液张力减少手术区渗血，从而使手术区清晰，易于分离组织。拔除上、下颌前牙、前磨牙以及牙槽骨整形手术时，由于该区域牙槽骨骨质较薄，均可采取浸润麻醉方法。将麻药注射在骨膜下，使其有利于向骨内渗透。

三、阻滞麻醉

亦称神经阻滞麻醉，系将麻醉药注射于神经干或分支周围，以阻滞感觉神经末梢从其分布区感受到的疼痛刺激向中枢传递，而利于在其分布区域内进行手术。也有人称之为神经传导麻醉。阻滞麻醉的刺入部位，可以在口内也可在口外，但由于口内进针操作更准确、简便，通常多在口内进针。但无论从口内或口外进针，都要求必须熟悉局部解剖，掌握三叉神经通路与分布，了解进针标志和方法。而且必须严格遵守无菌操作，并防止针尖刺入血管后将麻药注人。口腔颌面部常用阻滞麻醉方法有以下几种：

（一）上牙槽后神经阻滞麻醉

1. 适应证　拔上颌第二、三磨牙和上颌第一磨牙麻醉其舌根和远中颊根；上颌骨、上颌窦手术等。

2. 操作步骤和方法

（1）常用药物　2％利多卡因或2％普鲁卡因。

（2）方法　用注射器吸取药液2～5ml后，一般以上颌第二磨牙远中颊根根尖部位作为进针点，针头刺入，接触骨面，将注射器倾斜并斜向后上方推进，使针尖沿骨面向后上内到达牙槽孔周围（深约2cm），经回吸无回血，即可将麻药推入（一般约1.5～2.0ml即可）。由于麻醉部位在上颌结节附近，又称上颌结节麻醉。此麻醉要注意防止刺伤翼静脉丛，引起血肿。（图12-1）

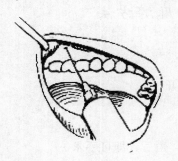 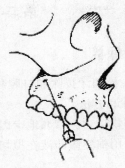

图12-1　上牙槽后神经阻滞麻醉口内注射法

（二）眶下神经阻滞麻醉

1. 适应证　拔上颌切牙、尖牙以及该部位的上颌骨、上唇小手术。

2. 操作步骤和方法

（1）常用药物　2％利多卡因或2％普鲁卡因。

（2）方法　眶下神经经过眶下孔，应将麻药注射于眶下孔内，又称眶下孔麻醉。眶下孔位于眶下缘中点下方0.5～1.0cm处，此处从面部扪之有一凹陷。注射针自同侧鼻翼旁1cm处刺入皮肤达骨面，向上、后、外进针约1.5cm，刺入眶下孔（注意不要刺入太深）。回抽无血，推入麻药0.5～1.0ml。如果手术区域太靠近中线，如中切牙或上唇中部手术，尚需麻醉对侧眶下神经。

（三）腭前神经阻滞麻醉

1. 适应证　拔上颌后牙如第一、二、三磨牙及第一、二前磨牙需剥离其腭侧牙龈，或硬腭后 3/4 半侧手术剥离黏骨膜。

2. 操作步骤和方法

（1）常用药物　2%利多卡因或 2%普鲁卡因。

（2）方法　腭前神经出腭大孔到硬腭后部。腭大孔位于上颌第三磨牙腭侧龈缘与腭中缝连线的外 1/3、中 1/3 交界处（软硬腭交界前约 0.5 cm），用注射器吸取药液 2 ml 后即可按此位置刺入，一般只需在黏膜下疏松组织内推入麻药 0.5 ml 即可。不一定要刺入孔内。（图12-2）

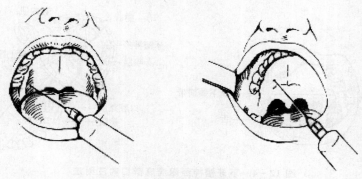

图 12-2　腭前神经阻滞麻醉

（四）鼻腭神经阻滞麻醉

1. 适应证　拔上颌前牙如切牙、尖牙、前磨牙需剥离其腭侧牙龈，或硬腭前 1/4 手术时剥离黏骨膜。

2. 操作步骤和方法

（1）常用药物　2%利多卡因或普鲁卡因

（2）方法　鼻腭神经出切牙孔到硬腭前部，切牙孔的表面标志是在两侧上颌中切牙腭侧的切牙乳头（腭乳头），用注射器吸取药液 2 ml 后针头可朝上后方向刺入切牙孔，由于切牙乳头顶端比较敏感，也可将针尖从切牙乳头一侧斜刺向切牙孔，一般刺入 5 mm，不一定刺入孔内，只将麻药注射在切牙孔周围。推入麻药 0.5 ml 左右即可。（图12-3）

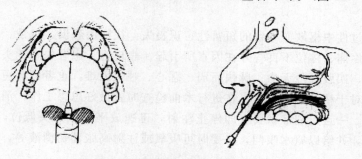

图 12-3　鼻腭神经阻滞麻醉

（五）下牙槽神经阻滞麻醉

1. 适应证　拔下颌牙尤其是下颌磨牙、前磨牙；下颌小手术等。

2. 操作步骤和方法

（1）常用药物　2％利多卡因或2％普鲁卡因

（2）方法　用注射器吸取药液2～5 ml后，要求患者大张口，下牙粭平面与地面平行在同侧颊黏膜后侧的翼下颌皱襞后部近中点，颊垫的近尖部的弧形皱襞中点，二点间为注射点，注射器的针管位于对侧下颌第一、二前磨牙之间斜向刺入注射点，直达骨面，回吸无血，推入1～1.5 ml麻药，在下颌孔处阻滞下牙槽神经，然后将注射器回撤1 cm左右，此处针尖靠近舌神经干，再推入约0.5 ml麻药可再麻醉舌神经。此麻醉有两个标志，即下牙槽神经麻醉后患者可感觉半侧下唇麻木，舌神经麻醉后患者感觉半侧舌尖麻木。（图12-4）

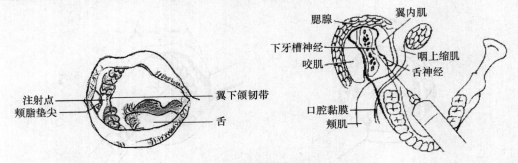

图12-4　下牙槽神经阻滞麻醉口内注射法

局部麻醉注意事项：

（1）术前应询问药物过敏史，并消除患者紧张情绪。

（2）注射器及针头应严格消毒，操作中针头避免再污染，遇有脓肿时应避开脓腔，以防将感染带入深层组织。

（3）掌握注射方法，进针方向和深度，避免损伤血管。

（4）注射时要心细手轻，针头需转换方向时，不可使之过度弯曲，避免折断。

第三节　局部麻醉的并发症及防治

一、晕厥

晕厥是由一过性中枢缺血导致的短暂性意识丧失。往往由恐惧、饥饿、疲劳或健康较差等内在因素以及疼痛、体位不良等外在因素所引起。表现为：患者先感觉头晕、胸闷，面色苍白、全身冷汗、四肢厥冷无力、脉快而弱、恶心、呼吸困难，重者可有短暂性意识丧失。

防治原则：对于精神紧张患者，在进行术前检查时就做好思想工作，消除紧张情绪，避免在空腹时操作。一旦出现症状要立即停止注射，迅速放平椅位，头低位，松解颈部衣领，保持呼吸道通畅，并给以氨水嗅闻，必要时可吸氧或注射高张葡萄糖液等。

二、中毒和过敏反应

中毒为单位时间内血液中麻醉剂浓度过高，超过机体耐受力而造成的毒性反应。过敏即变态反应，有即刻反应与迟发反应两种类型。特异质反应是指极小的剂量即引起类似中毒的严重反应。三者临床表现相似，中毒反应发病较慢，过敏反应则稍快，特异质反应最急。轻者表现为烦躁不安、恶心、呕吐、胸闷、寒战、心率加快等；严重者出现发绀、惊厥、神志不清、血压下降，甚至呼吸、循环衰竭而导致死亡。迟发型过敏反应多为唇颊部血管神经性水肿，偶见荨麻疹、药疹等。

防治：普鲁卡因成人一次极量1g，利多卡因0.4g；而拔牙麻醉用药量很少，即使误注入血管内一般不至造成中毒。过敏与特异体质反应均为机体对少量药物出现的异常反应，临床上虽很少见，一旦发生，后果相当严重。因此术前应常规询问病史，有过敏史者可选用其他麻醉剂，有可疑应先作皮肤敏感试验。注射时，速度放慢，并注意观察，如出现症状，应即停止注射并及时与有关科室联系。反应轻者可按晕厥处理，严重者要不失时机地进行抢救。对迟发反应可给予一般抗过敏药物。

三、感染

注射部位感染乃由于麻醉药液不纯净或变质，注射器械消毒不彻底，或是操作过程中针头污染，将感染物带入组织内而引起。上颌结节或下颌孔注射引起的感染由于部位较深，通常在注射后4～5天才出现明显症状。主要表现有注射区疼痛、肿胀、张口困难等。

防治：注射前要检查麻醉剂和注射器械，口腔卫生差者先清洗口腔。注射时遵守无菌操作原则，针头如触及牙面应立即更换；注射针避免通过感染区。如发生感染则按炎症处理。

四、血肿

注射过程中刺破血管造成的组织内出血，多见于上颌结节注射时刺破翼静脉丛或眶下管注射时刺伤眶下动、静脉而形成血肿。血肿的表现是局部迅速肿胀，无痛而稍有胀感，表浅者黏膜下或皮下出现紫红色瘀斑，数日后转变为黄绿色以至消失。

防治：为减少血管损伤，应正确掌握穿刺点、进针方向及深度，避免反复穿刺。注射针应当无弯曲，针尖锐利无倒钩。如发现注射区突然肿胀，注射应即停止，但常在注射后才发现。如果为早期发现，可施行压迫止血，必要时给予止血药物。出血当天采用局部冷敷，次日改用热敷以促进吸收。

五、注射针折断

麻醉注射过程中，造成注射针折断的因素有多种：术者操作不当，如将针头刺入韧带或骨缝，且又过分用力；注射中病人突然摆动头位；注射针质量差，缺乏弹性等。

防治：注射针消毒前应逐个检查，不合用者应予以废弃；术前向病人解释清楚，消除恐惧情绪，嘱病人配合手术；术中操作要心细、手轻，针头进入组织后，如需转换方向，不可使之过度弯曲。注射针的折断部位多在针头与针体的连接处，因而注射时不要将针头全部刺入组织内，至少应有1cm留置于组织之外。如果发生折断，立即夹住针头外露部分将其拔出。万一断针完全埋入组织内则取出较难，可经X线照片定位后行手术取出。嘱咐病人术前勿做开闭口运动，以防针头移位。

六、暂时性面瘫

偶见于下颌孔注射之后，系注射部位过深，达到下颌支后缘，使面神经总干发生麻醉所致。注射后数分钟，病人感觉面部。活动异常，眼睑不能闭合，口角下垂。

防治：避免此种意外需注意进针深度，注射剂量不宜过大。如已出现面瘫，只要不是直接刺伤神经干，待药物作用消失之后，即可自行恢复，不需作特殊处理。

第四节　拔牙的适应证

1. 牙冠严重破坏已无法修复，且牙根或牙周情况并不适合做桩冠或覆盖义齿者。

2. 牙周炎晚期，松动达Ⅲ度，经常牙周溢脓，影响咀嚼功能者。

3. 严重根尖病变，不能做根管治疗、根尖手术或牙再植术等疗法保存者。

4. 乳牙逾期不脱落，影响恒牙正常萌出，或根尖外露造成创伤性溃疡者。但如果恒牙先天缺失，乳牙功能良好，则不应拔除。

5. 多生牙、错位牙，或因无对颌牙而下垂的第三磨牙易造成食物嵌塞或影响义齿修复者。

6. 下颌第三磨牙出现位置不正或不能完全萌出以致反复发生冠周炎以及造成第二磨牙邻面或牙根损害等情况者应予拔除。

7. 引起上颌窦炎、颌骨骨髓炎或颌面部蜂窝织炎的病原牙。

8. 可能是风湿病、肾炎、视神经炎等之病原牙，又无法治愈者。

9. 因颌骨肿物致牙槽骨破坏或牙根吸收而无法保留的牙齿和位于恶性肿瘤放疗照射区内的病牙，如不能治愈，应予拔除。

10. 牙冠折断或劈裂达龈下，无法修复的牙齿。

11. 为了正畸或义齿修复的需要而应拔除的牙齿。

第五节　拔牙的禁忌证

1. **血液系统疾病**　各种凝血障碍性疾病如血友病、再生障碍性贫血、血小板减少性紫癜、白血病等疾病可能发生术后出血不止，抵抗力低下，引起败血症等严重并发症，应尽量避免拔牙。如必须拔牙，应极慎重，应住院手术，并请有关科室会诊协作。

2. **心血管系统疾病**　如重症高血压，心力衰竭、心肌梗死、心绞痛发作频繁等情况下均不宜拔牙，一般高血压病人可在采取心电监护等预防措施情况拔牙，或术前给予镇静、降压药物，麻醉剂中不加血管收缩剂。对于风湿性和先天性心脏病病人为防术后引起细菌性心内膜炎，术前后要使用抗生素；冠心病患者术前服用扩张冠状动脉药物并应备有急救药品，以防意外。

3. **糖尿病**　抗感染能力差，需经系统治疗，在病情得到控制的情况下，方可拔牙。术前后使用抗生素药物预防感染。

4. **牙源性急性炎症期**　于急性炎症期拔除患牙虽可及时清除病灶、建立引流、减少发症、缩短疗程。但若手术困难、创伤较大者有可能术后炎症扩散，加重病情。此外，还可能发生肿胀区域无法注射麻醉剂及因开口障碍而阻滞麻醉有困难等，应根据患牙部位及病人的全身情况等综合分析，作出决定。下颌第三磨牙急性冠周炎、牙槽脓肿以及年老体弱病人等均应避免急性炎症期拔牙。

5. **口腔恶性肿瘤**　位于恶性肿瘤范围内的牙禁忌拔除，以防止肿瘤扩散或转移。放射治疗照射野内的牙不宜拔除，防止发生放射性颌骨骨髓炎。如果牙齿极度松动，仅有软组织相连者不在此限。

6. 月经与妊娠　妇女月经期一般可以拔牙，但对于复杂拔牙则应推迟，以防拔牙后出血或由于抵抗力降低而产生的不良反应。妊娠期一般亦可拔牙，但妊娠早期和晚期可能引起流产或早产，特别是有习惯性流产或早产史者应慎重。如不能推迟至产后者可选择在妊娠3～6个月期内拔牙较为安全。

7. 其他疾病　肾炎、肝炎、肝硬化、甲亢以及其他慢性消耗性疾患，有可能拔牙促使病情恶化者，应依据具体病情决定。

第六节　拔牙器械

拔牙器械包括牙钳、牙挺、骨凿、牙龈分离器、牙槽窝刮匙等均应术前经高压灭菌后备用。

1. 牙钳　由喙、关节和柄三部分组成。喙是用以夹持牙的部分，根据牙冠、牙根的不同要求所设计，其形状多种多样；关节为连接喙和柄的可活动部分，以便钳喙能开合自如；柄为握持部分。拔牙钳的喙与柄各呈不同角度以利操作，前牙与后牙者不同，上牙与下牙者不同。拔乳牙另有各式乳牙钳，拔残根另有牙根钳。

2. 牙挺　包括刃、杆、柄三部分。按照功能可分为牙挺、根挺和根尖挺。按形态又可分为直挺、弯挺、三角挺等。牙挺的刃较宽，根挺刃较窄，根尖挺的刃则尖而薄。牙挺是应用杠杆、轮轴、楔入等原理，作撬举、扭转、楔插等动作，使牙齿或牙根松动，脱位而被拔出。牙挺常用于阻生牙、埋伏牙、残根、残冠、断根以及上下颌第三磨牙的拔除。任何松动牙均可用牙钳直接拔除，不需使用牙挺。

3. 牙龈分离器　用以分离牙龈。

4. 牙槽窝刮匙　有弯头和直头两种。用以刮除牙槽窝内的肉芽组织和碎骨片等。

5. 其他器械　如为残冠或阻生牙等复杂拔牙，有时需要切开与缝合、凿除骨板、分开牙根、修整骨创等，根据需要准备刀、剪、凿、锤、剥离器、咬骨钳、骨锉及缝合器械等。

第七节　拔牙操作

一、基本操作

1. 术前要再次向病人核实准备拔除的牙齿，并简要地介绍手术过程和注意事项，使病人有足够的思想准备，取得信任，配合手术。然后医务人员按照北京市卫生局制定的专业洗手法（六步洗手法）认真洗手，其方法如下：

先取适量洗手液涂布双手手心和手背

（1）一手指尖在另一手掌心旋转搓擦交换进行。

（2）掌心相对，手指并拢相互搓擦。

（3）手心对手背沿指缝相互搓擦。

（4）掌心相对，双手交叉沿指缝相互搓擦。

（5）弯曲各手指关节，双手相扣进行搓擦。

（6）一手握另一手大拇指旋转搓擦，交换进行。

2. 拔牙时术者应根据牙位、牢固度、牙根的数目（单根或多根）和形态（扁根或圆根）选择不同的方法和器械，灵活地运用挺松、摇动、扭转、拔出等基本动作，方能将牙齿顺利拔除。如果方法不合适或用力不当常会造成牙根折断、软组织损伤、牙槽骨板折裂、伤及邻牙或击伤对殆的牙齿等不良后果。残冠、断根、阻生牙等较难拔除，有时需切开并翻转龈片、凿去部分牙槽骨、劈开牙冠或分开牙根才能完成。

二、拔牙的基本操作程序分述如下

1. 分离牙龈　将牙龈分离器插入龈沟内，紧贴牙面穿透沟底，沿牙颈推动，先唇侧再舌侧，将牙龈从牙颈部剥离开，以免拔牙时撕裂。牙周炎患牙，则无此必要。

2. 挺松牙齿　拔除阻生牙、残根、上下颌第三磨牙以及不能用牙钳夹持的残冠、错位牙等，分离牙龈后，先用牙挺将牙齿挺松，才易拔出。拔除松动牙、上下颌前牙等也可直接使用牙钳拔除。使用牙挺时应将挺刃插入准备拔除牙齿的牙根与牙槽之间，凹面贴向牙根面，以牙槽嵴为支点，作楔入、转动、撬松等动作，使牙齿松动、脱臼，不可以邻牙为支点，造成邻牙松动。并应以左手支撑颌骨，以手指扶持在拔除牙和邻牙上，以感知在用挺时应拔牙齿受力情况，并防止牙挺滑脱损伤邻近软组织。

3. 安插牙钳　将两个钳喙稍张开，分别置于牙冠颊舌侧（错位牙可安放于近远中侧），紧贴牙面伸入龈下，然后紧握钳柄将牙夹牢。安放时一般是先放舌腭侧，再放唇颊侧，如此可避免夹住牙龈。钳喙的纵轴应当与牙齿的长轴相一致，否则在摇松或扭转过程中会伤及邻牙。

4. 摇动或扭转　摇动主要用于扁根的下前牙、上下颌前磨牙和磨牙。以牙钳夹紧牙齿作唇（颊）舌（腭）向反复摇动，逐渐加大幅度，向两侧扩大牙槽窝使牙齿松动。扭转动作适用于圆根的上前牙，扭转时要紧握牙钳绕牙齿长轴向左右反复旋转使牙齿松动。无论摇动或扭转，操作不宜过急、过猛，应逐步增强力量、加大幅度，向阻力小的方向用力，顺其自然即可不发生断根或牙槽骨板折裂。阻力的大小和部位受牙根形态、大小、数目及牙槽骨板的厚薄、高低等所影响，术者在操作过程中可以有所体会。此种细微差异只有在缓慢的动作中才能体会到。在摇动和扭转的同时，还必须有推送牙钳和紧握钳柄防止牙钳在牙面上滑动。

5. 拔牙脱位　经过以上操作牙齿松动后顺阻力小的方向使用牵引力将患牙拔下，动作应轻而缓慢。不可用力过大或过猛，以免牙钳失控发生意外损伤。

6. 拔牙创的处理　正确处理拔牙创可减少术后并发症，使拔牙创正常愈合。

（1）检查牙根　察看是否完整。多根牙是否齐全，牙根尖有无折断，尤其要仔细检查深龋及已波及髓室底及根部的断根。如果被拔除的牙齿确无根尖病变，而又系弯曲牙根难以取出者也可不取。

（2）清理牙槽窝　确定无断根后，用刮匙清除根尖病变和落入的碎片异物，使之充满鲜血，以利自然愈合。

（3）修整牙槽骨　应用骨凿、咬骨钳、骨锉等除去和修平尖突骨嵴或骨板锐缘等，以利创口愈合，并为以后的义齿修复创造条件。

（4）牙槽窝复位 可用手指紧压唇（颊）舌（腭）侧牙槽骨，缩小拔牙创。

（5）缝合 对于切开牙龈、或有牙龈组织撕裂者均应缝合，以免术后出血。

（6）压迫止血 清除口腔内碎牙片及血凝块后，清洁创口周围，在拔牙创上放置纱卷，嘱患者稍用力咬住以压迫止血，一般一小时内可自行吐掉。

对于智力低下、不合作的儿童、牙列残缺的老人以及非常敏感的病人等，则可由医护人员协助压迫纱卷止血。

7. 拔牙后注意事项

（1）一小时吐掉纱卷后暂不漱口，以免拔牙窝内的血凝块脱落。2 小时后方可进软食，勿使用拔牙侧咀嚼，避免硬食和热食。进食后保持口腔清洁。

（2）不可用手指触摸拔牙创也不要以舌尖舔吮伤口。

（3）拔牙当天可能有少量血液渗出，唾液内有血丝或变红，系正常现象，无需惊慌。若有鲜血不断流出则应及时复查。

（4）麻醉消失后可能感到伤口作痛，属正常反应，必要时可服用镇痛剂。若 2～3 天后又发生疼痛，且有逐渐加重趋势，则可能有继发感染，应复诊检查。

第八节 一般牙的拔除方法

一、拔上颌切牙

包括上颌中切牙和侧切牙。其特点为单根，略成三角锥状，牙根较直。

1. 拔牙器械 拔牙钳用上颌前牙钳、牙挺、牙龈分离器、刮匙以及棉签、棉球、止血纱布卷等敷料。以上均应消毒。

2. 麻醉法 唇、腭两侧用 2％利多卡因或 2％普鲁卡因局部浸润麻醉，也可用复方盐酸阿替卡因麻醉，部位应靠近根尖，而且由于中切牙靠近中线，两侧神经末梢在中线有交叉，无论拔哪一侧中切牙，左右两侧均需注射，麻醉鼻腭神经也可在切牙乳头部位用切牙孔麻醉。

3. 拔牙方法 不松动或轻微松动牙，经局部消毒，剥离牙龈后，用牙挺从唇腭两侧将牙挺松，然后用牙钳将牙冠夹住，慢慢用力，边作唇腭向摇动，边旋转，逐步增大旋转力度，最后沿牙长轴方向，略偏向唇侧将牙拔下。如果此牙已Ⅲ°松动，可直接用牙钳夹牢，使用旋转力拔下。经检查牙体和牙槽窝无异常，用刮匙搔刮牙槽窝，并压迫牙槽嵴复位。最后嘱患者咬紧止血纱布卷。

二、拔上颌尖牙

此牙亦为单根，粗壮且长，锥形，根尖向远中弯曲。

1. 拔牙器械与麻醉方法 与上颌切牙略同但不必麻醉对侧。

2. 拔牙方法 经局部消毒，剥离牙龈后，用牙挺从唇腭两侧将牙挺松，然后用拔牙钳将牙冠夹住，慢慢用力，以唇腭向摇动为主，并配合以旋转力，逐步松动加大，最后沿牙长轴方向，略偏向唇侧将牙拔下。已Ⅲ°松动者，可直接用拔牙钳夹紧，用旋转力拔下，拔牙创的处理与切牙同。

三、拔上颌前磨牙

上颌前磨牙虽大多数为单根，并为扁根，但也有部分前磨牙，尤其是第一上颌前磨牙从根中 1/3 或尖 1/3 分为颊舌两半，不可使用旋转力。

1. 拔牙器械　除使用拔上颌前磨牙钳和牙挺外，其他如牙龈分离器，刮匙。以及各种敷料等均与前述各牙相同。

2. 麻醉方法　颊、腭两侧用 2% 利多卡因或 2% 普鲁卡因局部浸润麻醉，部位应靠近根尖，以麻醉上牙槽中神经，对于麻醉腭侧牙龈也可采用腭前神经阻滞麻醉和鼻腭神经阻滞麻醉，以及复方盐酸阿替卡因浸润麻醉等。

3. 拔牙方法　经局部消毒，剥离牙龈后，用牙挺从颊腭两侧将牙挺松，然后用牙钳将牙冠夹住，慢慢用力，颊腭向摇动，逐步松动加大，最后沿牙长轴方向，略偏向颊侧将牙拔下。已Ⅲ°松动者，可直接用牙钳夹紧，颊腭向摇动拔下。要谨防部分前磨牙根尖分叉，勿使用旋转力。拔牙创的处理与前牙同

四、拔上颌第一、二磨牙

此两牙均为三个牙根，腭根较长而粗大，但较直，略呈锥形；两个颊根较细而短，有时根尖略弯曲。第一磨牙根分叉度比第二磨牙稍大。

1. 拔牙器械　由于上颌磨牙有两个颊根，拔上颌磨牙钳左右各不相同，钳喙颊侧有突起，更适合牙体外形。此外牙挺、牙龈分离器，刮匙以及各种敷料等均与前述各牙相同。

2. 麻醉方法　上颌第一、二磨牙三个牙根支配神经不同，麻醉方法亦不同。第一磨牙的腭根和远中颊根由上牙槽后神经支配，而近中颊根则由上牙槽中神经支配。第二磨牙的三个牙根均由上牙槽后神经支配。因此拔第一磨牙要比第二磨牙多麻醉一条上牙槽中神经，通常在近中颊根根尖部浸润麻醉。此外此两牙均尚需麻醉腭侧牙龈，即腭前神经阻滞麻醉。

3. 拔牙方法：经局部消毒，剥离牙龈后，用牙挺从颊腭两侧将牙挺松，然后用牙钳将牙冠夹住，慢慢用力，颊腭向摇动，逐步松动加大，最后沿牙长轴方向，略偏向颊侧将牙拔下，由于此牙有三个牙根，而且根分叉较大，用力不可过猛，以防断根。已Ⅲ度松动者，可直接用牙钳夹紧，颊腭向摇动拔下。上颌第一二磨牙尤其是第一磨牙的腭根根尖接近上颌窦，有的甚至与上颌窦只隔一层黏膜，掏取断根时要谨防穿透。

五、拔上颌第三磨牙

此牙特点是牙根大小、形态和位置变异甚多，许多为融合根，并向远中弯曲。

1. 拔牙器械　由于变异多见，外形不典型，融合根较多，较少为三根分叉，多采用体积较小的融合根拔牙钳，偶遇明显三根分叉者，也应根据左右侧使用磨牙拔牙钳。其他如牙挺、牙龈分离器，刮匙以及敷料等，与前述各牙相同。

2. 麻醉方法　与拔上颌第二磨牙相同

3. 拔牙方法　剥离牙龈后，根据牙根变异情况使用牙挺和牙钳拔牙。先将牙挺松，再使用第三磨牙专用牙钳或磨牙牙钳，视阻力方向和大小，慢慢用力摇动，大部分上颌第三磨牙远中骨板薄，可沿牙长轴方向，略偏向远中用力将牙拔下，拔时切忌用力过猛，以防纤细的或弯曲根断根。已Ⅲ度松动者，可直接用牙钳夹紧，向阻力小的方向拔下。

六、拔下颌切牙

下颌切牙体积较小，中切牙为口腔中最小的恒牙，无论中切牙侧切牙，均为近远中径很小的扁根，近远中两面有纵行凹槽。拔牙不可使用旋转力。

1. 拔牙器械 拔牙需使用拔下切牙钳，牙挺、牙龈分离器，刮匙以及各种敷料与前述各牙相同外。

2. 麻醉方法 一般不用下牙槽神经阻滞麻醉，而使用在中切牙唇舌两侧近牙根部位的浸润麻醉，使用2%利多卡因或2%普鲁卡因。但因此牙紧靠中线，需麻醉左右两侧。也可用复方盐酸阿替卡因浸润麻醉。

3. 拔牙方法 与其他牙一样，对于不松动或轻微松动牙，先使用牙挺将牙挺松，再使用下切牙钳唇舌向摇动，松动度逐步增大后，可向骨板薄的唇侧，并沿牙长轴方向，将牙拔下。已Ⅲ度松动的下颌切牙，可直接用牙钳夹紧，向阻力小的方向拔下。

七、拔下颌尖牙

此牙牙根为稍扁圆根，近远中径仅比唇舌径略小。

1. 拔牙器械 拔此牙也用拔下切牙钳，其他牙挺、牙龈分离器、刮匙等与拔切牙同。

2. 麻醉方法 一般用2%利多卡因或2%普鲁卡因行下牙槽神经阻滞麻醉，由于尖牙唇侧为颏神经分布范围，不必再采用浸润麻醉，麻醉尖牙唇侧牙龈。也可用复方盐酸阿替卡因麻醉。

3. 拔牙方法 与其他牙一样，对于不松动或轻微松动牙，经局部消毒，剥离牙龈后，先使用牙挺将牙挺松，再使用下切牙钳夹紧牙冠，先唇舌向摇动并可配合旋转力，随着松动度逐步增大，可向骨板薄的唇侧，并沿牙长轴方向，将牙拔下。如此牙已Ⅲ度松动，可直接用牙钳夹紧，向阻力小的方向拔下。

八、拔下颌前磨牙

下颌第一、二前磨牙均为单根、扁根、根尖不分叉。

1. 拔牙器械 拔牙钳采用拔下前磨牙钳，其他如牙挺、牙龈分离器，刮匙等与其他牙同。

2. 麻醉方法 使用2%利多卡因或2%普鲁卡因行下牙槽神经阻滞麻醉，麻醉下牙槽神经和舌神经。由于此牙颊侧牙龈处于颏神经分布范围，不必再采用浸润麻醉其颊侧牙龈。也可用复方盐酸阿替卡因麻醉。

3. 拔牙方法 与其他牙一样，对于不松动或轻微松动牙，经局部消毒，剥离牙龈后，先使用牙挺将牙挺松，再使用拔下颌前磨牙钳，颊舌向摇动，随着松动度逐步增大，沿牙长轴方向，将牙拔下。已Ⅲ度松动者，可直接用牙钳夹紧，向阻力小的方向拔下。

九、拔下颌第一、二磨牙

此两牙体积大，均为双根，近、远两根均显宽厚，并向远中弯曲。有些牙远中根尖分为两叉。

1. 拔牙器械 拔牙钳使用拔下颌磨牙钳，此牙钳喙部颊舌两侧均有突起，便于卡抱两个牙根，其他牙挺、牙龈分离器、刮匙等与其他牙相同。

2. 麻醉方法　使用2%利多卡因或2%普鲁卡因行下牙槽神经阻滞麻醉，并应麻醉颊神经和舌神经，也可在此牙颊侧采用浸润麻醉麻醉其颊侧牙龈。也可用复方盐酸阿替卡因麻醉

3. 拔牙方法　对于不松动或轻微松动牙，经局部消毒，剥离牙龈后，先使用牙挺以近、远中牙槽嵴为支点将牙挺松，再使用拔下颌磨牙钳夹紧牙冠，颊舌向摇动，牙根松动度增大后，沿牙长轴方向并略向舌侧用力，将牙拔下，牙根脱位时注意根尖有无分叉或弯曲。如此牙已Ⅲ度松动，也可直接用牙钳夹紧，向阻力小的方向拔下。

十、拔正位下颌第三磨牙

下颌第三磨牙变异多见，所谓正常位也只是说不是阻生的，仅仅是外形、大小有些变化而已，如，尖、嵴、窝、沟发育差。牙根变异多等。与拔第一、二磨牙相同。

1. 拔牙器械　对于正位第三磨牙多数可用拔下颌磨牙钳或下颌第三磨牙专用牙钳拔除；其他如牙挺、牙龈分离器刮匙等，与其他牙相同。

2. 麻醉方法　使用2%利多卡因或2%普鲁卡因行下牙槽神经阻滞麻醉，另外，此牙颊侧及远中牙龈均须局部浸润麻醉。此外也可用复方盐酸阿替卡因麻醉。

3. 拔牙方法　拔正位下颌第三磨牙与拔其他磨牙相似，对于不松动或轻微松动牙，经消毒及剥离牙龈后，先使用牙挺将牙挺松，再使用拔下颌第三磨牙专用钳夹紧牙冠，颊舌向摇动，随着松动度逐步增大，沿牙长轴方向，并略向舌侧用力将牙拔下，但因此牙有些也可能有根尖弯曲，如阻力大，不可用暴力，以免断根，掏取困难。已Ⅲ度松动者，可直接用钳夹紧，向阻力小的方向拔下。

十一、拔软组织阻生下颌第三磨牙

单纯软组织阻生是牙体正位，但其牙冠表面有牙龈覆盖，其间为盲袋。

1. 拔牙器械　除拔牙钳可用拔下颌第三磨牙钳或拔下颌磨牙钳。由于常需切开牙龈，需准备切开缝合器械，还要准备一般拔牙的牙挺、牙龈分离器，刮匙以及所需各种敷料。

2. 麻醉方法　使用2%利多卡因或2%普鲁卡因下牙槽神经阻滞麻醉，颊侧及远中牙龈均须局部浸润麻醉。

3. 拔牙方法，经局部消毒后，切开并剥离牙龈，翻开龈瓣，充分暴露牙冠，然后用牙挺将牙齿挺松，再使用拔下颌磨牙钳颊舌向摇动，随着松动度逐步增大，沿牙长轴方向，并略向舌侧用力将牙拔下，为防此牙有弯曲根尖，如果阻力大，不可用暴力，以免断根。如果松动度较大，也可直接用牙钳夹紧，向阻力小的方向拔下。经检查牙体和牙槽窝无异常，用刮匙搔刮牙槽窝，并压迫牙槽嵴复位，缝合切口。最后嘱患者咬紧止血纱布卷。定期拆线。

十二、拔前倾下颌第三磨牙

是下颌第三磨牙骨组织阻生中最常见者，牙齿向近中倾斜，牙冠近中颊舌尖常顶在第二磨牙远中牙颈部甚至颈部龋洞内。牙长轴与其他牙不平行，呈一定角度。

1. 拔牙器械　由于常需劈开牙冠需要准备各式劈冠凿以及切龈去骨和缝合器械，还需牙挺、拔牙钳、牙龈分离器，刮匙以及各种敷料。

2. 麻醉方法　使用 2% 利多卡因或 2% 普鲁卡因行下牙槽神经阻滞麻醉，颊侧及远中牙龈均须局部浸润麻醉。如果可使用牙周膜麻醉者，也可用复方盐酸阿替卡因麻醉。

3. 拔牙方法　经局部消毒后，如果需要从颊侧或远中切开者，用切开刀切开并剥离牙龈，翻开龈瓣，充分暴露牙冠，然后用劈冠凿从牙冠颊沟将整个牙冠劈开成近远中两半，劈冠凿的角度和用力方向应掌握劈开线能将牙冠从根分叉处劈开，然后用牙挺将近、远中两半分别挺出。也为防此牙有弯曲根尖，要防止断根。如果远中冠被骨组织覆盖较多或牙根向远中弯曲度较大，纵劈较难时，也可从牙颈部横劈或用涡轮钻将牙冠切开，再分别挺出。经检查牙体和牙槽窝无异常，用刮匙搔刮牙槽窝，并压迫牙槽嵴复位，缝合切口。最后嘱患者咬紧止血纱布卷。

拔牙注意事项：

1. 详细询问病史，对患有心脏病、高血压、血液病、糖尿病、甲亢、肝、肾等系统性疾病的病人，应了解病情，掌握拔牙禁忌证和时机，慎重处理，或转上级医院处理。

2. 妊娠早期，月经期和急性炎症期应暂缓拔牙。

3. 拔牙时用力要适度，避免损伤邻牙和软组织。

4. 过高的牙槽中隔、骨嵴应予修整。

5. 其他的注意事项已在操作步骤中叙述。

第九节　牙根的拔除方法

临床上患者要求拔除的牙根通常包括残根或断根两类。

一、残根的拔除

残根一般是由于晚期龋齿所致。往往在根周或牙槽骨壁之间存在慢性炎性肉芽组织。此时根尖、牙周韧带及牙槽骨壁都有不同程度的吸收，一般不难拔。用牙钳或牙挺均可拔出。

1. 手术器械　牙龈分离器、牙挺、根钳、刮匙，以及棉签、棉球、止血纱布卷等，以上均应消毒。

2. 麻醉方法　使用 2% 利多卡因或 2% 普鲁卡因行与同位置拔牙相同的麻醉方法，并对局部牙龈作局部浸润麻醉；也可做根周膜复方阿替卡因麻醉。

3. 拔除方法　局部消毒，剥离牙龈后，先使用牙挺从近、远中牙槽嵴为支点将牙根挺松，再使用拔上牙或下牙牙根钳夹紧牙根，颊舌向摇动，牙根松动度增大后，沿牙长轴方向并略向舌侧用力，将牙拔下，牙根脱位时注意根尖有无分叉或弯曲。对于已 Ⅲ 度松动者，可直接用牙钳夹紧，向阻力小的方向拔下。经检查牙体和牙槽窝无异常，用刮匙搔刮牙槽窝，并压迫牙槽嵴复位，最后嘱患者咬紧纱布卷。

二、断根的拔除

断根指以前做过根管治疗的死髓牙或在咀嚼时、手术时或因外力致牙根折断。此种断根与牙槽骨粘连较牢固，而且根壁较脆，挺时很难挺松，而且是仅能崩掉一小块。如果断根未在拔牙时一并取出，日后会影响创口愈合。

1. 手术器械　牙龈分离器，牙挺，小骨凿、刮匙，如果需要切开尚需切开刀、缝合用针线，以及棉签、棉球、止血纱布卷等。以上均应消毒。

2. 麻醉方法　使用2％利多卡因或2％普鲁卡因行与同位置拔牙相同的麻醉方法，并对局部牙龈作局部浸润麻醉；也可做根周膜复方阿替卡因麻醉。

3. 拔除方法　局部消毒，剥离牙龈后，先使用牙挺从近、远中牙槽嵴为支点将牙根挺松，或用薄刃骨凿增隙，使断根松动，再使用拔上牙或下牙牙根钳夹紧牙根，颊舌向摇动，牙根松动度增大后，将牙拔下，牙根脱位时注意根尖是否完整。经检查牙体和牙槽窝无异常，用刮匙搔刮牙槽窝，并压迫牙槽嵴复位，最后嘱患者咬紧纱布卷。

三、拔除牙根的三种常用方法

1. 钳拔法　凡高出牙槽窝边缘的单根均可使用牙钳拔除。残根上端常因龋坏而质脆易碎，要选择合适的牙钳夹持牙根，圆根用旋转力，扁根唇舌或颊舌向摇松拔出。

2. 挺拔法　无法钳夹的残根用薄刃牙挺插入牙根与牙槽骨壁之间，边转动挺柄，边用力插入，使用楔力挤出牙根。如根周间隙过窄，可用小平凿或圆刃凿增宽间隙，再用牙挺挺出。

3. 分根法　如多根牙相互连结牢固，应先将根分开，再逐个取出。拔断根时应将牙槽窝内血液擦净，看清断面，再插牙挺，不可盲目下挺和垂直用力。防止将断根推入上颌窦或下颌管内。

第十节　拔牙的常见并发症

一、术中并发症

（一）牙根折断

拔牙断根的原因可分为两类；一类是属于术者对牙齿的解剖形态不熟悉或操作不当所造成。另一类则为牙根的解剖变异或病理改变所造成。如根尖弯曲、分叉过大、牙根与牙槽骨粘连等。

防治　术前应熟悉牙根解剖特点，了解可能发生的病理性改变，必要时可摄X线牙片检查。拔牙前要用牙钳或牙挺先使之松动，而后拔出。发现牙根折断需根据断根情况，选择适当的牙根拔除方法取出。

（二）软组织损伤

常见为牙龈撕裂。如牙钳咬住牙龈，或牙挺未选好支点，用力不稳，突然滑脱，刺伤软组织。

防治　认真分离牙龈；轻而准确地放置牙钳，钳喙紧贴牙面推向颈部，避免夹持牙龈；使用牙挺要插进挺刃，选好支点，并以左手保护，防止滑脱。如发生损伤，可根据伤情予以缝合，防止术后出血。

（三）邻牙或对颌牙损伤

常为用力不当、过猛或牙钳、牙挺滑脱造成。

防治　拔牙时对做过牙髓治疗、或有邻面龋、充填物等要心中有数。用挺时不得以邻牙为支点，拔牙时应先将要拔除的牙齿摇松再向阻力小的方向小心牵引，同时以左手拇指保护。

（四）牙槽骨骨折

常因用力不当所致。

防治　如果拔除的牙齿与牙槽骨有粘连则一并取出，然后拉拢缝合。如果无粘连，只要有软组织相连，即可保留，复位缝合。

（五）上颌窦穿通或断根进入上颌窦

上颌第二前磨牙和第一、二磨牙之根尖距上颌窦底近，掏取牙根时，如用力不当或将根尖推入上颌窦。

防治　怀疑根尖有病变的拔牙窝不要轻易搔刮，取断根时需拍照 X 线牙片显示根尖与上颌窦的关系后再取根。如发现与上颌窦穿通，勿再使穿孔扩大，常规压迫止血，待其自然愈合。如有必要，至少半年后再考虑瘘孔封闭术。如断根确已进入窦腔，应采取适当方法取出。

（六）拔错牙

拔错牙有两种情况：一是病人一侧有多个患牙，拔除的牙并非主要患牙，即拔牙后疼痛依旧。另一种是医生工作粗心，未拔除预定的病牙，而将邻牙拔除。

防治　在决定拔牙之前要明确同侧是否尚另有可疑病牙，能否经牙髓治疗等方法治愈。如无把握应请上级医生会诊或暂时采取保守治疗方法以止痛，并向病人交代清楚。

工作时要精神集中，切忌一心二用，上钳或插挺前要认真核对。如果术后及时发觉错拔好牙，唯一可以补救的办法是立即进行牙再植术。

二、术后并发症

（一）拔牙后出血

拔牙后压迫止血 1 小时后仍出血不止，或拔牙后第二天又出血者则应及时复诊，检查出血原因。拔牙后出血全身原因有高血压病和血液性疾病，如各类型的血友病、血小板疾病等；局部原因，如压迫不良、血块过高、牙龈撕裂、牙槽骨骨折、牙槽窝内有肉芽组织或异物以及血凝块发生感染等。

防治　术前应询问有关病史，可疑时要作进一步检查或转科会诊，操作时应心细手轻，尽量减少创伤；处理拔牙创要认真、细致；向病人或陪同亲属交代清楚注意事项。拔牙多、创伤大、咬纱卷止血有困难的病人应拉拢缝合，并观察片刻，复查确已止血再让病人离院。拔牙后出血者，首先清洗口腔，除去牙槽窝表面突出的凝血块，查明出血部位，弄清出血原因，再进行止血处理。局部止血方法有：重新压迫、局部外用止血药。拔牙创填塞、创口拉拢缝合等。若怀疑拔牙窝内有肉芽组织或异物时，则应在局部麻醉下彻底清除，然后压迫止血。经过止血处理之后，安静休息半小时，检查证实已不再出血，病人方可离去。如经检查确认出血与全身因素有关，亦应先做局部处理，初步控制出血之后，再进行必要的化验或会诊。拔牙后二、三日再次出血者，常有可能为继发感染，血凝块分解脱落所致。应先除去感染的残余血块，彻底冲洗拔牙窝，待窝内充满新鲜血液后压迫止血。

（二）拔牙创感染

可分为急性感染、干槽症和慢性感染三种。

1. 急性感染　多发生于磨牙拔除术后，主要原因有局部创伤大、拔牙前局部有感染灶、患有糖尿病等。一般发生于拔牙 2 天之后，出现局部或面颌部疼痛、肿胀及开口受限等。复杂困难拔牙创伤较重，术后多有不同程度的肿、痛反应，此种反应术后即可逐渐出现，一般 24～48 小时达到高峰，以后逐步缓解，此种情况不属于急性感染。

防治　如有牙周感染，术前应进行清洗。术中坚持无菌操作，尽量减少手术创伤。拔除牙齿后如发现拔牙窝内有脓涌出则说明为根尖脓肿，粗暴的搔刮易引起感染扩散，应用生理盐水冲洗后再行压迫止血。必要时术后给予抗菌药物并预约复查。

2. 干槽症　为拔牙创急性感染的另一种类型。虽可发生于任何拔牙创。但临床上以拔除下颌第三磨牙后为多见。若拔牙 3 天之后，创口疼痛反而加重，且向耳颞部放散，即可能是干槽症。此时拔牙窝血块已腐败、分解、脱落，拔牙窝空虚，探针检查可直接触及骨面，患者感锐痛，窝壁被覆一层坏死物、有恶臭，即可确诊为干槽症。典型的干槽症其感染主要发生于牙槽窝内，形成浅层骨炎，拔牙创局部可有轻度水肿，颌下淋巴结肿大、可有压痛，但无颌面部肿胀，一般不发生开口障碍。

防治　预防干槽症主要为严格遵守无菌要求，操作轻巧，减少手术创伤。治疗方法是用 3‰双氧水清洗牙槽窝，去尽臭味，为彻底清除腐败坏死组织，可用 3‰双氧水棉球反复擦洗窝壁，然后再使用双氧水、生理盐水交替冲洗，碘仿纱条填塞，5 天后取出。由于此种处理加重患者痛苦，应在阻滞麻醉下进行。

3. 慢性感染　多为拔牙窝内遗留残根、肉芽肿或牙石、碎牙片等异物所致。主要表现为拔牙窝经久不愈，留有小创口，周围牙龈组织发红、水肿，常有少量脓液排出或肉芽组织增生，通常无明显疼痛。

防治　拔牙后即时清理拔牙窝，特别对患有慢性根尖周炎的病牙尤需注意，因其根端常有炎性病灶，如不刮净，常易发生术后出血，又能造成慢性炎症长期不愈。拔除牙冠完全被破坏的多根牙时，更应谨防遗漏覆盖在龈下的小残根。对于慢性感染需在局部麻醉下重新清理牙槽窝。

第十一节　常见口腔小手术

一、牙槽突整形术

1. 适应证　牙槽突上的骨尖、骨突、锐利的条形骨缘，影响义齿修复者

2. 操作步骤和方法

(1) 麻醉方法　2‰利多卡因或 2‰普鲁卡因局部浸润麻醉。

(2) 在骨尖或骨突的牙槽嵴顶作弧形或矩形切口，切开黏骨膜全层，用骨膜剥离器翻开黏骨膜瓣，充分暴露需修整骨缘范围，用咬骨钳或骨凿除去骨尖等突出部分，用骨锉锉平。将黏骨膜瓣复位，伤口间断缝合。

3. 注意事项　去骨应适量，避免过多去骨。

二、唇（颊）系带矫正术

1. 适应证　唇系带，尤其上唇系带（以及颊系带）附着过低，能引起两中切牙之间有间隙或影响上唇运动，以及造成上颌义齿就位、固位困难者。

2. 操作步骤和方法

（1）麻醉方法 2％利多卡因或2％普鲁卡因局部浸润麻醉。

（2）手术方法 在需手术的唇（颊）系带正中作一横断切口，形成菱形创面。然后沿纵行方向间断缝合。

3. 注意事项

（1）如缝合张力过大，可将创面稍作潜行剥离。

（2）中切牙间有间隙者，应将系带附着的纤维结缔组织切除。

三、舌系带矫正术

1. 适应证 舌系带过短，舌前伸和抬高受限，儿童有些发音（卷舌音、舌腭音）障碍者。

2. 操作步骤和方法

（1）麻醉方法 2％利多卡因或2％普鲁卡因浸润麻醉。

（2）手术方法 用剪刀在舌系带中部横向剪开，形成菱形创口，剪开程度以舌上举和舌运动不受限制而定。然后作间断缝合。应注意不可剪得太低，应在中部，也不可太深，否则会伤及血管、神经。

3. 注意事项

（1）嘱患者保持口腔清洁。

（2）切断舌系带时注意勿切得过深。

四、黏液囊肿摘除术

1. 适应证 黏液囊肿指口腔小黏液腺排泄管阻塞，分泌物潴留而形成的小囊肿。大部分小黏液囊肿可用囊腔内注射碘酊或高张盐水等方法治疗。对于反复发作，甚至瘢痕化的就必须手术摘除

2. 操作步骤和方法

（1）麻醉方法 2％利多卡因或2％普鲁卡因囊肿周围黏膜下浸润麻醉。

（2）手术方法 一般在囊肿周围作梭形切口切开黏膜（勿伤囊壁），轻轻钝分离囊壁与周围组织，摘除囊肿，严密缝合。

3. 注意事项

（1）与囊壁粘连的腺体组织，应与囊肿一并切除。

（2）伤口缝合不宜过紧，以防黏液腺管阻塞

（3）有不良咬唇习惯者应纠正。

（沈铭昌）

第十三章 口腔颌面部炎症

第一节 概 论

口腔颌面部炎症以牙源性感染为多见，如来自龋病、牙周病、下颌第三磨牙冠周炎等继发引起颌骨及面部软组织的炎症。更由于颌面部有很多筋膜和筋膜间隙，内含丰富的疏松结缔组织，抗感染能力低而且相互通连，感染可经此通道迅速蔓延，甚至波及颅内或进入血流，引起严重后果。

口腔颌面部炎症以化脓性细菌感染为多见，常见细菌有葡萄球菌、链球菌，也有厌氧菌腐败坏死性感染等。临床表现及结局与菌种、毒力、数量以及患者的年龄、营养状态、免疫力等有关。

口腔颌面部感染的治疗，轻者主要为局部治疗，应有针对性地，最好查清菌种和敏感药物选择用药。形成脓肿且已有波动者，应予切开引流。有条件者应将病灶牙或死骨、异物等一并去除。病情重者应采用全身支持疗法及抗生素治疗，辅以局部治疗，促进炎症吸收消散。中西医结合治疗对有些颌面部炎症有较好的治疗作用，可酌情使用。

第二节 下颌第三磨牙冠周炎

下颌第三磨牙冠周炎又称为智齿冠周炎，常见于18～25岁青年，是口腔科的常见病和多发病。为下颌第三磨牙萌出过程中，牙冠远中部分被牙龈组织覆盖形成盲袋，其中积存食物残渣造成细菌繁殖感染所产生的炎症。有的由于第三磨牙萌出空间不足，炎症长期反复发作甚至形成病灶。

炎症早期时，患者仅感磨牙后区不适、或有轻微疼痛，一般无全身症状。炎症加重后，局部有自发性跳痛，炎症波及咀嚼肌而张口受限，咀嚼及吞咽时疼痛加剧，口臭。甚至全身不适，发热、畏寒、头痛、食欲减退、便秘等症状。

口腔检查见下颌第三磨牙萌出不全，牙冠周围软组织红肿、糜烂、触痛，或有波动。用探针在肿胀龈瓣下方可触及牙冠，可有脓性分泌物溢出，或形成冠周脓肿。重者舌腭弓及咽侧壁红肿，患侧颌下淋巴结肿大、触痛。（见图13-1）

冠周炎在磨牙后区形成骨膜下脓肿，感染可向周围薄弱组织蔓延而波及颌周间隙，有以下扩散途径：向前方，沿外斜线在第一磨牙颊侧前庭沟处形成脓肿、并可穿破黏膜形成瘘，甚至可误诊为第一磨牙感染。也可在咬肌前缘与颊肌后缘之间形成颊部脓肿，破溃后在面颊部形成经久不愈的瘘管；若感染循下颌支外侧面向后蔓延，可形成咬肌间隙脓肿或边缘性骨髓炎；感染沿下颌支内侧向后，可形成翼颌间

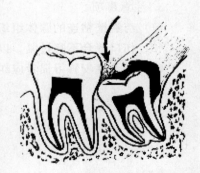

图 13 - 1　下颌第三磨牙牙冠被龈瓣覆盖，形成盲袋

隙、咽旁间隙及扁桃体周围脓肿；向下颌体内侧扩散，可形成颌下间隙脓肿及口底蜂窝织炎

根据病史，临床表现，口腔检查及 X 线片等不难作出正确诊断。应注意与第一磨牙根尖感染，磨牙后区癌瘤和扁桃体周围脓肿引起的疼痛和张口受限相鉴别。

治疗　急性期以消炎、镇痛、局部引流及对症处理为主。如冠周盲袋用 3％双氧水或生理盐水进行冲洗，冲洗后用碘酚或碘甘油烧灼盲袋。若已有冠周脓肿形成，应在局麻下切开脓肿，置入橡皮条或碘仿纱条引流，感染波及邻近间隙，应作该间隙切开引流术。全身治疗应注意休息，进流质饮食，勤漱口，选用抗生素控制炎症。

急性炎症消退后，若张口状况改善缓慢，多因上颌第三磨牙伸长，咀嚼时经常刺激下颌冠周软组织所致，并为防止冠周炎再次发作，应适时拔除上颌第三磨牙，消除刺激因素，改善张口度。并根据下颌第三磨牙具体情况，进行龈瓣盲袋切除或拔除阻生下颌第三磨牙。

第三节　颌面部间隙感染

一、概　述

口腔颌面部肌肉成层，成群，骨膜随骨分布，皮肤下、筋膜间、骨膜间形成许多潜在的间隙，平时为疏松结缔组织所充满，有些还可有腺体、淋巴结在其中，而且相互间还有血管、神经束穿行，使之相通。发生炎症时可以互相蔓延扩散。这种现象被称为蜂窝组织间隙，口腔颌面部的这种间隙可多至十余个，有些感染症状相当严重，难以控制。

1. 颌面部间隙感染是颌面部及口周、口咽区的筋膜间隙内的化脓性炎症的总称。

正常情况下，颌面部各层筋膜之间为潜在间隙，内有少量疏松结缔组织、血管、神经、淋巴结、涎腺及其导管，炎症时间隙中则可积脓，邻近筋膜间隙之间可有通连，是筋膜间隙之间的感染蔓延通路甚至可形成几个间隙联合感染，症状严重。

2. 常见感染源为牙源性感染，如下颌第三磨牙冠周炎、根尖周炎、颌骨骨髓炎等，婴幼儿中多见腺源性感染，如扁桃体炎、涎腺炎、颌面部淋巴结炎等扩散而来。继发于面部疖痈、口腔溃疡、外伤及血源性感染者已少见。

3. 临床表现常为急性炎症过程，感染性质可以是化脓性，也可以是腐败坏死性感染，感染位置可以表浅也可深在，因而临床表现多种多样。

一般化脓性感染的局部表现为红、肿、热、痛、功能障碍。炎症反应严重者，全身出现高热、寒战、脱水、白细胞计数升高、食欲减退、全身不适等中毒症状。腐败坏死性感染的局部红、热体征不如化脓性感染明显，但局部软组织有广泛性水肿，有时皮下有气体，触诊可感觉到捻发音。全身中毒症状较化脓性感染严重，短期内可出现全身衰竭，体温及白细胞总数有时低于正常，甚至出现昏迷及中毒性休克等症状。继发于牙源性感染的症状往往是急性炎症过程，如牙槽脓肿、颌骨骨髓炎等，早期即可有脓液；而腺源性感染炎症表现较缓慢，早期为浆液性炎症，然后进入化脓性炎症，称为腺性蜂窝织炎，成年人症状常较轻，婴幼儿有时表现极为严重。感染发生在浅层的间隙，局部症状极为明显，炎症局限时可扪及波动感。发生在深层的间隙感染，由于颌骨周围与口底的肌内和筋膜致密，局部症状多不明显，即使脓肿形成，也难扪出波动感，但局部有凹陷性水肿及压痛点。

4. 诊断　主要根据病史和临床表现，结合局部解剖情况不难做出诊断。必要时可穿刺

抽脓以作出正确诊断。一般化脓性感染，脓液为黄色稠脓或桃花脓；腐败坏死性感染的脓液稀薄呈污黑色，常有腐败坏死恶臭。

5. 治疗原则，应注意全身与局部治疗相结合。

（1）全身治疗　一般支持疗法与抗生素治疗，常用青霉素和链霉素合并治疗，病情严重者需采用静脉点滴给药，青霉素的剂量应大，浆液期炎症多可控制，甚至自行消散。由于目前对青霉素产生耐药的菌株增多，因此在用药1～2天后，病情未见好转者应及时更换其他抗生素，或根据脓培养细菌对药物敏感程度，来调整使用抗生素。对合并有厌氧菌感染者可加用甲硝唑等抗厌氧菌药物，病情好转后，改为口服；此药与其他抗生素无配伍禁忌，不诱发双重感染菌群失调症，中药可应用清热解毒剂。

（2）局部治疗　外敷药物常用如意金黄散，炎症局限形成脓肿，应及时进行切开引流术。切口部位应在脓肿低位，尽可能在口内引流，必须在面部作切口引流者，应沿皮纹方向或选在面部比较隐蔽处。切开时切勿损伤面神经、腮腺导管、颌下腺导管及知名动静脉，切口长度应视脓肿大小、深浅及部位而定，原则上不超过脓肿边界，切口形状应有利于引流通畅。操作要准确、快捷、轻柔，切忌挤压。一般可在局麻下进行，表浅脓肿也用表面麻醉。深部脓肿应先作穿刺，找准脓腔方向和深度，再作低位切开，多间隙感染，还需作辅助切口，逐个分离脓腔、置入引流管进行贯穿引流。颌周间隙脓肿引流，牙源性感染应切开相应区域的骨膜，始能达到彻底引流。切开后要用橡皮条引流，术后每日根据脓液多少确定是否继续放置引流条，急性炎症消退后，应及时拔除病源牙。若有瘘管长期不愈，则应考虑作死骨刮除术或其他相应治疗。

二、眶下间隙感染

1. 位置　位于面前部、眼眶下方，上颌骨前壁与面部表情肌之间，（包括尖牙窝间隙）。内为疏松结缔组织、眶下神经、血管、面前淋巴结，以及内眦静脉及面前静脉，并与海绵窦相交通。

2. 感染来源　多来自上颌前牙及第一前磨牙的根尖感染；以及鼻侧及上唇底部的化脓感染。

3. 临床表现　眶下区红肿，下睑水肿、不能睁开，鼻唇沟消失，脓肿压迫眶下神经，剧痛。

4. 治疗　脓肿形成后，应从上颌前牙或前磨牙前庭处横行切开，直达骨面，剥离至尖牙窝，即可有脓液流出，经盐水冲洗后，置入橡皮条引流。

三、咬肌间隙感染

1. 位置　位于咬肌与下颌支外侧骨板之间，其周界上为颧骨下缘；下为下颌骨下缘、下颌角；前界为咬肌与下颌支前缘；后界为下颌支后缘；内界为下颌支外侧骨板；外界为腮腺咬肌筋膜。其中充满疏松结缔组织。

2. 感染来源　多见下颌第三磨牙冠周炎，也可见于下颌磨牙的根尖感染。

3. 临床表现　早期下颌角区红肿及压痛明显，病变发展后，感染向上扩散，肿胀范围可波及整个腮腺咬肌区，向下可累及颌下区，此时整个腮腺咬肌区弥漫性肿胀，压之有凹陷性水肿，但无明显波动感，由于咬肌受到炎症侵犯而痉挛，牙关紧闭及疼痛，穿刺可抽出脓液。若自行破溃或切开引流后；脓液不见减少甚至成瘘，长期不愈，有的可形成边缘性骨髓炎。

4. 治疗　局部穿刺抽出脓液后，及时切开引流。切开皮肤，皮下组织、颈阔肌直达下颌角，切断部分咬肌钝剥离，即见大量脓液排出，放置引流条。炎症消退后切除龈瓣或拔除病源牙。

四　翼颌间隙感染

1. 位置　位于翼内肌与下颌支内侧骨板之间，位置较深。内有下牙槽神经、血管及舌神经通过，有蜂窝组织与颊脂体相连。

2. 感染来源　常见为下颌第三磨牙根尖感染及冠周炎等，少数为下牙槽神经阻滞麻醉消毒不严密针头带入。

3. 临床表现　张口受限，进食和咀嚼时疼痛，患侧翼下颌皱襞处黏膜水肿，翼内肌前缘明显压痛，下颌支后缘增厚，触痛明显。炎症早期，面部表现并不明显，炎症进一步发展后可向临近筋膜间隙蔓延。

4. 治疗　口外切开可在下颌骨下缘下 1.5～2.0 cm 处作弧形切口切开皮肤、皮下组织以及筋膜和肌肉，钝剥离至脓腔。如在口内切开可在翼下颌皱襞外侧约 3～4 cm 处纵行切开黏膜，钝剥离到翼颌间隙，见脓液流出后冲洗置入引流条。口外切口应注意勿损伤面神经下颌缘支。

五、下颌下间隙感染

1. 位置　位于下颌骨下缘与二腹肌前、后腹之间。其底为下颌舌骨肌。

2. 感染来源　以下颌磨牙根尖感染、智齿冠周炎或下颌下淋巴结炎等炎症扩散而来者居多。

3. 临床表现　颌下区弥漫性肿胀、压痛，如来源于淋巴结炎舌下区也可肿胀并可有吞咽疼痛和张口受限。

4. 治疗　切开引流可在下颌骨下缘下 1.5～2.0 cm 处作平行于下颌骨下缘的切口，长约 4～5 cm。切开皮肤、皮下组织、颈阔肌，剥离至脓腔。排脓后放置引流条。切开时勿损伤面神经下颌缘支。

六、舌下间隙感染

1. 位置　舌体以下，下颌舌骨肌以上，舌骨以前，左右和前部为下颌骨体内侧面。内容有舌下腺、下颌下腺导管、舌神经、舌下神经、血管等。

2. 感染来源　下颌牙尤其下颌前牙根尖炎症扩散为主要来源。舌下腺和颌下腺炎症也可引起。

3. 临床表现　舌下肉阜、颌舌沟和舌下黏膜肿胀。一侧炎症，舌被推向健侧；双侧炎症舌体抬高，有的甚至可抵硬腭，不能闭口，有的形成双重舌。舌根水肿严重时可呼吸困难。有的甚至可引起口底蜂窝织炎。

4. 治疗　切开引流　一般可口内切开，在下颌骨体内侧作弧形切口长 2～3 cm，钝剥离至脓腔排脓后，放置橡皮引流条。

七、口底蜂窝织炎

1. 位置　口底弥散性多间隙感染，如双侧下颌下、舌下及颏下间隙感染。

2. 感染来源于下颌牙齿的化脓性或坏疽性根尖周炎或第三磨牙冠周炎扩散以及口咽部软组织损伤后继发口底多间隙感染扩散；扁桃体炎、口炎、颏下或下颌下淋巴结炎扩散。

3. 临床表现　化脓性感染病人，全身出现高热、寒战、白细胞计数升高等症状。局部最初从一侧舌下或下颌下间隙开始红肿，逐渐波及整个口底间隙、肿胀范围广泛，可见舌抬高，严重者口内不能容纳，舌伸出于上、下前牙间，影响语言、咀嚼及吞咽功能，口底组织早期较硬，压痛明显，逐渐变软则可扪及波动感，双侧颈上份皮肤肿胀，下颌下缘消失变粗。

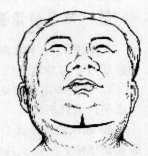

图 13 - 2　腐败坏死性口底蜂窝织炎的切口

腐败坏死性感染者，全身中毒情况严重，体温和白细胞计数都不一定高，但病员呈严重病容，神智淡漠，脉快而弱，呼吸急促，血压下降，呈中毒性休克状态。局部肿胀范围广泛，皮肤充血发红不明显，但紧张发亮，扪之坚硬如木板。

4. 治疗　应首先防治窒息及中毒性休克，大量应用抗生素控制感染，适量应用激素、输血等以改善全身情况。局部应及早作切开引流，减轻张力，排出脓液及坏死组织，避免机体吸收毒素而加重病情发展。切开引流可在局麻下，由一侧下颌角至对侧下颌角，作平行于下颌下缘的弧形切口，或在颏部作一纵行切口，也可做"十"字形切口，切开颈阔肌，广泛剥离，以充分引流。（见图 13 - 2）

第四节　颜面部疖痈

颜面部的皮肤是暴露的部位，皮肤薄而柔软富有弹性，皮下组织内有丰富的毛囊和皮脂腺，易受细菌感染而出现疖和痈。单个毛囊和皮脂腺发生浅层组织的急性化脓性炎症，称为疖；多个毛囊和皮脂腺内引起的较深层组织的化脓性炎症则称为痈。

一、病因

常见为金黄色葡萄球菌感染，当机体衰弱、营养不良或新陈代谢障碍，如糖尿病等全身因素存在，而局部皮肤抵抗力下降，清洁卫生欠佳时，一旦遭到机械性刺激，如抓伤、虫咬或剃须等常可诱发疖和痈。

二、临床表现

疖早期表现为一个红、肿、痛的硬结，可小可大，大者呈锥形隆起，顶部出现黄白色小"脓头"。炎症扩大后，局部症状加重，以后疖顶可变软，破溃，脓液排出，疼痛消失，破溃区即可愈合。一般无全身症状。但若处理不当，受挤压和烧灼等刺激，感染即可扩散成蜂窝组织炎，并可出现全身症状如高热、寒战、头痛及白细胞数增高等症状，严重者尚能引起颅内感染。

痈多见于成年人，并常见于糖尿病人，好发于上唇，称为唇痈。由于感染的面积和深度、炎性浸润和组织坏死都比疖广泛，因此早期隆起的炎症范围和组织张力都较大。开始只出现一个"脓头"，周围皮肤呈紫红色，再外层为鲜红色，皮肤表面发热，此时可有剧烈胀痛。炎症肿胀范围越大，表面的黄白色"脓头"增多，血性脓液逐渐由坏死脓头处流出。脓头之间皮肤常坏死，最后痈的中心区坏死、脱落，唇部因血循环丰富，唇痈较少出现大块组织坏死。痈常伴有局部区域淋巴结肿大，压痛；全身症状也较明显，常合并严重的并发症。

三、诊　断

根据病史、临床表现及局部穿刺抽出脓液即可确诊。

四、治　疗

疖的治疗比较简单，可局部外敷鱼石脂或在严密消毒下剥离脓头，甚至早期仅用碘酊反复涂擦即可治愈。但是切忌挤压或揉搓，以免蔓延到颅内或深层。痈的治疗比较复杂，早期可局部使用10％大蒜液或1％杆菌肽等湿敷，全身应用抗生素控制感染或口服中药五味消毒饮。化脓期应加强全身支持疗法及抗感染，必要时静脉给药及小量输血。当脓肿形成，穿刺抽出脓液后，应及时切开引流，排出脓液，减轻中毒症状。

（沈铭昌）

第十四章　口腔颌面部损伤

　　口腔颌面部是人体的主要暴露部位，又是许多重要器官的密集部位，在平时和战时均易受到损伤，引起局部或全身不同程度的反应和功能障碍，此部位的损伤除具共性外，还有其特殊性。因此，除了解和掌握损伤的共性和处理原则外，尚需掌握口腔颌面部损伤的特点以及救治原理和技能，以免延误伤员的抢救和治疗工作。

第一节　口腔颌面部损伤的特点

　　1. 口腔颌面部血运丰富，组织再生修复与抗感染的能力强，因此，伤后24～48小时或更长时间内，只要伤口没有明显的感染，清创后，仍可作严密缝合。但正因为血运丰富，伤后一般出血较多，止血较难，有时尚能形成血肿。组织水肿也快而明显，如果血肿或水肿发生在口底、咽旁、舌根等部位，可影响到组织移位、舌后坠，血凝块和分泌物的阻塞等，能够影响呼吸道通畅，甚至窒息，必须高度重视。

　　2. 颌面部腔、窦多，如鼻腔、口腔、上颌窦等，腔窦内常存在一定数量的病原菌。伤后，创口常与这些窦腔相通，则容易引起感染，故在清创时应尽早关闭与这些腔窦相通的创口，以减少感染机会。

　　3. 上下颌骨上有牙，颌骨骨折发生骨折片移位时，则会引起咬合关系错乱和咀嚼功能障碍。因此，治疗颌骨骨折时应以恢复正常咬合关系为重要标准，也可利用牙齿固定颌骨骨折。

　　4. 鼻部、唇部、眶部、颊部的开放性损伤，愈合后常可发生不同程度的组织和器官的移位、变形或瘢痕挛缩畸形，因此处理颌面部损伤，应尽可能对位缝合和保留有可能存活的组织。

　　5. 颌面部的腮腺、面神经及三叉神经等组织损伤可出现涎瘘、面瘫或区域性感觉麻木等症状。

　　6. 有许多颌面部损伤伴有颅脑、内脏以及四肢的损伤，在抢救时必须高度注意。

第二节　口腔颌面部损伤的急救

　　1. 窒息　血凝块、骨折片、牙碎片以及各类异物引起的呼吸道阻塞性窒息；下颌骨双侧骨折下颌骨体前份被肌肉牵拉，造成舌后坠的移位性窒息；由于在口底、咽部组织内形成血肿、水肿，压迫上呼吸道而发生狭窄性窒息；受伤的黏膜瓣盖住了咽门而引起的阀门性窒息以及昏迷的病人，直接把血液、各种异物以及呕吐物吸入气管、支气管甚至肺泡引起的吸入性窒息等。甚至以上多个因素同时存在的混合性窒息。窒息是颌面部伤后的一种危急并发症，可严重威胁病人的生命。必须早期发现，及时处理，立即抢救，除取出异物，牵出后坠的舌体等恢复呼吸道通畅措施外，必要时行气管切开。

2. 出血 出血应根据损伤部位、性质及现场条件采取不同的止血措施。如指压止血；包扎止血；结扎止血；药物止血等。

3. 创口包扎 包扎有压迫止血、暂时性固定、保护创面、缩小创面、减少污染、减少唾液外流、止痛等作用。

4. 及时收患者住院或转送大医院治疗。

第三节 常见口腔颌面部的软组织损伤

一、擦伤

多发生于颏部、额部、颧部、鼻唇部等突出的部位。主要是表皮破损、少量渗血、疼痛。创面上常附有砂粒等异物。处理方法主要是清洗创面，防止感染。甚至可任其暴露而无需包扎，待其干燥结痂，自行愈合。对于有感染的擦伤，应行湿敷，一般一周左右也能愈合。

二、挫伤

指无开放创口的皮下组织损伤。其深部的肌肉、骨膜和关节也可同时受损，重者可并发骨折和牙体损伤。在暴力较大的情况下，伤处的小血管和小淋巴管发生破裂而组织内出血，形成瘀斑或血肿，血肿继发感染，还可形成脓肿。颞下颌关节发生挫伤后，可发生关节内或关节周围出血、疼痛、张口受限或错𬌗，重者甚至因关节腔内血肿纤维化而关节强直。挫伤的治疗主要是止血、镇痛、预防感染、促进血肿吸收和恢复功能。并应同时使用抗菌药物控制感染。

三、挫裂伤

是遭受较大机械力撞击的钝器伤。创缘不整齐，锯齿状，伤口裂开较大，并可有发绀色坏死组织，还可伴发开放性骨折。清创时应去除坏死组织，修整边缘，彻底止血缝合。如伴有骨折，应同时处理骨折。若组织缺损，可同期或待后期整复。

四、刺伤

被尖锐的物体刺入而发生。伤口入口小，伤道深，多呈盲管状，也可以是穿通伤。有的刺及骨面时刺入物折断而部分存留于组织内。可刺入口腔、鼻腔、鼻窦、眼眶，甚至深达颅底等处。清创时应彻底清除异物和止血，并应用抗菌药物防治感染

五、割伤

被锋利的刀、玻璃片等所割裂。伤口特点是边缘整齐。如割断大血管可发生大出血；切断面神经，可造成面瘫等。切割伤如无感染，缝合后，可以一期愈合。

六、其他软组织损伤

撕伤、剁碎伤、咬伤、蜇伤、火器伤、烧伤等。

在处理颌面部软组织损伤时，应注意由于口腔颌面部血运丰富，对于有可能存活的软硬组织，尽量争取予以保存，甚至已游离的组织也应争取保存和复位缝合。

第四节　颌骨骨折

一、颌骨骨折的共同症状

1. 肿胀　由于骨折线附近血管和淋巴管断裂导致附近组织不同程度肿胀。

2. 疼痛或麻木　骨断端及骨膜受损，疼痛位于骨折处；损伤感觉神经可造成神经分布区麻木。

3. 出血及瘀斑　骨折附近腔洞或上颌窦出血，皮下出血则成瘀斑。

4. 牙及牙龈损伤　如牙折及牙龈撕裂。

5. 流涎　骨折后颌骨活动受限，吞咽不便造成唾液流出口外。

6. 影响呼吸、咀嚼及吞咽。

7. 张口受限，咬合错乱。

二、上颌骨骨折

有三种类型

1. LeFort Ⅰ型骨折　低位骨折，骨折线从梨状孔边缘、牙根尖上方、牙槽骨部和上颌结节上方，水平地向后延伸至两侧翼突附近。有时两侧骨折线不在同一个平面。来自前方的暴力，可使硬腭的中缝裂开。

2. LeFort Ⅱ型骨折　中位骨折，骨折线经过鼻骨、泪骨、眶底、颧骨下方达上颌骨翼突缝处，致使一侧或双侧的上颌骨骨折。

3. LeFort Ⅲ型骨折　高位骨折，骨折线经过鼻骨、泪骨，横过眶腔和颧弓上方，向下后达颧突使上颌骨与脑颅骨分开。

三、下颌骨骨折

较上颌骨多见。由外伤引起的下颌骨骨折多发生在骨质薄弱的部位。

有时还可发生两个以上部位的联合骨折。好发部位如下：（见图 14 - 1）

1. 正中联合　下颌两侧中切牙之间，直至下颌骨下缘。

2. 颏孔区　大约在下颌第二前磨牙根部，直达下颌骨下缘。

3. 下颌角　为下颌骨体与下颌支相连接处。

4. 髁状突颈　为下颌骨最细处。

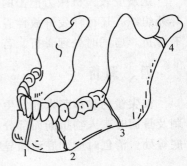

图 14 - 1　下颌骨骨折的好发部位
1. 颏正中骨折　2. 颏孔区骨折　3. 下颌角骨折　4. 髁突骨折

（沈铭昌）

第十五章 口腔颌面部肿瘤

第一节 发病情况

口腔颌面部和颈部癌瘤的发病率大约在 7～14/10 万之间。其中口腔癌约 2～4/10 万之间。一般认为头颈部良性肿瘤居多，大约 2/3。以来自牙源性和涎腺者为多见。

第二节 良恶性肿瘤的区别

表 15-1 良恶性肿瘤鉴别表

	良性	恶性
发病年龄	可发生于任何年龄	癌多见于老年人，肉瘤青壮年较多见
生长速度	一般较慢	速度快
何种方式生长	膨胀式、可移动	浸润式、常与周围组织粘连
自觉症状	一般没有	局部疼痛、麻木、张口受限、出血、面瘫、头痛等
转移	一般不转移	多见转移
对全身影响	一般影响不大，但如果生长在要害处或发生重要并发症者，也可危害生命	如不及时治疗常能发生转移、或发生恶病质等情况而死亡
组织学所见	细胞分化良好，形态、结构与正常组织相似，有包膜、界限清楚，不侵犯周围组织	细胞分化差，形态、结构常异形变，有异常核分裂，界限不清，常侵犯周围组织

第三节 口腔颌面部肿瘤的防治

一、治疗

良性肿瘤大部可手术切除，如怀疑有恶变时应扩大切除范围。恶性肿瘤应视肿瘤种类及发展程度而定。有的可以切除干净者则予以切除，如已有转移，则手术切除配合放射治疗和化学药物治疗。总之应以综合治疗为主，并可配合中医药治疗。

二、预防

口腔癌中有许多是与致癌因素有关，如长期慢性刺激（残根、残冠、不良修复体、错位牙、烟酒、化学物质等），射线、癌前病变（白斑、乳头状瘤等），应及早处理。而且还应对易感人群定期防癌普查。

（沈铭昌）

第十六章 牙体缺损的修复

第一节 概 述

牙体缺损是指牙体硬组织不同程度的损坏和异常，是口腔科的一种常见病和多发病。一般情况下，牙体缺损多采用充填方法治疗，但如果牙体缺损范围大、缺损程度严重，或单纯用充填治疗不能获得满意效果时，应采用修复方法进行治疗。目前，临床上常用的修复体有嵌体、全冠和桩核冠等。

一、牙体缺损的病因

造成牙体缺损的最常见原因是龋病和外伤，其次是楔状缺损和发育畸形等。

1. 龋病 根据龋坏程度不同，表现为牙冠部分或全部破坏，从而形成残冠或残根。
2. 牙外伤 表现为切角或牙尖折断、冠折、根折等。
3. 楔状缺损 表现为牙齿唇、颊面颈部的楔形凹陷缺损，严重者可出现牙折。
4. 发育畸形 常见的发育畸形有斑釉牙、过小牙、锥形牙和四环素牙等。

二、牙体缺损的影响

1. 对牙髓组织的影响 轻者可无明显症状，重者可出现牙髓充血、炎症甚至坏死，进而可引起根尖周病变。
2. 对牙周组织的影响 缺损发生在邻面者，可导致食物嵌塞，从而引起牙周组织炎症；缺损发生在轴面者，可引起牙龈损伤及局部龈炎。
3. 对咬合的影响 𬌗面缺损不仅影响咀嚼效率，还会形成偏侧咀嚼习惯，严重者出现垂直距离降低及牙颌系统的功能紊乱。
4. 其他不良影响 牙体缺损发生在前牙可直接影响美观和发音。全牙列残冠残根会降低垂直距离，影响患者面容及心理状态。残冠残根常成为口腔病灶而影响全身健康。

因此，牙体缺损应及时进行修复治疗，以终止病变发展，恢复形态、外观和功能。

第二节 牙体缺损的修复原则

牙体缺损修复的标准是要达到生理性修复体的要求，因此，在进行牙体缺损的修复设计时要遵循生物原则和机械原则。

一、生物原则

牙体缺损的修复，首先应解除造成牙体缺损的病因，治疗病变，使缺损不再继续发展；必须正确恢复患牙的生理形态和合乎患者具体情况的美观、发音和咬合功能；并且要求完成的修复体能预防病变的发生。

（一）正确恢复形态和功能

1. 轴面形态

天然牙冠轴面有一定的凸度，对于维护牙周组织的健康有重要的生理意义。冠修复体的颊舌面外形应有一定的凸度但不应过凸，以便于洗刷和清除菌斑。邻面接触点应尽量靠近切缘（𬌗面）和颊侧，接触点以下到颈缘平或稍凹入状，邻间隙畅通，而便于洗刷，得以控制邻面的菌斑。前牙和前磨牙唇（颊）面的形态还应兼顾美观。（图16-1）

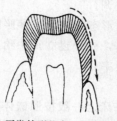 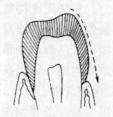 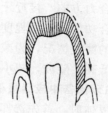

正常外形凸点，龈组织可　　　凸度过大，龈组织得不到　　　凸度过小，食物可直接损
受到食物的按摩　　　　　　　食物的按摩　　　　　　　　伤牙龈组织

图16-1　牙体解剖外形对龈组织的影响

2. 邻接关系

天然牙维持正常的邻接，可防止食物嵌塞，同时使邻牙相互支持，维持牙位、牙弓形状的稳定和分散咀嚼压力。所以在恢复修复体的邻接区时，应注意恢复其正常的位置和良好的邻接关系。

（1）接触区位置：前牙接触区靠近切缘部位，接触区的切龈径大于唇舌径；后牙接触区近中靠近𬌗缘，远中在𬌗缘稍下，往后则下降到冠的中1/3处，接触区的颊舌径大于𬌗龈径。前磨牙和第一磨牙近中接触区多在邻面的颊1/3和中1/3交界处；第一磨牙远中与第二磨牙的近中接触区多在邻面的中1/3处。（图16-2）

（2）接触区松紧适度：接触过紧可导致牙周膜的损伤，过松则可致食物嵌塞。

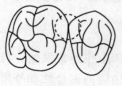 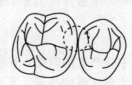 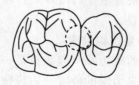

点接触　　　　　　　　　　小面接触　　　　　　　　　　面接触

图16-2　牙邻面的接触关系

3. 外展隙和邻间隙

外展隙可作为食物的溢出道，在咀嚼时，一部分食物可由外展隙排溢。

正常时，邻间隙被龈乳头充满，对牙槽骨和邻牙起保护作用。邻间隙随邻面的磨耗而变小，龈乳头随年龄的增长而逐渐退缩。修复时，应根据具体情况，尽可能恢复到原状。如邻间隙过大，则形成"黑三角"影响美观；如过小，则压迫龈乳头且不利于清洁，导致牙周炎症。

4. 咬合关系

咬合关系的恢复，应在良好的咬合基础上进行，如发现有不协调情况，在修复前应先作咬合调整。良好的咬合应是：

（1）稳定而协调的拾关系　正中拾时，上下颌尖窝相对，交错关系正常，有广泛的接触而无早接触，覆拾和覆盖关系合适。前伸拾时，前牙成组牙接触，两侧后牙不应有接触。侧方拾时，工作侧组牙接触，发挥咬合功能，平衡侧不应有接触。嵌体、冠等修复体应恢复合适的覆拾、覆盖关系，且在正中拾、前伸拾和侧方拾时均不存在早接触点。

（2）咬合力方向　接近牙体长轴方向，与牙周支持能力相协调。

（3）咬合功能恢复的程度应与牙周条件相适应　修复体拾面形态的恢复应参照同名牙的形态和余牙的磨耗情况，为减轻牙周负担，可适当改变拾面形态，充分建立正中拾，争取轴向拾力，降低高尖陡坡，减小侧向力；加深沟槽，以提高咀嚼效率。

（二）患牙预备中应尽量保存组织、保护牙髓

设计修复体时，首先选择磨除牙体组织最少的修复类型，临床上一般按照嵌体、全冠和桩核冠的顺序进行选择并牙体预备。邻面磨除时防止损伤邻牙，如已损伤应及时对磨伤牙面抛光和涂氟化物。

为了保护牙髓健康，牙体预备时采用高速高效切割，选用新车针，力量要轻，并间断性磨切，同时喷水降温，防止产热和振动。牙体预备尽量一次完成，避免短期内第二次牙体预备。局麻下预备时，注意勿过度预备伤及牙髓。预备完成后，用临时冠保护预备体，并维持间隙。

（三）修复体应合乎保护组织健康的要求

1. 保护硬组织和牙髓的健康

（1）修复体边缘线处的牙体组织容易发生龋坏。所以，尽量缩短边缘线，并扩展到自洁区，且与牙体组织密合不能有裂隙而暴露粘固剂。

（2）修复体应能保护牙髓，防止化学、物理、细菌和电流的侵袭。避免在邻牙及对拾牙有异种金属存在。

（3）对根管治疗后的牙进行修复时，注意其抗力形，注意保护和覆盖薄弱的牙体组织，防止牙体折裂。

2. 保护龈组织健康

人造冠的龈边缘引起龈炎是一个十分严重的问题，在临床上也经常发生。与之有关的三个主要因素是边缘的位置、边缘密合性和边缘的外形，其中边缘的密合性和外形尤为重要。

边缘置于龈下，比在龈上更容易聚集菌斑，引起龈炎，加深盲袋。

修复体边缘止于龈下或平齐牙龈者，不密合的修复体龈边缘本身就是产生龈炎的直接刺激因素；在龈上而不密合者，容易积聚食物残渣，不易自洁和洗刷，也容易产生龈炎。

人造冠的龈边缘与天然牙交接处，应成为连续一致的曲面，不应有任何微小的台阶。否则，易聚集菌斑，引起牙周炎和龋病。所以，要避免因边缘厚度与肩台宽度不一致或边缘不密合等原因，导致在交界处形成台阶。（图 16-3）

因此，牙体预备时尽量选择龈上边缘并避免损伤牙龈。排龈时器械不要损伤牙周结合上皮，排龈时间勿长，一般不得超过 5 min。

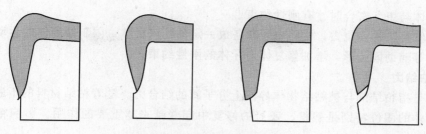

图 16 - 3　不合适的冠边缘

二、机械原则

（一）抗力形

牙体缺损的患牙，在修复完成后，要求修复体和患牙都能抵抗殆力而不致被破坏或折裂。

牙体预备时要去除薄壁弱尖和无基釉，避免形成锐角和薄边缘，对无髓牙更应特别注意预防牙折。

修复体选择合适的优质材料，并根据材料的性能在不同的部位保证有一定的体积，以达到足够的机械强度。

（二）固位形

预备体应有足够的高度，各相对轴面相互平行或殆向聚合度不超过 6°，必要时可增加辅助固位形，如轴沟、针道和洞形固位等。完成的修复体与预备体密合，推荐选择与牙体组织形成化学结合的粘接材料。

第三节　修复体的固位原理和临床应用

一、固位原理

修复体在患牙上粘固后永久地保持其位置并与患牙成为一整体，不发生松动和脱落，主要是由静态的机械摩擦力、动态的约束力和化学性粘结力所决定。

（一）摩擦力

摩擦力是两个相互接触而又相互运动的物体间所产生的作用力。

摩擦力的大小与两个物体接触面所受正压力成正比。两个接触面越紧密，接触点的压强越大，摩擦力也越大。所以，人造冠与预备后的患牙表面紧密贴合，是产生摩擦力的先决条件。

两接触物体表面适当的粗糙度有助于增加摩擦力。因此，除研制和使用摩擦系数大的修复材料外，还应适当增加牙体表面和修复体粘接面的粗糙度。

（二）约束和约束反力

物体发生位移时受到一定条件限制的现象称为约束。约束加给被约束物体的力称为约束力或约束反力。约束力是通过约束与被约束物体之间的相互接触而产生的。这种接触力的特征与接触面的物理性能和约束的结构形式有关。若约束本身是一刚体则称为刚性约束，各类人造冠修复体与患牙密合时才有刚性约束。

为增加修复体的固位力,常将患牙预备成一定的几何形状,限制修复体的运动方向。如设计沟、洞等辅助固位形,增加修复体对牙体的刚性约束力。

(三)粘结力

粘结力是指粘结剂与被粘结物体界面上分子间的结合力。随着粘结材料的不断改进,粘结力在修复体的固位特别是残根、残冠的修复中起着越来越重要的作用。影响粘结力的因素有:

1. 粘结力与粘结面积成正比。

2. 粘结力与粘固剂厚度成反比。

3. 粘结面适当粗糙可增强粘结力。

4. 粘结面应保持清洁、干燥,没有水分、油质、唾液等异物。

5. 粘结剂调拌的稠度应适当,过稠或过稀都会降低粘结力。

二、固位原理的临床应用

(一)环抱固位形

环抱固位形是冠修复体最基本的固位形式,其特点是固位力强,牙体切割表浅,对牙髓影响小,提供的粘结面积大。影响环抱固位形的因素有:

1. 𬌗龈高度 𬌗龈高度越大,固位力越强。𬌗龈高度过低者,容易发生旋转脱位。牙体预备时,应尽量保留适当的牙尖高度和斜度,必要时增设辅助固位形。

2. 轴壁平行度 各轴壁越接近平行,固位越好。为了便于人造冠就位,各轴壁可预备成 2°~5° 的𬌗向聚合度。但这种𬌗向聚合度越大,则固位力越差。

3. 修复体的密合度 修复体与牙表面紧密接触是产生摩擦力的先决条件。修复体粘固面与牙体组织越密合,固位力越好。在整个修复过程中,任何技术操作都应保证修复体与牙体间的高度密合。

(二)钉洞固位形

钉洞固位形是深入牙体内的一种较好的固位形式,其牙体磨除较少,与钉之间可获得较大的固位力。钉洞的要求如下:

1. 深度 钉洞深度一般为 1.5 mm,可增加到 2 mm,但不能伤及牙髓。短于 1 mm 的钉缺乏最低限度的固位力。无髓牙可根据需要,采用较大的深度,也可直接利用髓室和根管。

2. 直径 钉的直径约为 1 mm 左右,太细则容易折断。为了预备方便,可逐渐缩小呈锥形,但锥形减小了钉的固位力。

3. 分布 两个以上的钉洞,越分散固位力越大。一般前牙做 1~3 个,后牙可做 2~4 个。

4. 位置 避开髓角或易损伤牙髓的部位。前牙置于舌面窝的深处和舌面切缘嵴与近远中边缘嵴交界处,后牙一般置于牙尖之间的沟窝处。(图 16-4)

5. 方向 所有钉洞之间应相互平行,并与修复体的就位道一致。临床上一般采用目测。

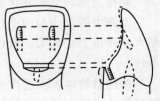
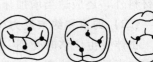

图 16-4 钉洞在牙上的位置

（三）沟固位形

沟固位形常用在患牙轴面的表面，沟的一侧不被牙体组织包围。其优点是牙体磨除少，切割表浅，有较强的抗水平移位作用。

1. 深度　一般为 1 mm，过深容易损伤牙髓。

2. 长度　沟越长，固位越好，所以尽量争取加大长度，但止端必须在冠边缘内 0.5 mm。

3. 方向　如制备两条以上的固位沟，必须彼此平行并与修复体就位方向一致，两条沟的间距越大，则固位越好。

4. 外形　沟可做成锥形，从起点到终点，逐渐变浅变细，其止端有三种形式。最常用的是逐渐变浅，有一定止端，固位较好，对患牙损伤小。另一种是基本等深，止端形成明确肩台，固位力最强，牙体切割深，适于牙体较厚而牙冠短的后牙。另一种是逐渐变浅无明显止端，对牙体损伤小，适于切龈高度大的前牙。（图 16-5）

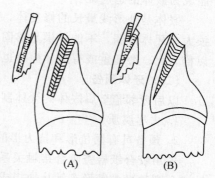

图 16-5　邻沟预备的形态
(A) 有肩预备　　(B) 无肩预备

（四）洞固位形

由龋病产生的牙体缺损常已形成龋洞，临床上可利用其作为修复体的固位装置。洞形制备有以下要求

1. 深度　深度应该在 2 mm 以上，洞越深固位越强。如为死髓牙，应注意患牙余留牙体组织的抗力形，可适当采取措施加以保护。

2. 底平壁直　洞越浅则越要求底平，否则易导致修复体脱位。深洞不一定强调底平，否则易损伤牙髓。所有轴壁要与就位道一致，相互平行。为方便就位，可微向洞口敞开，一般不超过 5°。

3. 鸠尾　邻𬌗洞应在𬌗面形成鸠尾，防止水平方向移位。其宽度在磨牙一般为颊舌尖宽度的 1/3，前磨牙为 1/2。

4. 洞缘斜面　洞缘斜面的作用是为了防止无基釉折断，保护薄壁弱尖，同时也可使修复体边缘与洞形边缘更加密合，使粘结剂不易被唾液溶解。洞缘斜面与轴壁约成 45°。近年来，修复体更多地采用延伸斜面，覆盖脆弱的牙尖，凡𬌗面有咬合的部分都包括在修复体之内，以确保修复体的抗力形和固位形。

第四节　牙体缺损的常见修复体

一、嵌体

嵌体是一种嵌入牙体内部，用以恢复牙体缺损的形态和功能的冠内修复体。制作嵌体的材料可以是金属、陶瓷和树脂。与银汞、树脂等充填体相比较，它机械性能良好，边缘密合性好并可高度抛光。

（一）适应证与禁忌证

较大的牙体缺损，采用充填法不能有效建𬌗，不能恢复正常轴面形态和良好的邻接关系时，宜采用嵌体修复。但嵌体只能修复缺损部位的牙体而不能保护剩余牙体，剩余牙体不仅要为嵌体提供足够的固位和支持，自身部分的抗力也只能由自身提供。所以，只有在牙体预备后，剩余牙体可以耐受功能状态下的各种殆力而不折裂，并为嵌体提供足够的固位形，才能成为嵌体的适应证。

嵌体是外形线最长的修复体，对于口腔卫生差、龋坏率高的患者不宜采用。当冠低、缺损大、牙体薄弱，不能提供足够固位和支持的，也不宜采用嵌体修复。因为嵌体固位差，所以殆力大、磨耗重或有磨牙症时也不适合做嵌体。

(二) 牙体预备

以后牙邻殆金属嵌体的牙体制备为例：

1. 去尽腐质。

2. 预备具有固位形和抗力形的洞型。

先用咬合纸检查咬合接触关系，确定殆面边缘与正中接触点保持 1 mm 距离。用钨钢裂钻或金刚砂平头锥形车针从缺损或龋坏最宽处入手，根据缺损深度和边缘的位置形成殆面的洞型，同时去除悬釉。各点线角圆钝，近髓处应该垫底形成平面。再进入邻面的缺损处，根据缺损的宽度形成箱形，箱形洞缘龈阶和颊舌壁应在邻面接触区之外，龈阶宽度为 1 mm，注意不要伤及邻牙。

3. 对嵌体洞型的要求

(1) 各轴壁彼此平行，任一壁上都不能有倒凹。为了便于制作，通常以外展 6°以内为宜，既方便制作又可保持较好的固位力。

(2) 预备洞缘斜面，金属嵌体应该在洞缘处预备 45°洞缘斜面。目的是去除无支持的牙釉质边缘，防止折裂和使边缘位置选择性地避开殆接触点 1 mm。邻面的洞缘也应有洞缘斜面，酌情将边缘位于自洁区。

(3) 可有辅助固位形，抵抗邻向脱位。殆面形成鸠尾，或采用针、沟等辅助固位形。

二、铸造金属全冠

铸造金属全冠是后牙常见的一种覆盖整个牙冠表面的修复体。使用的铸造合金主要有金合金、银合金和铬基合金等。

(一) 适应证

1. 后牙牙体严重缺损，固位形、抗力形较差者。

2. 隐裂牙或死髓牙等需要防止牙冠劈裂者。

3. 需要重建殆关系、恢复邻面接触点及改善牙冠形态者。

4. 固定义齿的固位体。

5. 活动义齿基牙缺损需要保护或改形者。

6. 龋患率高或牙本质过敏严重者。

(二) 禁忌证

1. 牙体无足够固位形、抗力形者。

2. 牙冠短，无足够的修复空间者。

3. 美观要求高，不接受暴露金属的患者。

4. 龋易感或口腔卫生差，致龋因素得不到有效控制者。

（三）牙体预备

1. 殆面预备

殆面预备量一般为 1.0 mm，但功能尖应达到 1.5 mm。以柱形金刚砂车针沿殆面沟嵴制备 1.0 mm 深的指示沟，然后按照殆面解剖形态均匀磨除指示沟间的牙体组织，保持殆面正常外形。预备出牙尖的功能斜面，尤其是功能尖的外斜面要形成一宽斜面，保证足够的咬合间隙。（彩图 16 - 6）

2. 颊、舌面预备

以圆头锥形金刚砂车针（车针头直径是 1.0 mm）分别在颊、舌面的中央及近、远中轴线角处各制备三条指示沟，指示沟的龈端形态为 0.5 mm 宽的无角肩台，方向与设计的全冠就位道平行。用同一圆头锥形金刚砂车针磨除指示沟间的牙体组织，同时在龈端形成 0.5 mm 宽的无角肩台，殆向聚合度为 2°～5°。（彩图 16 - 7）

3. 邻面预备　首先选用一细针状金刚砂车针置于邻面接触点以内，用上下拉锯式动作沿颊、舌方向慢慢通过邻面，在磨取足够的空间后，再用前面所用的圆头锥形金刚砂车针修整邻面，使邻面方向与就位道一致，殆向聚合度为 2°～5°，边缘为 0.5 mm 宽的无角肩台，与轴面肩台连续。注意避免邻牙的损伤。（彩图 16 - 8）

4. 颈部预备　用尖端为鱼雷状、火焰状或 135°的金刚砂车针沿牙颈部磨切，修整各轴面肩台，使边缘光滑连续一致，无粗糙面和锐边，最好位于龈上。

5. 精修完成

用一细粒度圆头锥形金刚砂车针，精修边缘和轴角，形成一光滑、圆钝、边缘清晰的预备体。（彩图 16 - 9）

（四）印模制取

1. 排龈　在牙体预备前和取印模前，采用药物性、机械性的手段让龈缘收缩，使龈沟暴露，使牙颈部的预备和印模更准确、清晰。

机械法一般是单纯用排龈线进行排龈。机械化学联合法是使用预先浸透某种药液的排龈线置于龈沟内排龈。使用的药物一般是血管收缩剂或收敛剂，心脏病患者慎用。

排龈时应注意选择合适直径的排龈线，过粗不容易将其压入龈沟，而且容易造成牙龈损害，过细则达不到排龈效果；放置排龈线时忌用暴力，向龈下压排龈线时排龈器应略倾向牙根的方向，排龈器头应略向龈线已压好的方向，可避免使已就位的排龈线被拉出；排龈线留置在龈沟内的时间通常为 3～5 min，排龈时间不宜过长；取出排龈线后，应立即制取印模。

2. 托盘与印模材料

单个后牙的全冠，咬合关系稳定，可以使部分牙列托盘，取模区应包括患牙近远中向各至少两个邻牙。多个磨牙或咬合关系不稳定时，必须使用全牙列托盘。

全冠印模制取最好采用硅橡胶印模材料制取工作印模，藻酸盐印模材料制取对颌牙印模。其次是以藻酸盐印模材和琼脂印模材联合应用制取工作印模。只使用藻酸盐印模材制取工作印模，精度较差。

3. 取印模

取印模方法见第十八章第六节解剖式印模制取。

三、烤瓷熔附金属全冠

　　烤瓷熔附金属全冠（PFM），又称金属烤瓷冠，是目前临床上最为常用的全冠修复体。它是由低熔烤瓷真空条件下熔附到铸造金属基底冠上的金-瓷复合结构修复体，兼有金属的机械强度和陶瓷的美观，是一种较为理想的修复体。

（一）适应证

　　1. 牙齿美容修复　适用于变色牙、死髓牙、四环素牙、氟斑牙、釉质发育不全、畸形牙、扭转错位牙等，不宜用其他方法修复或患者要求永久性修复。

　　2. 与桩核一起应用于根管治疗后残根、残冠的修复，前后牙均可采用。

　　3. 烤瓷固定桥的固位体。

（二）禁忌证

　　1. 恒牙尚未发育完全的青少年，未经治疗的牙髓腔宽大或严重错位的成年人患牙。

　　2. 无法取得足够固位形和抗力形的。

　　3. 深覆𬌗、咬合紧，没有矫正而且又无法预备出足够间隙的。

　　4. 患者无法承受修复治疗、不能配合治疗或对美观要求极高者。

（三）前牙 PFM 全冠牙体预备

　　1. 切端　用金刚砂车针预备出 2～3 条指示沟，深度为 1.5～2.0 mm。磨除指示沟间的牙体组织，修整，达到 2.0 mm 的预备量。保证正中𬌗及非正中𬌗均有足够的间隙。制备切斜面，上前牙切斜面面向腭侧，下前牙切斜面面向唇侧。（彩图 16-10）

　　2. 唇面　分唇轴面和切 2/3（1/2）两部分预备，预备量为 1.2～1.5 mm。

　　唇轴面位于外形高点线的龈端，一般为颈 1/3 或颈 1/2。用粗金刚砂车针制备 2～3 条深 1.2 mm 的指示沟，方向与 PFM 全冠就位道平行。然后顺就位道方向磨除指示沟间牙体组织，并形成齐龈或龈上的宽 1 mm 的直角肩台。

　　切 2/3（或切 1/2）的预备为顺唇面弧度制备 2～3 条指示沟，然后磨除沟间牙体组织，达到 1.2～1.5 mm 的预备量。切 1/3 增加少许磨除量，以保证切缘瓷厚度和透明度。（彩图 16-11）

　　3. 舌面　分舌轴面和舌面窝两部分预备。

　　舌轴面位于颈 1/3，与唇轴面平行或呈 2°～5°的聚合度。舌轴面一般只覆盖金属，预备时以圆头金刚砂车针均匀磨除 0.5～0.8 mm，并形成 0.5 mm 宽的无角肩台。

　　舌面窝的预备量按设计为金属覆盖和金瓷层覆盖不同，只有金属覆盖预备量为 0.8 mm，金瓷层覆盖为 1.0～1.5 mm。以火焰形或桃形车针均匀磨除，保留舌窝和舌嵴形态，检查正中𬌗、前伸𬌗和侧方𬌗都有足够的间隙。（彩图 16-12）

　　4. 邻面　以细锥状金刚砂车针上下提拉式打开邻接触，换直径略粗的圆头金刚砂车针去除邻面倒凹，颈部形成 0.35～0.5 mm 的无角肩台，近、远中面的切向聚合角为 2°～5°。（彩图 16-13）

　　5. 肩台　唇面用平头金刚砂车针形成 1.0 mm 宽的直角肩台，在不损伤附着上皮的情况下，止于龈沟内 0.5～0.8 mm 处（不超过龈沟深度的 1/2）。邻面和舌面用圆头金刚砂车针形成 0.5 mm 宽的无角肩台，可位于龈上或平龈。轴角处肩台与唇面、邻面相连续，厚度均匀。

6. **精修完成**　用细粒度金刚砂车针修整预备体各部分，确保各轴壁无倒凹，光滑无锐边，外形、边缘、轴角处圆钝，肩台光滑连续，达到设计要求。最后再次确认在正中𬌗及非正中𬌗时，预备量是否足够。（彩图 16 – 14）

（四）后牙 PFM 全冠牙体预备

与铸造金属全冠和前牙烤瓷全冠预备相近。𬌗面的磨除要依照正常的解剖形态进行，有瓷覆盖部分磨除厚度约 2 mm，无瓷覆盖部分磨除约 1 mm。颊侧边缘可设计在龈上，为 1.0 mm 宽的直角或 135°肩台。

四、桩核冠

桩核冠是残根、残冠修复的一种常用修复体，由桩核和外冠两个独立的结构组成。桩核固位是由插入根管内的桩获得，而与桩一体的核则形成外冠预备体的大部分外形。

（一）适应证

1. 牙冠大部分缺损，固位形和抗力形很差，无法直接用全冠修复者。

2. 错位、扭转、畸形牙，用桩核冠改善美观者。

3. 残根断面位于龈上者。

4. 残根断面位于龈下，但牙周健康，牙根有足够长度，经冠延长或牵引术后能暴露出断面以下至少 1.5 mm 者。

（二）基本要求

1. **桩的长度**　桩的理想长度一般为根长的 2/3～3/4，在牙根较短时，应至少确保桩长不小于临床牙冠长度，根尖部必须保留至少 4 mm 根充材料。而且，为了防止根折，要求位于牙槽骨内的桩的长度应大于牙槽骨内牙根长度的 1/2。（图 16 – 15）

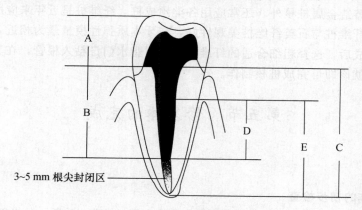

3~5 mm 根尖封闭区

图 16 – 15　桩长度的要求
A. 冠长　B. 根桩长度　C. 牙根长度，B≥A，B≈2/3～3/4C
D. 牙槽骨内桩的长度　E. 牙槽骨内根长，D≥1/2E

2. **桩的直径**　桩的直径与桩核冠的固位和牙根的抗力有关。一般认为，理想的桩直径应为根径的 1/3。

3. **桩的形态**　适应根管形态，为锥形，并与根管壁密合。

4. **核的形态**　应与牙冠保留的牙体组织共同形成外冠预备体形态。

5. 与根面的关系   要求冠的边缘应该建立在核边缘下方≥1.5 mm 处的健康根面上。冠边缘以上，核根面以下这一圈≥1.5 mm 的牙本质叫牙本质肩领。牙本质肩领可以提高牙齿的完整性，对于防止冠折和根折都有至关重要的作用，而无牙本质肩领设计的桩核冠修复体在使用过程中很容易导致患牙的牙根折裂。

（三）铸造金属桩核的牙体预备及印模制取

1. 冠部预备   根据所选外冠预备要求进行牙体预备，去净所有的旧充填物及龋坏组织，去除薄壁、弱尖及无基釉，将预留的根面修平整。牙本质肩领处厚度不小于 1 mm，高度不小于 1.5 mm。

2. 根管预备

（1）参考 X 线片，了解牙根的长短、粗细及形态，评估根管预备的长度、直径和方向。

（2）先用 1# Pesso 钻针按根管方向，低速进钻并提拉去除根充材料，直至预定工作长度。

（3）然后逐级更换大号的 Pesso 钻针，扩大根管腔，形成预定形态，并去除倒凹。

（4）修整形态，为保证顺利就位，核就位的方向与根管腔的方向应一致。

3. 印模制取

目前多采用间接法。首选硅橡胶印模材，单颗单根管牙也可选择寒天印模材。取印时，以注射枪将高流动型硅橡胶注射到根管口，螺旋充填器导入根管，插入加强钉，将盛有低流动型硅橡胶的托盘就位。如用寒天印模材，则以注射器将加热好的寒天印模材注入根管并充满，立刻将堆满藻酸盐印模材的托盘放入口内，就位。凝固后，顺根管方向取下，检查印模的完整性，确认无误后封闭根管口。

（四）纤维桩

临床上，除铸造金属桩核外，还常应用各类预成桩。纤维桩是近年来应用越来越多的一类，尤其是玻璃纤维桩与石英纤维桩美观性好，与牙本质弹性模量最为相近，可减少根折风险。牙体预备完成后，选择粗细合适的纤维桩，以树脂水门汀粘入根管，在其上部使用核树脂堆出核，当次就诊即可完成桩核制作。

第五节   修复体的完成

一、试戴

（一）修复体的初步检查

仔细检查修复体有无缺损或砂眼，去除内面的金属"瘤"、石膏、抛光剂等。

（二）就位

将修复体戴入预备过的患牙上并达到正确位置称为就位。准确就位的标志是修复体各边缘达到设计位置，咬合良好，无翘动现象。就位时切忌不可使用暴力。出现就位不顺的原因可能有：预备体有倒凹，有过锐的点角和线角，修复体组织面金属"瘤"、邻接过紧、边缘过长或制作时蜡型变形等。分析原因，进行适当调磨或返工重做。

（三）就位后检查

1. 邻接   人造冠彻底就位并按压使其固定在这一位置，然后用牙线检查邻接的松紧，牙线勉强通过说明邻接正常。邻接过紧者应适当调改，邻接过松可通过加焊或加瓷等方法恢复邻接，必要时应返工重做。

2. 固位 设计合理的人造冠在就位后应该有良好的固位。如果固位力差，可能是因为牙体预备时聚合度过大、𬌗龈径小或修复体铸造变形、组织面与预备体不密合等原因所致。应重新设计和制作，增加固位形，提高固位力。

3. 边缘 修复体边缘应与牙颈部肩台外形相一致，并与牙体组织间无明显缝隙，无悬突及短缺。若经过调改仍不能达到上述要求，则应返工重做。

4. 外形 应符合生理要求及解剖特点，其形态、大小尽量与对侧同名牙一致，与邻牙协调。恢复正常的各外展隙和邻间隙，以利于食物的排溢和龈乳头的健康。龈 1/3 处的外形应与天然牙一致。

5. 咬合 修复体完全就位后，确定并磨除早接触区，使其在正中𬌗及非正中𬌗均有正常的𬌗接触。

二、磨光与抛光

修复体适合后，对其表面高度磨光和抛光，提高其耐腐蚀性、生物相容性和自洁作用。

三、试戴观察

对有牙髓、牙周反应，或对修复效果尚有疑虑者，可用暂时粘固剂粘固修复体，观察一段时间，待满意后再做永久粘固。

四、永久粘固

试戴结束后，选用合适的粘固剂对修复体进行永久粘固。粘固前隔湿，75％酒精消毒，干燥。桩核粘固时，应用螺旋充填器将水门汀导入根管最深部，插入桩核，就位。活髓牙的冠修复体粘固应选用对牙髓刺激性较小的聚羧酸锌水门汀。粘固剂硬固后，去除多余粘固剂，尤其注意清理龈沟和邻间隙处的粘固剂。

第六节 修复后可能出现的问题及处理

一、疼痛

（一）过敏性疼痛

1. 修复体粘固后过敏性疼痛

当基牙为活髓牙，若牙体预备时损伤大，术后未采取保护措施，牙髓常常充血处于激惹状态。粘固时，消毒药物的刺激、戴冠的机械刺激和粘固剂中游离酸刺激，会引起患牙短时疼痛，一般可自行恢复。

若粘固后长时间持续疼痛，说明牙髓受激惹严重，或可发展成为牙髓炎，出现牙髓症状时往往要破坏修复体，做牙髓治疗。

2. 修复体使用一段时间之后出现过敏性疼痛

常因患牙产生继发龋、牙龈退缩、粘固剂脱落或溶解、修复体松动所致。应针对不同原因作相应处理，粘固剂溶解造成的微渗漏可以重新粘接，牙龈退缩可使用脱敏剂处理，其余需要将修复体拆除重做。

（二）自发性疼痛

常见原因有：

1. 牙髓炎。

2. 不完善根管治疗后，根尖周炎未完全控制。

3. 根管侧壁穿孔引起的炎症。

4. 咬合创伤引起的牙周炎。

处理：

1. 牙髓炎引起的自发性疼痛因修复体覆盖不易定位，应仔细检查修复体有无松动、破损、缝隙等，再做牙髓温度测试和活力试验，明确诊断后，决定是拆除还是局部打孔，做牙髓治疗。

2. 如有创伤𬌗，应仔细调𬌗观察。对于牙周炎和尖周炎，应作 X 线片检查，确诊后根据病因做相应治疗。

3. 桩核冠修复后出现的牙周或根尖周感染，要区别是由于牙体预备时根管侧穿引起的牙周炎还是根管治疗不完善产生的根尖炎。要判断是否有牙根的折裂。做出明确诊断后，依具体情况处理，对可保留患牙做牙周治疗，或根据病情做尖周刮治或根尖切除等手术治疗。

（三）咬合痛

短期内出现咬合痛，多是由创伤𬌗造成。患者有咀嚼痛伴有叩痛，发病病程不长，创伤性牙周炎不严重，通过调𬌗，症状很快消失。如咬合过高而调𬌗有困难，或是因粘固时修复体未就位致咬合高的，应拆除修复体重做。

修复体戴用一段时间后出现咬合痛，应先确定是否有创伤性牙周炎、尖周炎、根管侧穿、外伤性或病理性根折等。然后再做针对病因的治疗，如调𬌗、牙周治疗或拆除重做和拔牙等。

二、食物嵌塞

引起食物嵌塞的原因有：

1. 修复体与邻牙或修复体与修复体间无接触或接触不良。

2. 修复体轴面外形不良，如𬌗外展隙过大等。

3. 𬌗面形态不良，边缘嵴过锐，颊舌沟不明显，食物排溢不畅。

4. 𬌗平面与邻牙不一致。

5. 修复体有悬突或龈边缘不密合。

6. 对颌有充填式牙尖。

针对原因进行相应处理。属邻接不良、外展隙过大者，一般需拆除修复体重做。𬌗面形态不良者，在不影响修复体质量的前提下，适当少许磨改，调磨对颌充填式牙尖，修改修复体的悬突。

三、龈缘炎

表现为修复体边缘处的龈组织充血、水肿、易出血、疼痛等。其原因可能是：

　　1. 修复体轴面突度不良，如突度不足，食物冲击牙龈，突度过大，失去食物对牙龈的生理按摩作用。

　　2. 冠边缘过长，修复体有悬突或台阶。

　　3. 试冠、戴冠时损伤牙龈。

　　4. 食物嵌塞压迫牙龈。

　　5. 倾斜牙、异位牙修复体未能恢复正常排列和外形。

　　治疗时，局部可用消炎镇痛药物消除炎症，调𬌗，尽可能消除致病因素。保守治疗后症状不缓解，应拆除修复体，重新制作。

四、修复体松动、脱落

　　主要原因有：

　　1. 修复体固位不足，如轴壁聚合角过大，修复体不密合，冠桩过短，固位形不良等。

　　2. 创伤𬌗，𬌗力过大，𬌗力集中，侧向力过大。

　　3. 粘固失败，如粘固材料选择不当，粘固剂失效等。

　　修复体一旦松动，应尽早取下，分析松动脱落的原因。如为设计、制作的原因应重做。因创伤𬌗所致，应调𬌗、抛光后重新粘固。如因粘固失败，可重新粘结。

五、修复体破损

　　原因有多方面：

　　1. 外伤，如受外力、咬硬物。

　　2. 材料因素，如瓷的脆性大。

　　3. 制作因素，如局部有棱角锐边，应力集中处易折断。

　　4. 𬌗力过大，在深覆𬌗、咬合紧，存在创伤𬌗时，容易出现折断。

　　5. 调𬌗磨改过多，戴牙时已将𬌗面磨得过薄。

　　6. 磨耗过多，如咀嚼硬物，磨牙症等。

　　修复体破损原则上要求拆除重做。

六、烤瓷冠瓷崩裂

　　烤瓷冠的崩瓷在临床上发生较多，致使崩瓷的原因也很多：

　　1. 内冠或冠桥支架设计、制作不合理

　　（1）金属基底冠表面形成尖锐棱角或粗糙面，造成应力集中点，导致瓷层裂纹传播。

　　（2）金属铸件过薄不足以支持瓷层。

　　（3）金瓷衔接部与对颌牙有咬合接触。

　　（4）瓷层过厚而无金属支持。

　　2. 金属处理及烤瓷不当

　　（1）汗渍、油污、磨料、粘结剂等造成金属基底冠或冠桥支架表面污染。

　　（2）预氧化处置不当造成氧化层过厚或过薄。

　　（3）由于修改烤瓷形态反复烧烤引起金瓷的理化性能改变，并在金瓷界面产生残余应力。

（4）材料选择不妥，瓷粉与金属热膨胀系数不匹配。

（5）烤瓷烧结时，不当的冷却速度使金瓷界面残余应力明显增大及炉温不精确等使透明瓷烧结不全而引起崩瓷。

3. 咬合问题

（1）切端、殆面瓷层有咬合早接触点，特别是前伸、侧方咬合时有早接触点。

（2）咬合紧、殆力大。

（3）有夜磨牙习惯患者戴用烤瓷冠容易出现崩瓷。

4. 临床因素

（1）牙体预备时殆面牙体的磨除量过少，或厚度不均匀。

（2）牙体预备后牙体倒凹未除尽，致修复体就位时引发瓷层裂纹。

（3）牙体预备时颈缘处理不当，取模时无法正确记录颈缘线，使修复体颈缘制作不到位，在试戴或粘固时用力过大可能引起崩瓷。

崩瓷的处理：

1. 使用复合树脂修复崩裂的瓷质，适用于脱落瓷面不光滑的小范围缺损，目前应用较多。

（1）瓷层断面处理：彻底清洁，喷砂法或砂石进行粗化处理，或磨出沟、凹等固位形。再用 5％～10％氢氟酸或用 1.23％氟化磷酸酸蚀 40～60 s（口内勿用），洗净，干燥。

（2）涂布偶联剂：在金属和烤瓷表面涂布偶联剂，使其表面硅烷化。

（3）涂布粘结剂：待硅烷偶联剂干燥后涂布一薄层粘结剂。

（4）选择颜色合适的光固化复合树脂堆塑成形，光照固化。

（5）形态修整后抛光。

2. 无法进行修补的，应去除修复体重做。

（牛光良　曾　东　周永胜）

第十七章 固定义齿

牙列缺损是口腔常见的一种缺损畸形，表现为牙列中的部分自然牙缺失。牙列缺损的修复按照义齿固位方式的不同，可分为固定义齿和可摘义齿两种。

固定义齿是利用缺牙间隙两端或一端的天然牙或牙根作为支持，在其上制作固位体，并与人工牙连接成为一整体，借粘固剂将固位体粘固于基牙上，患者不能自行摘戴的一种修复体，又称为固定桥。

第一节 固定义齿的组成

固定义齿由固位体、桥体和连接体三部分组成。

1. 固位体　固位体是在固定义齿基牙上制作的修复体，包括全冠、嵌体等。其作用是使义齿获得固位，并将桥体所承受的𬌗力传导到基牙及其牙周支持组织，使义齿的功能得以发挥。

2. 桥体　固定义齿恢复缺失牙形态和功能的部分称为桥体，即人工牙。

3. 连接体　连接桥体与固位体的部分。根据连接方式的不同，分为固定连接体和活动连接体。

第二节 双端固定桥

临床上根据固定义齿的结构不同分为：双端固定桥、半固定桥、单端固定桥和复合固定桥。其中双端固定桥是最理想的一种结构形式，为临床所广泛应用。

双端固定桥的两端都有固位体，且固位体和桥体之间为固定连接。当固定桥的固位体粘固于基牙后，基牙、固位体和桥体连接成为一个不动的整体，从而组成了一个新的咀嚼单位。双端固定桥所承担的𬌗力，几乎全部通过两端的基牙传递至牙周组织。因此，它可以承受较大的𬌗力，且两端基牙所承受的𬌗力比较均匀。

第三节 固定义齿的适应证

固定义齿具有舒适、美观和咀嚼功能良好等优点，易于为患者所接受。但是，并非所有的牙列缺损都可以采用固定义齿修复，必须严格掌握其适应证。对于固定义齿适应证的选择应从以下几个方面考虑：

一、缺牙的数目

固定义齿一般适用于修复一或两个牙缺失，多个牙缺失不宜采用。特殊情况如 21 | 12 缺失，两侧尖牙条件良好，𬌗力又不大时，可以进行双端固定桥修复。后牙间隔缺失两三个

牙，有中间基牙增加支持者，也可以选用固定义齿修复。

二、缺牙的部位

牙列任何部位缺牙，只要缺牙数目不多，基牙条件符合要求，都可以选用固定义齿修复。但后牙游离端缺失采用单端固定桥修复应慎重。尖牙处于牙弓转角部位，所受扭力矩较大，一般不采用固定义齿修复。

三、基牙的条件

基牙的条件是决定固定义齿适应证选择的最重要因素。理想基牙应为：

1. 牙冠 殆龈高度适宜，形态正常，牙体组织健康。牙冠硬组织缺损或牙冠发育畸形者，只要不影响固位形的预备，能满足固位要求，也可以作为固定义齿的基牙，否则必须采取增强固位力的措施。

2. 牙根 应该粗壮并有足够的长度。多根牙的牙根有一定的分叉度最好，支持力最强。如有牙槽骨吸收，要求最多不能超过根长的 1/3。

3. 牙髓 最好是健康的活髓牙。如牙髓治疗后的牙，考虑到牙体组织脆性增加，应采取桩核等措施增加牙体强度。

4. 牙周组织 基牙要承担自身和桥体的殆力，必须要求基牙牙周组织健康。有牙周炎症，要先行牙周治疗，达到无进展性炎症，牙槽骨吸收不能超过根长的 1/3 方可。

5. 基牙位置 基牙位置基本正常，无过度的牙体扭转或倾斜移位。

四、咬合关系

缺牙区咬合关系基本正常，缺牙间隙有适当的殆龈高度，对颌牙无伸长，有良好的殆间锁结关系，缺隙侧邻牙无倾斜移位，殆曲线基本正常。

五、缺牙区牙槽嵴情况

固定义齿的修复时机应在拔牙后 3 个月左右，待牙槽嵴形态稳定之后进行修复。要求缺牙区牙槽嵴愈合良好，形态基本正常，无骨尖、残根、增生物及黏膜疾患。

六、年龄

一般认为患者的年龄在 20～55 岁之间比较适宜行固定义齿修复。年龄过小，临床牙冠短、髓腔大、髓角高，牙体预备时易意外穿髓。年龄过大，患者不能耐受长时间磨牙，且牙周组织多有萎缩，牙周支持能力降低，不适宜做固定义齿修复。

七、其他因素

其他影响固定义齿适应证选择的因素还包括：全身状况是否能耐受长时间磨牙；口腔卫生情况差的患者不建议固定义齿修复；余留牙有牙体、牙周疾患的，应在治疗设计时考虑是否继续制作固定义齿。

第四节　固定义齿的设计

一、基牙的选择

基牙是固定义齿修复的基础。它的作用是支持固定义齿，将殆力全部传导至牙周支持组织，恢复缺失牙的功能。理想的基牙必须具有良好的固位作用，足够的牙周支持能力，以及基牙间可以形成共同的就位道。

（一）基牙的支持作用

固定义齿所承受的殆力，几乎全部由基牙的牙周支持组织承担。基牙支持能力的大小与基牙的牙周潜力即牙根的数目、大小、形态、牙周膜面积大小以及牙槽骨的健康有密切关系。

1. 牙根条件　理想基牙的牙根应长大、粗壮。单根牙有不规则的牙根外形或根尖 1/3 弯曲者比锥形根的支持作用好。多根后牙的根分叉大者比融合根的支持作用好。就牙根数目而论，多根牙比单根牙支持殆力的能力大。

2. 牙周膜面积　牙周膜在咀嚼器官行使功能的活动中起着至关重要的作用，它有营养、感觉以及感受、传导和分散殆力的功能。临床上常用牙周膜面积的大小衡量牙齿是否为良好的基牙，以及确定基牙的数目。

牙周膜的面积与牙根的长短、数目和形态有关，牙根长而粗大或多根牙，牙周膜面积大，其支持能力强。

3. 牙槽骨高度　理想基牙的牙槽骨应没有任何病理性吸收。牙槽骨的吸收直接造成牙周膜面积丧失，并且形成不良的冠根比例。通常把牙槽骨吸收达根长的 1/3 作为基牙选择的最低限度。对于吸收超过 1/3，牙齿松动在Ⅱ度以上者，不应选作基牙。但有时也可以适当放松要求，通过增添基牙数目来分散殆力。

4. 基牙数目的确定

（1）Ante 法则　Ante 提出：固定义齿基牙的牙周膜面积的总和应等于或大于缺失牙牙周膜面积的总和。这一法则一直是确定固定义齿基牙数目所遵循的基本原则。

（2）殆力比值原则　Nelson 根据各牙的殆力、牙冠及牙根形态、牙周组织等因素，制定出各牙殆力的相关比值。认为基牙殆力比值总和的两倍等于或大于各桥基牙及缺失牙殆力比值的总和。

另外，固定义齿基牙所受殆力是否会引起基牙牙周组织的损害，还与基牙的健康状况、缺失牙的部位、殆关系以及患者的咀嚼习惯等因素有关。必须综合分析，全面考虑。

5. 增加基牙　固定义齿的基牙牙周支持力不足时应增加基牙数目。增加基牙的位置应在支持和固位力比较薄弱的一侧，尽量使两端基牙承受的殆力相等。

（二）基牙的固位

1. 牙冠条件　应该具有足够的牙体组织、适宜的形态和良好的组织结构，并可抵抗所受殆力而不折断。临床上应根据患牙的具体情况决定是否可以选作基牙。

（1）龋损牙　浅龋不影响固位体的固位形，可以选作基牙。大范围龋坏应在去尽龋坏组织后，根据剩余牙体组织的情况来判断能否作为基牙，有时需先充填，方能满足固位形和抗力形要求。龋坏已涉及牙髓，经过彻底的根管治疗，进行银汞合金或复合树脂充填或桩核修复后，可考虑用作固定义齿的基牙。

（2）磨耗牙　重度磨耗牙牙冠高度降低且近髓，在选作基牙时必须充分考虑能否取得足够的固位形而又能保持牙髓的健康。否则需要将牙髓失活，以取得辅助固位形，才能选作基牙。

（3）畸形牙　牙冠畸形，固位效果差。若牙根长大且牙冠可以提供良好的固位时，可以选作基牙，同时改善其外形。

（4）结构异常牙　钙化不良或釉质发育不全的牙，其牙体组织结构松软、残缺，容易磨损而使牙冠高度降低，对固位体的抗力形和固位形都有影响，最终可能导致固定义齿失败。所以，这类牙不宜选作基牙。

2．牙髓状态　基牙最好是活髓牙，有正常的代谢机能和反应能力，以维持牙体组织的健康。已做过完善牙髓治疗或根管治疗的无髓牙，可采取固位钉加固银汞合金或复合树脂充填，或进行桩核修复，取得良好的固位形。

总之，固位体所能获得固位力的大小，是关系到固定义齿成败的重要因素。在判断基牙能否起到固位作用时，除基牙本身条件外，还与𬌗力的大小、方向，桥体的跨度、弯曲度等因素有关。桥体跨度越大，越弯曲，𬌗力越大，则对基牙固位力的要求也越高。

（三）基牙的共同就位道

选择基牙时应注意牙齿的排列位置和方向，这与基牙制备时能否获得各基牙间的共同就位道有密切关系。

1．牙齿排列位置正常　顺各基牙的长轴方向做牙体预备，即可得到共同就位道。

2．轻度倾斜移位的牙　适当消除倒凹或改变就位道方向，可获得共同就位道。

3．严重倾斜移位的牙　基牙倾斜在30°以内，可以选作基牙。倾斜牙齿可以采用改良的修复体，在倾斜基牙一侧使用活动连接体，或在修复前先行正畸矫正等方式取得共同就位道。

二、固位体设计

常用作固位体的修复体有铸造金属全冠、金属烤瓷冠和桩核冠等。这些修复体用作固位体时，除了要达到牙体缺损修复的要求外，还必须有良好的固位以及共同就位道。固定义齿固位体设计应注意以下问题：

1．固位体的固位力要求比单个牙更大，所以应注意提高固位体的固位力，必要时增加辅助固位装置。

2．固位体固位力的大小应与𬌗力的大小、桥体的长度和曲度相适应。

3．双端固定桥两侧固位体的固位力应基本相等。

4．各固位体之间应形成共同的就位道。

5．基牙有缺损或畸形，在设计固位体时应一并修复。

6．固位体的设计应防止基牙产生牙尖折裂。

7．牙冠严重缺损的死髓牙，经彻底的根管治疗后，采用固位钉加银汞合金或树脂充填或者直接采用桩核修复，再于核上制作全冠固位体。

8．固位体应满足美观和强度的要求。

三、桥体的设计

桥体是固定义齿修复缺失牙形态和功能的主要部分。不但要正确恢复缺失牙的形态和功能，而且要美观舒适，符合口腔卫生要求，并有良好的机械强度。桥体的设计应考虑以下四个方面：

（一）桥体的𬌗面

1. 形态 应根据缺失牙的解剖形态，参照邻牙𬌗面的磨耗程度以及对颌牙的咬合关系来恢复，塑造适宜的尖、窝、沟、嵴。适当减小牙尖斜度，减少基牙所受的非轴向力，有利于基牙的健康。

2. 大小 咬合面的大小与咀嚼效能有关，也与基牙承担的𬌗力大小有关。咬合面积大，咀嚼效率高，基牙承受的𬌗力大。为了减小𬌗力，保持基牙健康，可通过减小𬌗面的颊舌径、加大𬌗面舌外展隙，减小𬌗面的牙尖斜度来减轻基牙的负担。𬌗面颊舌径一般为缺失牙的 2/3，基牙条件差时，可减至缺失牙宽度的 1/2。

（二）桥体的龈面

1. 固定义齿的修复最好在牙齿拔除后 3 个月左右，牙槽突吸收基本稳定后进行。

2. 桥体龈面根据其与牙槽嵴的关系分为接触式桥体和悬空式桥体。前者又分为鞍式、盖嵴式、改良盖嵴式和船底式桥体等四种类型。其中改良盖嵴式在临床上应用最广、美观、舒适、自洁作用好。悬空式美观性和舒适性差，而且龈面仍有牙垢和菌斑附着，自洁作用并不理想，仅用于缺牙区牙槽嵴吸收明显的后牙缺失的病例。（图 17-1）

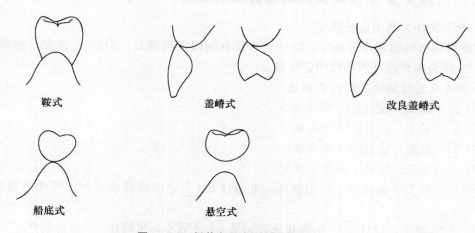

鞍式　　　　　　　　　　盖嵴式　　　　　　　　改良盖嵴式

船底式　　　　　　　　悬空式

图 17-1 桥体龈面与黏膜接触方式

3. 接触式桥体要求龈面光滑圆突，与牙槽嵴黏膜紧密接触而无静压力，接触面积尽可能小。悬空式桥体要求龈面与牙槽嵴黏膜至少离开 3 mm。

4. 桥体龈面无论与黏膜接触与否，都应当高度抛光。

5. 用作桥体龈面的材料以烤瓷材料最好，它光滑、易于清洁，生物相容性好。其次为金属材料，能高度抛光，但须具有一定的耐腐蚀性。树脂材料性能较差，难以高度抛光。

（三）桥体的轴面

1. 正确恢复桥体唇颊面及舌腭面的外形突度。

2. 形成合理的邻间隙。

3. 桥体的大小、形态、色泽及排列位置应与同名牙对称，与邻牙协调，符合美观要求。

4. 桥体唇面颈缘线的位置与邻牙相协调。

（四）桥体的强度

1. 桥体材料应具有足够的机械强度。

2. 适当增加金属桥架的厚度。

3. 桥体的结构形态应采取抗弯曲力强的形态。

4. 粭力过大时，采取减轻粭力措施，必要时增加基牙。

四、连接体的设计

连接体分为固定连接体和活动连接体

1. 固定连接体　将固位体和桥体连接成完全不活动的整体，位于基牙的近中面或远中面，截面积为 $4\sim10\,mm^2$。连接体的四周外形应圆钝和高度抛光，形成正常的外展隙和邻间隙，切忌将连接体占据整个邻间隙甚至压迫牙龈，妨碍自洁作用。但邻间隙过大对前牙固定桥的美观有影响，而后牙固定桥的邻间隙可适当加大。

2. 活动连接体　是将固位体与桥体通过栓道式连接体相连接。栓体位于桥体上，栓道位于活动连接端的固位体上，通过栓体嵌合于栓道内形成活动连接。一般用于半固定桥的活动连接端或复合固定桥时中间基牙的远中。

五、不同类型牙列缺损的双端固定桥设计

1. 单个牙缺失的固定桥修复

用缺隙两侧的邻牙作为基牙，设计三单位双端固定桥修复。但 3|3 缺失，必须分别用 421|124 作为基牙设计四单位固定桥修复。

2. 两个牙连续缺失的固定桥修复

（1）21| 缺失，设计3|1 作为基牙。

（2）1|1 缺失，设计2|2 作为基牙。

（3）54| 缺失，设计63| 作为基牙。

（4）|45 缺失，设计|36 作为基牙。

（5）65| 缺失，设计74| 作为基牙，如果牙根4| 短小或临床冠短，可考虑增加3| 为基牙。

（6）|56 缺失，设计|47 作为基牙，如果|4 牙冠小，可增加|3 作为基牙。

3. 两个以上基牙的固定桥设计

（1）21| 缺失，以3|12 作为基牙。

（2）1|1 缺失，以32|23 作为基牙。

（3）32| 缺失，541|1 作为基牙。

（4）32| 缺失，41|1 作为基牙。

（5）43| 缺失，521| 作为基牙。

4. 两个以上牙连续缺失的固定桥设计

（1）21|1 缺失，3|23 作为基牙。

（2）21 | 2 缺失，3 | 13 作为基牙。

（3）21 | 12 缺失，咬合关系正常，缺隙不大，3 | 3 的固位、支持条件好可以3 | 3 作为基牙，患者殆力大，3 | 3 条件差，应以43 | 34 作为基牙。

（4）21 | 12 缺失，3 | 3 作为基牙。

第五节　固定义齿的临床制作

一、基牙预备

（一）基牙预备原则

1. 各基牙间要形成共同的就位道。牙体预备前应先在研究模型上进行观测，确定共同就位道的方向。

2. 不同的固位体设计需要不同的基牙牙体磨除量，以及不同的牙体龈边缘预备形式。

3. 固位体和桥体由连接体连接，因此在固位体预备时必须留有连接体的空间。

（二）基牙预备的方法和要求

1. 切缘及殆面预备　与单冠修复的牙体预备不同，因邻牙的缺失，基牙预备时往往缺乏参照，因此，在切缘和殆面预备时，更强调指示沟的预备。

2. 轴面预备　要使固定桥顺利就位，各基牙的轴向预备面必须相互平行，并与就位道方向一致。如多基牙固定桥，需要取研究模型，应置于观测仪上进行分析，确定就位道及各个基牙磨除量，然后再付诸临床操作。

3. 颈缘预备　为求得共同就位道，颈缘的位置可做调整。如舌向倾斜基牙的固位体舌面颈缘可设计在龈上远离龈缘之外，以不影响就位为原则。

4. 预防性牙髓治疗　对位置异常的活髓牙又必须选作基牙时，如果牙体预备有可能穿髓者，征得患者同意后，应先做去髓，再做牙体预备。但原则上应该尽最大努力保护牙髓活力。

5. 牙质脆弱的无髓牙　可加钉或桩加强基牙的抗力，特别是前牙和前磨牙，经牙体预备后髓壁较薄弱，抗折能力下降，桩核的加强作用更显重要。

（三）暂时固定桥的应用

固定义齿修复时，常规在牙体预备后采用暂时固定桥保护基牙，作用是：

1. 使活髓基牙免受外界刺激。

2. 防止基牙因意外出现折裂。

3. 维护前牙的美观和恢复语音功能，恢复后牙的咀嚼功能。

4. 维持了缺牙间隙的位置，保护了牙弓的稳定性。

5. 让患者适应固定桥修复后的形态和功能，更容易接受最终的固定桥修复体。

二、印模和工作模型的制取

同全冠修复体印模制取，注意记录咬合关系。

三、填写设计单

详细填写设计单，包括患者年龄，性别，修复体类型，牙位等信息资料。

四、试戴金属桥架及比色

金属烤瓷桥的金属桥架经初步磨光后在口内试戴，检查是否能顺利就位，有无翘动，固位是否良好，边缘是否密合。如试戴有问题则需根据具体情况进行调改或重新制作。

金属桥架试戴合适后要进行比色，通常以 Vita 比色板标准烤瓷牙面作为标准。修复体瓷面的颜色应与邻牙、年龄和肤色等相协调。

五、固定桥的试戴

固定桥完成后，要在患者口内进行试戴。固定桥试戴时应进行以下几个方面的检查。

1. 就位　如固定桥设计合理，基牙制备正确，则固定桥的就位不会出现困难。出现就位困难的原因有：固位体的内表面、边缘、邻面接触区或桥体龈端有阻碍就位的障碍点，固定桥弯曲变形等。

2. 边缘　固定桥完全就位后，用探针尖端检查固位体边缘是否密合，是否有悬突或边缘宽度不足。

3. 接触点　固定桥与邻牙接触点的部位、大小和松紧度应与自然牙列相同。

4. 咬合　用咬合纸检查正中𬌗及非正中𬌗的咬合情况，磨除早接触点，建立均匀、稳定的𬌗接触关系。

5. 外观　修改固定桥的外形，调改烤瓷面的颜色。

6. 桥体龈面与牙槽嵴的接触关系　桥体龈面应与牙槽嵴黏膜紧密接触而无压力。接触过紧或过松都要加以改正。

经过以上检查，不符合要求之处，在粘固前及时修改。试戴合适后，金属桥进行最后抛光，金属烤瓷桥进行上釉，然后使用粘固剂粘固于基牙上。粘固剂凝固后，清除多余粘固剂，特别是残留在龈沟内的粘固剂。有时也可先用暂时粘固剂，如氧化锌丁香油糊剂暂时粘固，试戴 3～7 天，若无不良反应，改用永久粘固剂粘固。

第六节　固定义齿修复后可能出现的问题和处理

一、基牙疼痛

1. 过敏性疼痛

(1) 固定桥戴入和粘固过程中的机械摩擦、消毒药物刺激等原因引起，一般在粘固剂凝固后，疼痛可自行消失。

(2) 固定桥使用一段时间后出现冷热刺激痛，可能由基牙产生继发龋，固位体松动等原因引起，需拆除重做。

2. 咬合痛

(1) 固定桥粘固后短期内出现咬合痛，多因早接触点引起创伤性牙周膜炎，应及时调𬌗，疼痛即消失。

（2）疼痛持续较长时间未消失或义齿使用一段时间出现基牙疼痛应考虑咬合力过重，或基牙支持力不足等原因，应及时拆除重做。

二、龈缘炎、牙槽嵴黏膜炎

1. 原因

（1）固位体边缘过长或不贴合，有悬突、食物残渣和菌斑聚集。

（2）龈缘下溢出的多余粘固剂未去除干净。

（3）固位体和桥体的轴面外形恢复不良，不利于自洁和对牙龈的按摩作用。

（4）与邻牙接触不良，食物嵌塞压迫刺激牙龈。

（5）桥体龈面与牙槽嵴黏膜不密合或压迫过紧。

（6）桥体外形不正确，固定义齿缺乏自洁作用和难于清洁。

2. 处理　这类情况大多无法在口内修改，应拆除重做。

三、基牙松动

1. 原因

（1）基牙本身的条件差，或桥体跨度过大，设计的基牙数量不足。

（2）桥体𬌗面恢复过宽或牙尖过陡，恢复的𬌗力过大。

（3）咬合不良，使基牙遭受𬌗创伤。

（4）局部或全身健康下降，机体的代偿功能失调，基牙牙周组织的耐受力降低。

2. 处理

对松动的基牙应先采取保守治疗，调𬌗以减轻负担。如果牙周组织损伤严重，一般应拆除固定桥，治疗患牙。

四、固定义齿松动、脱落

1. 原因

（1）两端固位体的固位力相差悬殊，受到两端基牙运动的相互影响。

（2）基牙预备不当，固位力不足。

（3）桥架变形或就位道略有差异，使固位体与基牙不密合降低了固位力。

（4）基牙发生继发龋。

（5）粘固剂失效或调拌不当。

2. 处理

找出原因，做相应处理。因粘固剂问题可重新粘固，其他原因导致，一般需拆除重做。

五、固定义齿破损

1. 原因

（1）𬌗面预备的空间不足，戴牙时调磨过多，导致𬌗面磨损穿孔。

（2）连接体厚度不足，致连接体折断。

（3）烤瓷固定桥金属桥架表面处理不当、瓷层过厚或过薄、咬合不平衡等引起瓷折裂和剥脱。

2. 处理　分析原因，一般都需拆除后重做。

（牛光良　曾　东　刘　钢）

第十八章 可摘局部义齿

第一节 概 述

可摘局部义齿又称活动义齿，是利用天然牙或（和）黏膜骨组织作支持，依靠固位体和基托固位，恢复原有牙列形态及功能，需要患者自行摘戴的一种修复体，是牙列缺损修复最常见的方法。本章主要介绍卡环固位型可摘局部义齿。

可摘局部义齿体积较大，尤其是塑料基托，初戴时患者常感不适，有的异物感较强，必须经过一段时间适应才能习惯。咀嚼时有一定动度，其稳定性和咀嚼功能不如固定义齿。随着牙槽骨的不断吸收，可引起食物嵌塞、义齿翘动、甚至断裂等问题，往往需要修理或重做。

可摘局部义齿尽管有上述不足和缺点，但是也有很多优点。它在牙体制备时磨除牙体组织较少，既适用于缺牙数目少者也适用于缺牙数目多者。患者能自行摘戴，便于清洁，制作方法简便，损坏后易于修理，设备要求不高，费用较低等。

一、可摘局部义齿的适应证

可摘局部义齿适用于各类牙列缺损，特别是游离端缺失，缺牙数目多或间隔缺失较多可能导致固定义齿基牙负荷过重，缺牙间隙两侧牙齿因畸形、扭转、倾斜移位、松动等不适合作固定义齿基牙的患者。

其他适应证有：缺失牙伴较多骨组织、软组织缺损；腭裂患者需用基托封闭裂隙；需升高𬌗间距离以恢复垂直高度（𬌗垫）；生长发育期的缺牙儿童（可作为缺隙保持器）；作为过渡性修复（即刻义齿、暂时义齿）；不能耐受固定义齿修复时磨除牙体组织过多的患者。

二、可摘局部义齿的禁忌证

存在以下情况之一者可以考虑不适合或暂时不宜用可摘局部义齿修复

1. 口腔卫生情况极差者，患有严重的龋病（如猖獗龋）或严重的牙周炎未经治疗控制者。

2. 有肌肉痉挛或肌肉协调性异常者，无正常行为能力，不能自行摘戴义齿和维护口腔卫生，以及有误吞义齿危险者。

3. 对义齿材料过敏或者对基托的异物感无法克服者。

4. 口腔黏膜溃疡、肿瘤等疾病未治愈者。

5. 对发音有较高要求者。

6. 同侧上、下第二磨牙缺失，同时第三磨牙缺如，其余牙齿正常，保持咀嚼、咬合功能者也可不进行修复。

第二节　可摘局部义齿的分类

一、按制作方法分类

1. 胶联式可摘局部义齿　用塑料基托把义齿各个部分连接在一起。义齿制作简单，容易修理和重衬，但是异物感较明显，也较容易发生断裂。

2. 铸造式可摘局部义齿　又称为金属铸造支架式可摘局部义齿，由铸造的金属结构将义齿各个部分相连，并延伸出卡环、𬌗支托等固位装置。制作较复杂，结构强度好，戴用比较舒适。

二、按义齿的支持方式分类（图 18 – 1）

1. 牙支持式义齿　义齿所受𬌗力主要由基牙所承担。适用于缺牙少、基牙稳固的病例，其修复效果较好。

2. 黏膜支持式义齿　义齿不使用𬌗支托，所受𬌗力经基托直接由义齿所覆盖的黏膜和牙槽骨所承担。适用于缺牙多、余留牙条件差或咬合关系差的病例。

3. 混合支持式义齿　又称牙-黏膜共同支持式义齿，𬌗力由基牙和黏膜及牙槽骨共同承担，是临床上最常用的𬌗力分担方式。适用于各类牙列缺损，尤其是游离端缺牙病例。

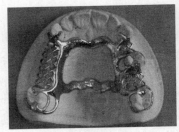 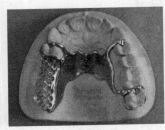 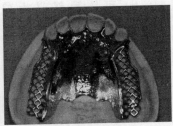

　　　牙支持式　　　　　　　　　　　混合支持式　　　　　　　　　　黏膜支持式

图 18 – 1　可摘局部义齿的支持方式

三、牙列缺损的 Kennedy 分类

由 Edward Kennedy 于 1925 年提出，根据牙列缺损的部位，结合局部义齿鞍基与基牙之间的关系进行分类。该方法简单，易于掌握，是目前应用最为普遍的一种方法。（图 18 – 2）

第一类：义齿鞍基在两侧基牙的远中，远中为游离端，即双侧游离缺牙。

第二类：义齿鞍基在一侧基牙的远中，远中为游离端，即单侧游离缺牙。

第三类：义齿鞍基在一侧或两侧，鞍基前后都有基牙。

第四类：义齿鞍基位于基牙的前面，即前部缺牙，基牙在缺隙的远中。

除主要缺隙外，另有一个缺隙为第一亚类，有两个缺隙为第二亚类，依此类推，前后有缺隙时，以最后缺隙为主类，单独第三磨牙缺失，不属游离缺失，第四类无亚类。

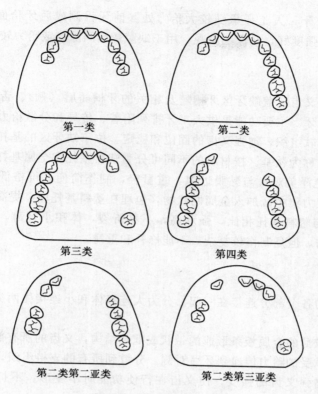

第一类 第二类

第三类 第四类

第二类第二亚类 第二类第三亚类

图 18－2 Kennedy 分类

第三节 可摘局部义齿的组成和功能

可摘局部义齿由人工牙、基托、连接体和固位体等组成，其所起的作用大致分为修复缺损、固位稳定和连接传力三部分。

一、人工牙

人工牙是模仿真牙牙冠的形态、大小和颜色，用不同材料制作，在可摘局部义齿上代替真牙行使功能的部分。其功能是恢复咀嚼、发音、改善面容，防止余留牙倾斜、移位，恢复和维持颌骨的垂直高度。按制作材料分为塑料牙、瓷牙、金属塑料混合牙等。

1. 塑料牙 形态和颜色接近天然牙，与基托为化学结合，不易脱落、折断，易于调改，目前使用最广泛。但是也存在硬度低、易磨损、易变色等缺点。

按照𬌗面牙尖斜度，塑料牙又分为解剖式牙，半解剖式牙和非解剖式牙。解剖式牙牙尖斜度为 30°或 33°，与初萌的天然牙近似，咀嚼效能较好，但是产生的侧方𬌗力较大，要求牙槽嵴等支持组织较好；非解剖式牙𬌗面没有牙尖，只有排溢沟，咀嚼效能较差，产生的侧方𬌗力较小，易于义齿的稳定；半解剖式牙牙尖斜度为 20°，特点居于前两者之间。

2. 瓷牙 色泽好，硬度高，但与基托连接困难，易脱落，质地脆，比塑料牙重。适用于基础条件好，对美观和咀嚼均有较高要求者，目前应用较少。

3. 金属塑料混合牙　人工牙承受较大殆力处（前牙舌侧或后牙殆面）使用金属制作，其他部位仍为塑料，强度好，又保证美观。用于缺隙龈殆间隙小或殆力较大者。

二、基 托

基托是可摘局部义齿覆盖缺牙区牙槽嵴及相关的牙槽嵴唇（颊）、舌侧及腭侧黏膜上的部分，其上排列人工牙。主要功能是供人工牙排列附着、传导和分散殆力，并且能够修复缺损的牙槽嵴、颌骨和软组织，加强义齿的固位和稳定。位于缺牙区的基托，因骑跨在剩余牙槽嵴上呈马鞍形，又称为鞍基。按材料的不同可分为塑料基托和金属基托。

1. 塑料基托　色泽美观，与黏膜近似，重量轻，制作简便，价格低廉，便于修补和衬垫。临床上，常在应力集中区加入金属网状物，包埋在塑料基托内，提高基托的坚固性。

2. 金属基托　与塑料基托相比，强度高，不易折裂，体积小且薄，感觉舒适，温度传导作用好，容易清洁，但是制作较复杂，不能修补和重衬。

三、连 接 体

连接体将义齿的各个部分连接在一起。分为大连接体和小连接体两类。

1. 大连接体

大连接体是由较薄的金属板条形成的带状或框装结构，义齿的所有部件均直接或间接与其相连，将人工牙承受的殆力传递到牙弓对侧，分散到所有的支持组织，起到传递和分散殆力的作用。同时可增强义齿的强度，使义齿在行使功能时不变形、不折断，也减小基托面积，减轻异物感，使患者感觉舒适。

因此，大连接体应该具有一定的宽度和厚度，以保证足够的强度和硬度；并且有一定的外形，边缘应圆滑，使病人感觉尽量舒适；戴入后不能压迫活动性强的软组织和硬区，边缘应远离龈缘，不妨碍唇、颊、舌的活动。

2. 小连接体　指卡环、殆支托和间接固位体等与大连接体或鞍基相连接的部分，作用是传递和分散殆力。

四、固 位 体

固位体是可摘局部义齿安放在基牙上的部分，一般由金属铸造或不锈钢丝弯制而成，在口内起固位、支持和稳定作用。按作用不同可以分为直接固位体和间接固位体。

1. 直接固位体

直接固位体是防止义齿殆向脱位，起主要固位作用的固位部件，包括卡环固位体、套筒冠固位体和附着体三种，本章所指直接固位体均为卡环固位体。卡环是可摘局部义齿最为常见的直接固位体，以铸造卡环为例，通常由卡环臂、卡环体、殆支托和小连接体组成。

（1）卡环臂　为卡环的游离部，卡环臂尖位于倒凹区，是卡环产生固位作用的主要部分。卡环臂在摘戴过程中对基牙产生的水平向力应该被相应设计的卡环对抗臂、导平面板、小连接体或基托抵消掉，以避免对基牙产生损伤。卡环臂起始部位应较坚硬，位于非倒凹区，起稳定作用，防止义齿侧向移位。

（2）卡环体　为连接卡环臂、殆支托和小连接体的坚硬部分，环抱于基牙的非倒凹区，从邻面包过颊舌轴面角，防止义齿龈向和侧方移动，起稳定和支持作用。

（3）𬌗支托　为卡环体伸向基牙𬌗面的金属部分，能将人工牙承受的𬌗力部分传递至基牙，并防止义齿下沉，主要起支持作用。铸造𬌗支托还可以用来恢复𬌗关系及防止食物嵌塞。

（4）小连接体　为卡环包埋于基托内或与大连接体相连的部分，主要起连接作用，不能进入基牙或软组织的倒凹区。

2. 间接固位体

间接固位体是用来辅助固位的部件，主要起增强义齿稳定，防止义齿翘动、摆动、旋转和下沉的作用，常用的有𬌗支托、连续杆等，金属舌/腭板、邻间钩、延伸基托等也可起到间接固位作用。

第四节　可摘局部义齿的设计原则

可摘局部义齿修复的主要目的是恢复患者缺损牙列的形态和功能，保护剩余组织健康。由于患者口内情况有较大差异，需要考虑的相关因素较多，义齿设计相对复杂，因此应当遵循一定的原则。

一、可摘局部义齿设计的基本要求

（一）适当地恢复咀嚼功能

恢复缺牙咀嚼功能是义齿修复的主要目的。以维护组织健康为前提，根据基牙情况、咬合关系、缺牙区牙槽嵴的状况，把义齿的咀嚼功能恢复到一个合适的程度。建议在选择和排列人工牙时：

1. 适当地减少排牙数目。
2. 缩小人工牙颊舌径和近远中径。
3. 增加溢出沟，以增加机械便利。
4. 降低人工牙牙尖高度以减小侧向力。

（二）义齿应能保护口腔软硬组织的健康

1. 应避免过多磨切牙体组织，尽量利用天然间隙放置𬌗支托、间隙卡环等。
2. 正确恢复上、下颌位置关系和𬌗关系以及缺牙牙弓及相邻组织的外形。
3. 义齿制作材料应对人体无毒、无害、无致敏和致癌作用。
4. 广泛的、有选择地分散𬌗力，减小对基牙的扭力和侧向力。

（三）义齿应具有良好的固位和稳定作用

1. 义齿固位力的设计思路

（1）卡环的数目一般在 2～4 个，过多将造成摘戴困难。

（2）尽可能调节基牙的固位形，使卡臂尖进入倒凹的深度要小于 1 mm，坡度大于 20°。

（3）调节基牙间的分散程度，基牙越分散，各固位体之间的相互制约作用越强。

（4）调整就位道，调节倒凹深度、坡度、制锁角度的大小。

（5）合理选择卡环的材料和类型。

2. 义齿稳定性的设计思路

（1）充分利用各固位体的制约作用和卡抱作用。

（2）通过增加卡环、𬌗支托和基托面积来增加支持作用。

（3）使固位体连线的中心与义齿中心相吻合，获得面式固位。

（4）消除支点，分散𬌗力。

（四）美观

1. 人工牙的大小、形态、颜色及排列应与相邻天然牙、上下唇空间关系协调，表现自然。

2. 基托颜色尽量与牙龈、黏膜的色泽一致，长短合适，厚薄均匀。

3. 卡环等金属部件尽量不显露或少暴露。

4. 前牙区偏重美观和发音，后牙区偏重于咀嚼功能的恢复。功能恢复和美观相矛盾时，应首先考虑功能，而后兼顾美观。

（五）摘戴方便、舒适

1. 在具有较高的强度，结构设计合理之外，还应做到小而不弱，薄而不断，尽可能做得小巧。

2. 义齿部件与周围组织尽量平滑衔接、和谐自然。

3. 人工牙排列尽量避免出现过大的覆𬌗、覆盖或过于向舌侧排列的情况。

（六）坚固耐用、制作简便

义齿能承受𬌗力作用而不变形、不折断。

1. 胶连式可摘局部义齿除选择强度优良的基托材料外，还必须做到结构合理，对应力集中区或几何形态薄弱区予以加强设计。

2. 支架式可摘局部义齿既可使义齿比较舒适，又可达到坚固、耐用的效果。

二、基牙的选择

1. 选择健康牙作基牙，如牙周健康，牙冠固位形好，支持力较强，尽量避免将切牙作为基牙。

2. 虽有牙体疾病，但已经完成充填治疗或冠桥修复。

3. 虽有牙周疾病，但已经治疗并得到控制，牙槽骨吸收达 1/2 或松动 Ⅱ 度的牙不宜单独做基牙，应用联冠、牙周夹板或采用连续卡环等形式进行固定才可以考虑。

4. 越接近缺隙的后牙做基牙，固位、支持效果越好。

5. 基牙数目不宜过多，以 2～4 个为宜，选用多个基牙时，彼此越分散越好。

三、人工牙的设计

人工牙必须根据间隙的大小，邻牙的外形、色泽及排列，𬌗力的大小，患者的面型、年龄及肤色等因素进行设计或选择。

（一）前牙

前牙对美观要求较高，宜采取排成品牙，不宜雕牙，具体的要求如下：

1. 颜色、形状、大小与余留牙近似，并能够符合患者要求。

2. 与面型协调，但不过分强化面型特征。

3. 颜色与肤色、年龄相称。

（二）后牙

后牙的主要功能是咀嚼，但前磨牙的美观也不能忽视，应考虑下列因素：

1. 高度根据缺隙的龈𬌗距和邻牙高度而定。
2. 颊舌向宽度小于真牙。
3. 近远中宽度与对颌牙一致。
4. 与对颌牙取得协调的𬌗关系。
5. 条件差如游离缺失时，人工牙可减径、减数及调整𬌗面形态。

四、基托的设计

（一）伸展范围

基托的伸展范围需要考虑到缺牙部位、数目，基牙健康情况，牙槽嵴吸收程度，𬌗力大小，义齿支持方式等多种因素。注意：

1. 能够保证义齿固位和稳定，获得足够的支持。
2. 感觉舒适、美观，不影响唇、颊、舌及软组织活动，边缘不宜伸展到组织倒凹区。
3. 上颌个别前牙缺失，牙槽嵴丰满者可不放唇侧基托。
4. 后牙游离端缺失时，义齿基托后缘应伸展到翼上颌切迹，远中颊侧应盖过上颌结节，后缘中部应到硬软腭交界处稍后的软腭上；下颌基托后缘应覆盖磨牙后垫的 1/3～1/2 处。

（二）基托的厚度

塑料基托一般厚约 2.0 mm，边缘处也可以做薄，与软组织移行；金属基托一般厚约 0.5 mm，边缘处应增加厚度至 1.0 mm，并使之圆钝，以增加舒适度。

（三）基托与天然牙的接触关系

基托应与牙轴面的非倒凹区轻轻接触，密合而不对天然牙产生压力，一般不进入倒凹区。前牙区基托边缘应在舌隆突上，并对前牙无压力。基托不应压迫龈缘，组织面近牙龈处应缓冲，避免造成创伤。

（四）基托与黏膜的关系

基托与黏膜应密合而无压力，骨性突起和硬区，如上颌结节颊侧、上颌硬区、下颌隆突、内斜嵴等部位相应的基托组织面应做缓冲处理，以避免产生压痛。

（五）基托磨光面外形

前部基托相当于牙根的位置，可以形成隐约可见的牙根长度和突度，产生美观效果。后部基托由牙至基托边缘，应形成凹面，有利于义齿的固位。上颌腭侧还应做出腭皱的形状。

五、固位体的设计

（一）直接固位体的设计

临床上进行卡环设计时，一般需要模型观测仪来绘出模型上各基牙的观测线。

1. 牙冠外形高点线　当模型上基牙长轴与水平面呈垂直关系时，转动分析杆围绕牙冠轴面一周，可将牙冠轴面所有最凸点连成一线，此线即为牙冠的外形高点线。
2. 观测线　又称为导线，是当模型上各基牙处于同一就位道的观测角度时，转动分析杆围绕牙冠轴面一周，此时绘出的牙冠轴面最凸点的连线。观测线将基牙分为倒凹区和非倒凹区，依照倒凹区或非倒凹区和缺牙间隙的关系，将观测线分为三类：（图 18 - 3）

（1）Ⅰ型观测线：观测到的倒凹区在基牙远离缺牙间隙一侧较大，在靠近缺牙间隙一侧较小，用于这种倒凹情况的卡环称为Ⅰ型卡环，卡臂尖位于远离缺隙的倒凹区内，固位力和卡抱力都比较好，但基牙所承受的力量也比较大。

（2）Ⅱ型观测线：与Ⅰ型观测线相反，倒凹区在远离缺牙间隙一侧较小，在靠近缺牙间隙一侧较大，用于这种倒凹情况的卡环称为Ⅱ型卡环，常为铸造杆形卡环。

（3）Ⅲ型观测线：观测线远离龈缘，基牙的近、远缺隙侧均有明显倒凹或基牙向颊、舌侧倾斜时所形成的观测线，用于这种情况的卡环称为Ⅲ型卡环，下磨牙舌侧常为这类情况。

由于基牙颊舌侧外形不同，观测线类型也常有不同，同一基牙颊舌侧卡环的类型也要随之改变，与此同时义齿的就位方向也跟着变化，因此观测线对义齿的设计有重要的指导作用。临床上可以通过磨改基牙外形的方法调整观测线，使之有利于义齿的摘戴。

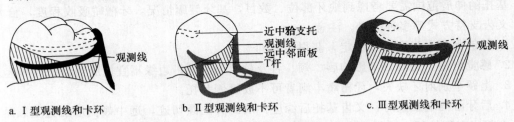

a. Ⅰ型观测线和卡环　　　b. Ⅱ型观测线和卡环　　　c. Ⅲ型观测线和卡环

图18-3　观测线分类及对应卡环

3. 各种类型的卡环　（图18-4）

（1）三臂卡环　由颊侧卡臂、舌侧卡臂和𬌗支托组成，多用于磨牙和双尖牙。颊侧卡臂多为固位性卡臂、Ⅰ型卡，舌侧卡臂多为对抗性卡臂。固位力、卡抱力均好，在基牙条件许可时应首先选用。

（2）圈形卡环　多用于远中孤立、向近中颊侧倾斜的上颌磨牙和向近中舌侧倾斜的下颌磨牙。圈卡几乎包绕基牙牙冠的7/8，由卡臂尖进入倒凹区起固位作用；远中再设置一个𬌗支托，防止基牙倾斜；在无倒凹侧的两支托之间另有一辅助臂，增加强度。

（3）联合卡环　两个圆环形卡环由一段共同的卡环体通过两基牙的𬌗外展隙，分别向两基牙颊舌轴壁延伸出卡臂，并在𬌗外展隙形成两个𬌗支托。常用于因缺牙较多需要增加基牙者，同时可以用于防止食物嵌塞，也可以只在一个基牙上安放卡环臂。

（4）RPI卡环组　由近中𬌗支托、远中邻面板和Ⅰ杆组成，用于游离端缺牙。其作用在于防止远中游离端修复时基牙受到过大扭力造成基牙倾斜，同时减少义齿下沉，但是会增大牙槽嵴的负担。当口腔前庭的深度不足或基牙下存在软组织倒凹时，可以将Ⅰ杆换为圆环形卡环固位臂，此时的卡环组称为RPA卡环组。该类卡环组在游离端缺失修复中具有极大的优势。

（5）弯制卡环　牙科用不锈钢丝弯制而成。卡环弹性好，易调改，进入基牙的倒凹量可以较大，固位性好。但是由于其与基牙轴面为线形接触，且密合度和均匀度受限，因此稳定性不够，而且静止状态下，弯制不当的卡环容易对基牙产生侧向力。

（6）隙卡：无𬌗支托，卡臂由外展隙通过预备的隙卡沟，进入基牙颊侧倒凹区，常由钢丝弯制而成。多用于后牙作基牙修复前牙缺失，或需要增加义齿的固位支点，钢丝直径为0.9 mm。

为了达到更佳的修复效果，一个基牙的卡环可以由多种卡环的不同部分组合应用。如基牙颊侧使用钢丝弯制，作为固位性卡臂；舌侧可根据情况选用塑料基托、铸造卡臂或大连接体作为对抗臂。

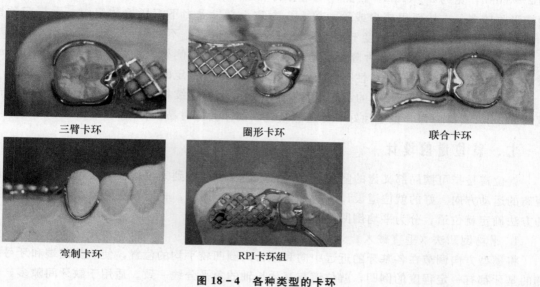

三臂卡环　　　　　　　　　　　圈形卡环　　　　　　　　　　　联合卡环

弯制卡环　　　　　　　　　　　RPI卡环组

图 18-4　各种类型的卡环

（二）间接固位体的设计

1. 间接固位体顶端到支点线的距离最好与基托游离端到支点线的距离大致相等。

2. 间接固位体与直接固位体连接起来呈三角形或四边形才能获得稳定效果。

六、大连接体的种类

常见的大连接体有以下几种：（彩图 18-5）

1. 前腭杆　位于上颌硬区之前至腭皱后份，前缘离开龈缘至少 4～6 mm，厚度约 1 mm，宽约 6～8 mm。为了减少对发音的影响，可以尽量将其位置后移，并做出腭皱的形态，此时亦称为中腭杆。

2. 后腭杆　位于上颌硬区之后、软腭颤动线之前，厚度约 1.5～2 mm，宽约 3.5 mm，亦可制成厚 1 mm、宽 8 mm 的板形结构，视患者上腭形态而定，腭中缝区组织面需作适当缓冲。

3. 侧腭杆　上腭硬区两侧，离开龈缘 4～6 mm，厚度约 1～1.5 mm，宽约 3～3.5 mm，与牙弓平行，当用于连接前后腭杆时，前腭杆后缘和后腭杆前缘之间的距离应不少于 15 mm。

4. U 形腭板　又称为马蹄状腭板，为开口向后，位于整个腭部的 U 形带状板，前缘离开龈缘 4～6 mm，或直接覆盖于舌隆突上，异物感较小，但强度亦明显低于全腭板和前后联合腭板。

5. 前后联合腭板　又称为封闭马蹄形腭板，即在 U 形腭板的基础上再与后腭杆连接，金属板宽度不得小于 6 mm。

6. 全腭板　覆盖全腭区，后界不需像总义齿制作后堤区那样获得边缘封闭，强度在上颌连接体中最强，但是异物感也最大。

7. 舌杆　位于下颌舌侧龈缘与舌系带和黏膜皱襞之间，上缘离开龈缘至少 3 mm，厚度约 2～3 mm，宽约 3～4 mm，舌侧牙槽嵴有倒凹应留出空隙，以免干扰就位。如果缺牙区牙槽嵴吸收较多、支持面积较少或𬌗力较大，为防止义齿受力下沉压迫软组织，舌杆应预留 0.5 mm 的缓冲间隙。口底高度不足，有较大下颌骨突起者，不宜用此设计。

8. 舌板　覆盖下颌前牙舌隆突区和后牙非倒凹区及舌侧软组织，厚约 0.8～1.0 mm，适于口底浅、有明显倒凹或骨性突起者，同时对松动牙有一定的固定作用。

9. 双舌杆　由较窄、较薄的舌杆和下前牙舌隆突上的连续杆组成，连续杆厚度约 1 mm、宽约 2 mm，支持力强，稳定性好，舒适感稍差，前牙拥挤时易食物嵌入。

七、就位道的设计

就位道是指可摘局部义齿的坚硬部分与天然牙发生接触到完全就位为止，义齿在这一段距离的运动方向。好的就位道设计有利于义齿的摘戴和固位，一般在观测模型时用倾斜模型的方法确定就位道，分为平均倒凹法和调节倒凹法。

1. 平均倒凹法（垂直戴入）

将模型方向调节在各基牙的近远中向和颊舌向倒凹较平均的位置，使缺隙两端和牙弓两侧的基牙都有一定程度的倒凹，就位道与基牙长轴的角平分线一致。适用于缺牙间隙多，各基牙倒凹均较大者。

2. 调节倒凹法（斜向与旋转戴入）

使缺隙两端或牙弓两侧的基牙的倒凹适当地集中于一端或一侧的基牙上，与正常脱位方向形成一定角度，义齿斜向就位或旋转就位，有一定固位作用。

第五节　各类牙列缺损的设计

可摘局部义齿的分类设计按照 Kennedy 分类法进行讨论，应重点考虑四个方面：牙列缺损特点，义齿支持方式，连接方式，固位、稳定采取的措施。

一、Kennedy 第一类的设计

义齿鞍基在两侧基牙的远中，远中为游离端，即双侧游离缺牙。如果余留牙健康，可以考虑设计为混合支持式义齿，反之，则要考虑黏膜支持式义齿。但要注意黏膜支持式义齿咀嚼功能较差，应尽量少设计此类义齿。

（一）混合支持式义齿（图 18-6）。

1. 特点

（1）义齿𬌗力由天然牙和黏膜共同支持。

（2）不稳定，容易沿支点线、回转线活动。

（3）易导致基牙受扭力和游离鞍基下的软组织创伤，最终导致基牙松动、黏膜疼痛和牙槽嵴吸收加速。后牙缺失越多，对基牙和牙槽嵴的损害越大。

2. 设计要点

控制游离鞍基的翘动、旋转和摆动，减小基牙扭力，保护牙槽嵴健康。

3. 一般原则

（1）在主要基牙上设计固位、支持、稳定作用良好的卡环。

（2）只缺失第二磨牙，可设计单端活动桥。同侧上、下颌第二磨牙同时缺失者，可不必修复。一侧连续缺失两个后牙以上者，需与对侧相连。

（3）增加间接固位体、扩大鞍基。使𬌗力分散到多个天然牙及更广泛的牙槽嵴上。

（4）取功能性印模或压力印模，以补偿鞍基下沉。

（5）减小人工牙颊舌径、近远中径或减数，以减小基牙和牙槽嵴的负荷。

（6）采用应力中断式卡环或设计近中𬌗支托，常规应用 RPI、RPA 卡环组，以消除主要基牙上的扭力。

（7）用大连接体或基托连接，以达到平衡和传递、分散𬌗力的作用。

（二）黏膜支持式义齿

1. 特点

𬌗力由黏膜承担，易加速牙槽骨吸收，导致鞍基下沉，黏膜压痛、溃疡。对颌天然牙可能随义齿下沉而伸长，或造成𬌗接触不紧，咀嚼效率降低。

2. 设计要点

减小支持组织承受的𬌗力，减缓牙槽嵴吸收的速度。

3. 一般原则

（1）在不妨碍功能活动的情况下，尽量扩大基托面积，分散𬌗力，增加义齿固位，防止鞍基下沉。

（2）人工牙减数，减小颊舌径、近远中径，降低人工牙的牙尖高度。

（3）采用塑料人工牙。

（4）加深食物排溢沟。

（5）必要时在基托组织面衬垫软塑料，以缓冲𬌗力，减轻或消除黏膜压痛和创伤。

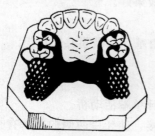
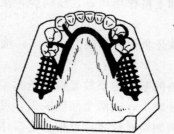

76|67缺失的义齿设计　　　　76|67缺失的义齿设计

图 18 - 6　Kennedy 第一类义齿设计实例

二、Kennedy 第二类的设计

义齿鞍基在一侧基牙的远中，远中为游离端，即单侧游离缺牙。（图 18 - 7）

1. 特点与设计要点

（1）对侧后牙无亚类缺隙

1）在游离端基牙上放置 RPI 或 RPA 卡环组，用大连接体连到牙弓的对侧。

2）在对侧牙弓上选两个基牙均放置卡环，形成面式固位；或一个基牙放置卡环，成横（斜）线式固位，另一基牙上放置间接固位体。

（2）对侧后牙有亚类缺隙

1）在游离端基牙上放置 RPI 或 RPA 卡环组，用大连接体连到牙弓的对侧。

2）在对侧亚类缺隙两侧的基牙上放置卡环。

2. 一般原则

与 Kennedy 第一类基本相同，必须双侧设计，在对侧设计间接固位体，用大连接体或基托连接，以分散殆力，获得义齿的稳定和固位。如果只有一个牙游离缺失，也像第一类一样设计为单端活动桥。

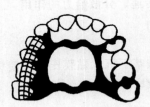　　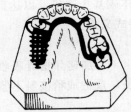

7654│ 缺失的义齿设计　　　　　│567 缺失的义齿设计

图 18－7　Kennedy 第二类义齿设计实例

三、Kennedy 第三类的设计

义齿鞍基在一侧或两侧，鞍基前后都有基牙。（图 18－8）

1. 特点

缺隙两端均有余留牙存在，无游离鞍基，基牙不受扭力。义齿为牙支持式或混合支持式，固位、稳定和支持作用均好，压痛少，修复效果好。

2. 设计要点

殆力主要由基牙负担，如缺失牙较多，殆力由基牙和黏膜共同负担。

3. 一般原则

（1）缺隙两侧的基牙均要放置殆支托。

（2）单个后牙缺失，或两个间隔缺失，可设计单端活动桥。

（3）若牙弓两侧均有缺牙，可用大连接体连接，使牙弓两侧的鞍基有交互作用。若一侧牙弓上有多个牙缺失，除在邻近基牙上设计直接固位体外，还需在牙弓对侧设计间接固位体，但固位体的数量一般不超过 4 个。

（4）尽量不设计黏膜支持，因基托面积小，殆力集中，易产生疼痛。

四、Kennedy 第四类的设计

义齿鞍基位于基牙的前面，即前部缺牙，基牙在缺隙的远中。（图 18－9）

1. 特点

缺隙在牙弓的前端，余留牙在牙弓的远端，义齿易前后翘动。

2. 设计要点

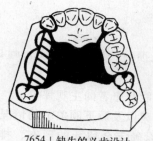
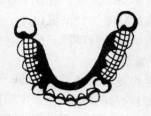

7654⌐缺失的义齿设计　　　　654⌐567缺失的义齿设计

图 18 - 8　Kennedy 第三类义齿设计实例

（1）多个牙缺失的设计要点同 Kennedy 第一类缺失。常设计混合支持式义齿。

（2）少数上前牙缺失可设计牙支持式义齿。

（3）少数前牙缺失，余留牙咬合紧，或牙冠短，基牙颊面不能获得倒凹固位，或患者不愿显露金属卡环等情况下可设计为黏膜支持式义齿。

3. 一般原则

（1）直接固位体放在第一双尖牙以后的余留后牙上，以免影响美观。

（2）在远中余留后牙上设计间接固位体，以平衡、稳定义齿。

（3）腭侧基托边缘止于前牙舌隆突。

（4）可在缺隙相邻的余留上前牙的舌侧边缘嵴或舌隆突处放置舌支托。

（5）前牙为深覆𬌗时，应设计金属基托。

（6）黏膜支持式义齿，应适当扩大基托的面积，基托的边缘应与天然牙舌面的非倒凹区接触，以增强固位和防止食物嵌塞。但不能过紧地挤压牙面，以免造成牙齿移位。

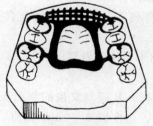
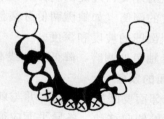

321⌐123缺失的义齿设计　　　　321⌐12缺失的义齿设计

图 18 - 9　Kennedy 第四类义齿设计实例

第六节　可摘局部义齿的临床制作

一、口腔检查

1. 了解缺失牙的部位和数目，剩余牙槽嵴的丰满度、形态、有无倒凹和骨尖、拔牙创愈合情况等。

2. 了解余留牙的牙体、牙髓疾病，如缺损、龋坏、牙髓炎、根尖炎等，牙周健康程度，如松动度、牙周袋深度、牙槽骨吸收情况、牙石、牙龈炎等。

3. 了解牙冠形态、位置，检查咬合关系。

4. 了解唾液的黏度、分泌量。

5. 检查软组织黏膜的厚度、弹性、色泽，有无溃疡、感染（如义齿性口炎）、肿瘤等，以及系带附着位置等。

6. 如有现存修复体则要了解形态、适合性、功能和患者的主观评价。

7. 颌面部要检查颜面对称性、丰满度、垂直距离以及颞下颌关节的情况。

8. 对于复杂情况，有必要进行研究模型检查以确定余留牙的形态、排列、咬合关系，软硬组织形态，确定就位道，进行初步设计。

二、修复前准备

1. 拆除患者口内的不良修复体。

2. 拔除不可保留的余留牙及牙根。

3. 治疗牙体、牙髓和牙周疾患。

4. 预先完成固定修复治疗。

5. 去除骨尖、骨突等骨性组织。

6. 系带等软组织附着影响义齿摘戴的，应手术矫正。

三、牙体预备

（一）基牙和余留牙的调磨

1. 消除早接触和𬌗干扰。

2. 调磨过长牙、边缘嵴上下交错的牙，调整𬌗平面和𬌗曲线。

3. 调磨过锐的牙尖、过陡的斜面和锐利的边缘嵴，防止劈裂、折断、食物嵌塞。

4. 去除过大的倒凹（如缺隙两侧牙齿倾斜），有利于义齿就位，防止食物嵌塞。

5. 调整基牙倒凹的坡度和深度。

6. 基牙颊舌轴角处调磨，降低观测线高度，利于卡体的放置。

（二）导平面的预备

缺隙侧基牙邻面要磨出一平面，并与就位道平行，从而与义齿的邻面板贴合，引导义齿就位，制约义齿的侧向移动。各导平面应彼此平行，高度以 2～4 mm 为宜。

（三）支托凹的预备

1. 位置

设置在临近缺牙区后牙𬌗面的近远中边缘嵴中部，非临近缺隙后牙舌侧近远中边缘嵴或尖牙舌隆突上。

2. 形态

近似圆三角形，尖端指向𬌗面中央，𬌗支托底的宽度在双尖牙是其颊舌径的 1/2，在磨牙是其颊舌径的 1/3，长度在双尖牙为近远中径的 1/3，在磨牙为近远中径的 1/4，厚度 1.0～1.5 mm，如为弯制支托，则宽约 1.5 mm，长约 2.0 mm，厚约 1.0 mm，在尖牙舌隆突则为宽约 1.5～2.0 mm，长约 3.0 mm，厚约 1.5 mm 的杆状支托，又称舌隆突支托。

3. 预备

（1）后牙𬌗支托凹 轮状或球形金刚砂车针预备一圆凹状，凹底与牙长轴呈 20°（磨牙）

或 10°（双尖牙）夹角，殆轴角线应圆钝，以防止支托在此折断。

（2）尖牙支托凹 以舌隆突最高点为中心，在舌隆突唇侧预备弧形支托凹。支托凹底尽可能和牙体长轴接近垂直，用圆头金刚砂车针完成最后抛光。

（四）隙卡沟的预备

位于基牙和邻牙的殆外展隙区，制备时不能破坏两个邻牙的接触点，以免形成楔力使基牙移位；注意检查侧方殆情况下隙卡沟是否足够；必要时可以调磨对颌牙以获得足够的间隙。

1. 弯制隙卡 宽、深在 0.9～1.0 mm，底要圆钝，避免成 V 字形，颊、舌外展隙处圆钝。

2. 铸造隙卡、联合卡环 宽、深度一般不少于 1.5 mm，沟底圆钝与卡环外形一致，加大颊、舌外展隙。

四、印模和模型

（一）托盘选择

按患者牙弓大小、形状，缺牙区牙槽骨高低和印模材料的不同选择相应的托盘。

1. 托盘略大于牙弓，其内面与牙弓内外侧约有 3～4 mm 的间隙以容纳印模材料。

2. 托盘翼一般止于距黏膜皱襞 2 mm 处，不能妨碍唇、颊、舌及口底软组织的功能活动。

3. 上颌托盘后缘应盖过上颌结节和颤动线，下颌托盘后缘应盖过最后一个磨牙或磨牙后垫区。

4. 成品托盘某部分不合适可以用技工钳修改，或用蜡、印模膏加添托盘边缘长度及高度，无合适的成品托盘，则需为患者制作个别托盘。

（二）印模材料

最常用藻酸盐印模材。取功能印模时，和印模膏联合应用。

（三）取印模的方法

1. 调整体位

取上颌印模时，患者上颌与医生的肘部相平或者稍高，张口时上颌牙弓的殆平面约与地平面平行，应特别注意避免印模材料向后流动刺激软腭而引起患者恶心。

取下颌印模时，患者的下颌与医生上臂中份大致相平，张口时下颌牙弓的殆平面与地平面平行。

2. 制取解剖式印模

（1）将调好的印模材料放入选好的托盘内，注意不要过多，否则不仅造成浪费，还会影响肌功能修整。

（2）取上颌印模时，医生站在患者头部后方，左手持口镜牵拉患者左侧口角，可先在有倒凹处、上颌结节、高穹窿的硬腭等处用手指放置适量的印模材料，然后右手持托盘从左侧口角斜向旋转放入口内，托盘柄对准面部中线，托盘后部先就位、前部后就位，在牙列上就位时要以颤动方式将托盘向组织推进。

（3）取下颌印模时，医生站在患者右前方，左手以口镜牵拉患者右侧口角，右手持托盘从右侧口角斜向旋转放入口内。

（4）在印模材料尚未硬固前，应在保持托盘固定不动的前提下，进行肌功能修整，分为主动整塑和被动整塑。主动整塑是嘱患者主动做大张口、轻轻活动上下唇，伸舌向前并左右摆动等活动；被动整塑是医师帮助患者口周软组织做功能活动，如用手牵拉两侧口角及唇颊部。被动整塑的效果不如主动整塑，一般都是同步进行。

（5）肌功能修整完毕保持托盘静止不动数分钟，印模材硬固后取出托盘。

（6）取出印模时避免用力过大而导致脱模。可以用气枪喷少许水于托盘边缘，负压解除后再取出托盘

3. 制取功能性印模

制取功能性印模时，首先做好义齿鞍基区的个别托盘。托盘边缘需离开余留牙，先用印模膏或硬硅橡胶取得缺牙区以手指加压模仿咬合时的压力印模，所取得的印模下面的黏膜组织有一定程度的下沉移位，修去托盘边缘和伸展到余留牙上的多余印模材料，使印模留在原位不动。再选择藻酸盐等弹性印模材，制取整个牙弓及相关组织的印模，此最后印模即为游离鞍基区在咬合压力下所得的功能性印模，而余留牙列区则是解剖式印模。

（四）模型灌注

1. 铸造支架式可摘局部义齿工作印模灌注硬石膏模型，非工作侧和胶连式可摘局部义齿灌注普通石膏模型。

2. 调拌石膏　先加水，后加粉，水粉比例合适，如调拌过程中水粉比例不合适应弃之重调，不能中途再加入粉或水。

3. 调和速度　单方向放慢速度调和，如速度太快容易使气泡增多。

4. 灌注模型时应该从印模的高点处开始灌注，逐渐从高处流向四周，边灌注边震荡，有条件的在震荡器上灌注，使模型灌注完全，减少气泡形成。下颌模型可以采用从一侧向另一侧灌注。

5. 模型的分离　普通石膏在 1 小时，硬石膏和超硬石膏应在灌注后 6 小时分离。

6. 要求模型的最薄厚度在 10 mm 以上，基底面磨改成与假想𬌗平面相平行，模型后面及各侧面与基底面垂直，边缘宽度以 3～5 mm 为宜。

五、颌 位 记 录

1. 利用余留牙确定𬌗关系　缺牙不多，余留牙的上、下𬌗关系正常。只要将上、下颌模型相对咬合，就能看到上、下颌牙的正确位置关系。

2. 利用蜡𬌗记录确定𬌗关系　缺牙较少，在口内可以保持上、下颌垂直关系，但在模型上难以确定𬌗关系。

将蜡片烤软，卷成蜡卷，将其在缺牙区按压成鞍形接触，扶正蜡卷后嘱患者咬至正中𬌗位，轻压蜡卷使之与牙槽嵴、对颌牙紧密接触，取出冷却，在模型上核对。

3. 𬌗堤记录𬌗关系　缺牙较多，口内有余留牙维持上、下颌垂直距离时，在模型上制作暂基托和𬌗堤，放入口内嘱其作正中𬌗位咬合，取出𬌗堤记录放回模型上。

若是后牙缺失导致垂直距离变低时，必须在口内重新确定垂直距离和正中关系后，才能用𬌗堤记录确定𬌗关系。

六、完成设计单

在设计单上确定鞍基的位置和范围，选择基牙，放置𬌗支托和卡环，选择大连接体并放置基托固位装置，选择人工牙。送交技工室完成制作。

第七节 义齿初戴

一、初戴注意事项

1. 戴入前适当磨除进入基牙和组织倒凹的基托边缘，近龈缘处和骨隆凸区适当缓冲，以免妨碍义齿就位或压迫牙龈。

2. 遇有阻碍不易就位时，不应强行戴入，以免造成疼痛和摘取困难。

3. 按义齿设计时的就位道，可斜向或旋转就位，减小人工牙与邻牙间的间隙。

4. 找出义齿就位困难的原因，可在义齿与余留牙之间放咬合纸，根据义齿上的接触印记，用磨头磨除义齿就位时的障碍点或接触过紧的部位。

二、义齿初戴的检查及处理

1. 卡环和𬌗支托 卡环与牙面密合，𬌗支托与支托凹密合，不影响咬合。卡环位置不合适，可用技工钳调整；𬌗支托有移位，可从塑料内取出加以调整，用自凝塑料固定；𬌗支托略高时，应磨改早接触点，必要时可磨改对颌牙。

2. 基托 与黏膜组织应密贴，边缘伸展适度，平稳无翘动、无压痛。如基托边缘过长，应磨短；组织面粗糙，应少许磨平，去除小凸起，填平气泡；系带缓冲不足，应适当加深加宽，并注意抛光；骨突处形成支点，应予以缓冲。

3. 连接体 应与黏膜密合，或仅留有1mm以内的间隙。如有较大的间隙，可能造成食物嵌塞，唾液滞留引起不适；如接触过紧，则压迫黏膜产生压痛。

三、戴牙须知

1. 初戴义齿时，会有异物感、影响发音等不适，1～2周后即可改善。

2. 义齿摘戴不便，应耐心练习，掌握正确的方法。

3. 初戴义齿，一般不宜吃硬食，也不宜咬切食物。

4. 可能有黏膜压痛，严重者常有黏膜溃疡。复诊前几小时戴上义齿，以便能准确地找到痛点，以利修改。

5. 饭后和睡前应取下义齿刷洗干净，要防止义齿掉在地上。

6. 为了减轻支持组织负荷，最好夜间不戴义齿，取下泡在冷水中。

7. 不要自己动手修改，应及时到医院复查或修改。

8. 若义齿发生损坏或折断时，应及时修理。

9. 每半年到一年，最好复诊一次。

第八节　戴牙后常见问题及处理

戴牙后常见问题、原因及处理方法列入下表：

问　题		原　因	处　理
疼痛	基牙疼痛	龋病或牙周病	治疗龋病或牙周病
		卡环、基托与基牙接触过紧，使基牙受力过大	调整卡环和基托
	软组织疼痛	基托边缘过长、过锐，组织面有小"瘤"等	调整基托边缘，去除组织面小"瘤"
		牙槽嵴骨尖、骨突或骨嵴处擦伤或压痛	查清疼痛部位，在基托组织面缓冲处理
		义齿下沉，咬合高，义齿不稳定等导致大范围弥散性疼痛。	扩大基托面积，增加间接固位体或𬌗支托数，移动连接杆位置，调𬌗等。
		卡环位置不当，颊舌侧力量不平衡。	调整颊舌侧卡臂的位置
.固位不良		弹跳：卡臂尖抵住邻牙	修改卡环臂
		翘动、摆动、上下动：卡环体与基牙不贴合，间接固位体位置不当，𬌗支托、卡环在牙面形成支点，卡环无固位力。	修改卡环与𬌗支托，或重新制作卡环
		基托与组织不密合	基托重衬
		基牙固位形差	增加基牙或改变卡环的类型
		人工牙排列位置不当	按选磨调𬌗的原则进行磨改，如无法改善，应重新排列人工牙
		基托边缘伸展过长影响唇颊舌系带及周围肌活动	磨短基托边缘，让开系带处
咀嚼功能差		人工牙𬌗面过小，𬌗低，𬌗关系不好，垂直距离过低	加大𬌗面，加高咬合，改变𬌗面形态，增加食物排溢道，增加牙尖斜度，恢复垂直距离
		基牙和牙槽嵴支持不够	增加基牙和加大基托面积
摘戴困难		卡环过紧，基托紧贴牙面，基托进入倒凹区	调整卡环，磨改基托
		患者没有掌握义齿摘戴方法	教会患者如何摘戴义齿
食物嵌塞		基托与组织不密贴，卡环与基牙不贴合，基托与天然牙之间有间隙	选择义齿就位道时，尽量减小不利倒凹，减小间隙；患者加强口腔卫生和义齿的清洗；因填倒凹过多、基托磨除过多造成的间隙可用自凝塑料局部衬垫

续表

问　题	原　因	处　理
发音不清晰	戴义齿后口腔空间缩小，舌活动受限，有暂时性不适应，可逐渐习惯	向患者解释清楚，练习
	基托过厚、过大	将基托磨薄、磨小
	牙齿排列偏舌侧	调磨人工牙的舌面
咬颊	后牙覆盖过小	加大后牙覆盖
	天然牙牙尖锐利	调磨过锐的牙尖
	缺牙后颊部软组织向内凹陷	加厚基托推开颊肌
咬舌	下颌后牙排列偏舌侧	磨除下颌人工牙的舌面或重新排后牙
	𬌗平面过低	适当升高下颌𬌗平面
恶心唾液增多	上颌义齿基托后缘伸展过多、过厚	磨改基托
	上颌义齿基托后缘与黏膜不贴合，两者之间有唾液刺激	基托重衬
	敏感，异物感明显	坚持戴用，可逐渐消失
咀嚼肌和颞下颌关节不适	垂直距离恢复得过低或过高，改变了咀嚼肌肌张力和颞颌关节正常状态	加高或降低垂直距离，调𬌗
戴义齿后的外观问题	戴义齿后唇部过突或凹陷，牙齿颜色或大小不满意等	耐心解释，酌情修改、重做

第九节　可摘局部义齿的修理

一、基托折裂的修理

1. 原因　主要是基托强度不够，如基托过薄，过窄，又无金属加固设计；塑料热处理不当产生气泡；连接体位置不合适，使基托产生薄弱环节。也可能由患者使用不当被咬断，压断等原因造成。

2. 修理方法

（1）基托折断面较大，可以正确对接时，可用蜡粘固在正确位置后灌注石膏模型，注意断裂面不能移位。石膏凝固后，在基托折断处两侧各磨成约 5 mm 的斜坡，深达石膏面。折断处滴少许自凝塑料单体，将调拌好的自凝塑料充填折断处。塑料固化后，打磨抛光。为增加强度，可弯制加强丝横跨裂缝。

（2）基托折断面不清楚，无法正确对接，应将义齿戴入口内，连印模取下，灌注模型，修理。

（3）基托仅为裂缝，可直接灌注石膏模型，进行修理。

二、卡环、𬌗支托折断修理

1. 原因　卡环、𬌗支托过细、过薄或粗细不均造成弱点，不锈钢丝弯制时弯曲次数过多，铸造卡环内部砂眼等。

2. 方法　检查𬌗支托凹宽度和深度是否足够，否则应加深加宽。然后将卡环、𬌗支托、连接体磨除，磨除地方填蜡，戴入口内取模，灌注模型。在模型上重新弯制卡环、支托或铸造卡环、支托。用自凝塑料或热凝塑料固定。

三、人工牙折断、脱落或增添的修理

1. 原因　充填塑料时人工牙未得到充分溶胀，分离剂涂在人工牙上或熔蜡未去除干净，人工牙排列不当等。

2. 方法　磨除义齿上的残留牙冠及舌侧基托，注意保存唇侧龈缘，以保证和原有基托颜色一致。选择颜色、大小、形态合适的人工牙，或利用脱落的原人工牙，磨改其盖嵴部使之粗糙，或预备出固位倒凹。在人工牙盖嵴部及舌侧和相应的基托部分滴以单体，按咬合关系，用自凝塑料固定。修理前牙时尽量少暴露自凝塑料。

四、重衬

义齿戴用一段时间，由于牙槽嵴吸收，使基托组织面与黏膜组织不密合，基托翘动、咬合不平衡，甚至造成基托折断。所以，应适时进行重衬处理。

1. 直接法重衬　将义齿刷干净，擦干。在基托组织面均匀磨除一层，使之粗糙。基托组织面涂单体，将自凝塑料在拔丝早期涂布基托组织面，患者黏膜相应部位涂石蜡油。将义齿戴入口内，就位，嘱患者自然咬合。让患者作功能性整塑，将多余的塑料挤出。必须在塑料尚未凝固之前，从口内取出义齿，置于温水中浸泡，硬固后，打磨抛光。

2. 间接法重衬　适用于义齿需要重衬的范围较大时。基托组织面放印模材料，在口内取咬合印模，取出后灌模，装盒，按常规工艺进行热处理，打磨和抛光。

（牛光良　刘　钢　曾　东）

第十九章 全口义齿

全口义齿又称为总义齿，是用于修复上颌、下颌或上、下颌牙列缺失的修复体。牙列缺失使患者的颌面部骨、关节及软组织产生重大改变，进而影响面容、咀嚼和发音功能，因此应在口内情况稳定时，特别是在牙槽嵴吸收平稳时，即成为无牙颌两至三个月后进行修复，以恢复面部形态和咀嚼、发音等功能。

第一节 无牙颌的解剖结构

全口义齿的固位好坏与无牙颌的解剖标志有密切关系。因此，必须熟知有关解剖标志，在义齿制作时有效利用有利条件，克服不利因素，以增强义齿的固位。(彩图 19-1)

(一) 牙槽嵴

牙槽突在牙缺失后，骨组织吸收形成牙槽嵴，是义齿主要承受𬌗力的部位。

(二) 唇、颊系带

位于牙弓前区及双尖牙区，是口轮匝肌和颊肌在颌骨的附着部，说话和咀嚼时动度较大，义齿基托在此应形成切迹。

(三) 上颌结节

位于上颌牙槽嵴远端，为较大的骨性突起，颊侧多有明显倒凹，义齿基托应覆盖结节颊面并尽量伸展，以增强固位。如果两侧结节倒凹均较大，至少应修整一侧上颌结节，以免影响基托的伸展和义齿就位。

(四) 翼上颌切迹

是上颌结节后缘和蝶骨翼突之间的软组织凹陷，为全口义齿基托两侧的后界。

(五) 切牙乳头

位于上颌中切牙腭侧，为卵圆形或梨形软组织突起。下方为切牙孔，有鼻腭神经、血管经过，对压力比较敏感。义齿基托组织面在此应作缓冲。

切牙乳头是上颌稳定的标志，也是上颌前牙排牙的标志点。切牙乳头中点到上中切牙唇面约 8~10 mm，上颌尖牙牙尖连线通过切牙乳头中点前后 1 mm 的范围内。

(六) 上颌隆突

又称上颌硬区，为腭中部的骨性隆起，黏膜较薄。此处基托应作缓冲以防疼痛、翘动或义齿折裂。

(七) 腭小凹

位于软硬腭交界处，腭中缝的两侧，为黏液腺导管开口，义齿基托的后缘应盖过腭小凹后 2 mm。

(八) 舌系带

位于下颌口底中线处，连接口底和舌腹的黏膜皱襞，舌运动时动度较大，义齿基托在此处应形成切迹状缓冲。

（九）下颌隆突

位于下颌舌侧双尖牙区，向舌侧隆起程度因人而异，较大时下方会有倒凹，黏膜较薄，受压会出现疼痛，因此义齿基托组织面在此处应做缓冲。

（十）颊棚区

位于颊系带、外斜线、咬肌前缘和牙槽嵴之间的范围，能够承受一定𬌗力。

（十一）磨牙后垫

位于下颌牙槽嵴远端，为较厚的结缔组织和黏液腺，全口义齿应盖过磨牙后垫至少1/2。

第二节　无牙颌的分区

无牙颌被全口义齿基托覆盖的部分，由黏膜、黏膜下组织和骨组织构成。由于各部位组织结构不同，因此承受𬌗力的能力亦不同。根据无牙颌的组织结构特点以及与全口义齿的关系，将无牙颌分为以下四个不同功能区。（图19－2）

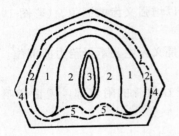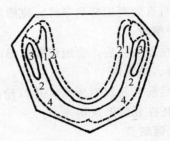

图19-2　1.主承托区　2.副承托区　3.缓冲区　4.边缘封闭区　5.后堤区

一、主承托区

指垂直于𬌗力受力方向的区域，范围包括上、下颌牙槽嵴顶、腭穹窿区和颊棚区。是承受𬌗力的主要部位，而且不易出现骨吸收。此区义齿基托与黏膜应紧密贴合。

二、副承托区

指与𬌗力成角度的区域，包括上、下颌牙槽嵴顶的唇、颊侧和舌、腭侧（不包括硬区）。副承托区支持力较差，不能承受较大的压力，只能协助主承托区承担咀嚼压力，义齿基托与黏膜也应紧密贴合。

三、边缘封闭区

是义齿边缘接触的软组织部分，如黏膜皱襞、系带附着部、上颌后堤区、下颌磨牙后垫。此区不能承受咀嚼压力，但可以与义齿边缘贴合，防止空气进入基托与组织之间，产生良好的边缘封闭作用，保证义齿固位。

四、缓冲区

指需要缓冲咀嚼压力的区域。主要指上颌隆突、颧突、上颌结节颊侧、切牙乳突、下颌隆突、下颌舌骨嵴，牙槽嵴骨尖、骨棱等部位，不能承受咀嚼压力，易出现压痛和形成支点，应将义齿基托组织面做缓冲处理，以免组织受压产生疼痛。

第三节 全口义齿的固位和稳定

全口义齿必须固位在牙槽嵴上并且保持稳定，才能够有效恢复患者的咀嚼、发音和美观，并使义齿在行使功能时产生的𬌗力对无牙颌形成生理性刺激，避免组织创伤，这是全口义齿获得良好修复效果的基础。全口义齿的固位来源于基托组织面在唾液的参与下与口腔黏膜紧密贴合产生的吸附力和表面张力，以及基托边缘与软组织密合接触后边缘封闭效果产生的大气压力。

一、义齿的固位

全口义齿的固位是指义齿抵抗垂直向脱位的能力，即抵抗重力、黏性食物和开闭口运动时使义齿脱落的作用力，而不造成脱位。全口义齿首先应有足够的固位力，它是稳定的前提和基础。

1. 固位原理

（1）吸附力 吸附力是指两种物体分子间的吸引力，包括附着力和粘着力。附着力是指不同分子间的吸引力。粘着力是指相同分子间的凝聚力。全口义齿基托与其所覆盖的黏膜紧密贴合，其间有一薄层唾液膜存在。基托与唾液间、口腔黏膜与唾液间均可产生附着力；唾液本身分子间可产生粘着力。因此，基托能够紧密地吸附在黏膜上而获得固位。

（2）大气压力 根据物理学原理，当两个物体之间产生负压而空气又不能进入时，大气压力则将两个物体紧紧压在一起。只有当负压破坏后，两个物体才能分开。全口义齿基托与口腔黏膜紧密贴合，基托边缘与周围的黏膜组织形成良好的边缘封闭，使空气不能进入。当上下牙咬合时，基托与黏膜间的空气被排出而形成负压。大气压力作用在基托的磨光面上，可使义齿获得足够的固位力。

2. 影响固位因素

（1）颌骨的解剖形态 宽大的颌弓、牙槽嵴高而宽、腭穹隆高拱、系带附着位置低，使基托面积增大，固位力随之增加，反之固位力则减小。

（2）口腔黏膜的性质 厚度适宜，有一定的弹性和韧性的黏膜，与基托易于密合，有助于形成良好的边缘封闭，有利于固位。

（3）基托 基托和黏膜组织的密合程度，基托在不妨碍周围组织功能活动的伸展范围和基托边缘的厚度和封闭性，决定了大气是否不会进入基托和组织面之间，保证大气压力发挥固位作用。

（4）唾液的质和量 唾液合适的黏稠度和分泌量有助于增加基托与组织面之间的吸附力。

二、义齿的稳定

指义齿对抗水平向和转动的力量，避免翘动、旋转和水平移动，防止侧向及前后向脱位，从而使义齿在功能性和非功能性运动中保持与无牙颌支持组织之间的位置关系稳固不变。影响因素包括：

1. 颌骨的解剖形态　良好的组织形态和协调的上下颌弓位置关系有利于义齿的稳定。

2. 基托　适度的边缘伸展和正确的义齿磨光面凹面形态不影响正常的肌肉运动，同时应对缓冲区进行充分的缓冲，消除支点。

3. 人工牙　良好的咬合关系避免出现殆干扰或早接触，适合的人工牙排列位置能够保证义齿在口内受力平衡。

第四节　修复前准备

一、口腔检查

1. 颌面部　确定患者面型是否对称，唇颊区的丰满度，下颌运动和颞下颌关节的情况，了解患者在义齿戴入后对面容改善的期望。

2. 牙槽嵴　了解拔牙创的愈合情况，是否有较大的骨性突起或较大倒凹，有无不适于受力的松软牙槽嵴。

3. 上、下颌弓的位置关系　了解上、下颌弓相对的水平位置关系，若位置关系基本正常，颌弓大小形态近似，修复较易；了解上、下颌弓的垂直位置关系，确定垂直距离和颌间距离。

4. 系带等软组织附丽情况　检查唇、颊、舌系带及肌附着处到牙槽嵴顶的距离，过近将影响义齿的边缘封闭性。

5. 旧义齿　检查旧义齿的固位和稳定性，基托的伸展范围、面部丰满度、垂直距离、咬合情况和人工牙的排列情况，对新义齿作一参考。

二、外科处理

1. 牙槽嵴　尖锐的骨嵴、骨尖和骨突，或过大的倒凹，可行牙槽嵴修整术，应尽量保留密质骨组织。

2. 上颌结节　如上颌结节颊侧倒凹过大或者上颌结节下垂与磨牙后垫之间距离过小，应行上颌结节成形术，消除倒凹，增加间距。

3. 下颌隆突　下颌隆突过大影响义齿使用时，行下颌隆突修整术。

4. 唇颊系带　系带附着处距牙槽嵴顶过近，不利义齿固位时，需行系带成形术。

5. 增生软组织　由于旧义齿与黏膜不密合导致软组织慢性炎性增生，如在停戴义齿后不能消退，可采取手术切除。

第五节　全口义齿的制作

一、取印模

即用可塑性印模材料取得的无牙上、下颌牙槽嵴和周围软硬组织的印模。全口义齿常用二次印模法制取功能性印模。

使用成品无牙颌托盘，托盘后缘在上颌应覆盖翼上颌切迹、腭小凹，下颌覆盖磨牙后垫。用印模膏加压取初印模，在初印模上去除倒凹和突起，制成个别托盘；或者初印模灌注石膏模型，在模型上用自凝塑料或光固化材料制作个别托盘。用终印模材料（藻酸盐、硅橡胶）制取终印模。

制取的终印模应使组织各部位受压均匀，利用印模材的可塑性，通过唇、颊、舌肌及周围软组织的运动，进行边缘整塑，来确定印模边缘的位置（伸展范围）和形态，以获得良好的边缘封闭作用，使义齿基托不妨碍周围组织的功能运动，尽量扩大基托面积增加固位力。终印模的范围应让开系带，边缘圆钝与黏膜皱襞相贴合，上颌覆盖上颌结节到翼上颌切迹及腭小凹后至少 3 mm，下颌盖过磨牙后垫，远中舌侧伸展至下颌舌骨后间隙。

二、灌注模型

使用普通石膏或硬石膏灌注模型。灌注后要在模型上形成后堤区，后堤区以翼上颌切迹、腭小凹为后界，刻出 1～1.5 mm 深的切沟，向前 5 mm 范围刮去石膏，在前方与腭黏膜移行，后堤区能够形成良好的腭侧后缘封闭。

三、颌位记录

是指用𬌗托确定上、下颌之间的垂直及水平位置关系，通过这个位置关系用全口义齿恢复患者原来的正中𬌗关系。𬌗托包括暂基托和𬌗堤，暂基托由蜡片、自凝塑料或光固化材料制作，代替全口义齿的基托，𬌗堤由烤软的蜡卷制成，与暂基托粘连在一起。要求𬌗平面前部在上唇下缘以下露出约 2 mm，且与瞳孔连线平行，𬌗平面的后部与鼻翼耳屏线平行。𬌗平面的宽度，前牙区约为 6 mm，后牙区 8～10 mm，后端修整成斜坡状。下颌𬌗堤平面基本与牙槽嵴平行，向后延伸到磨牙后垫。

（一）确定垂直关系

即确定原有天然牙列咬合在正中𬌗位时鼻底至颏底的垂直距离。将修整后的上颌𬌗托在口中就位，𬌗堤前部下缘与瞳孔连线平行，低于上唇下缘 2 mm，后部下缘与鼻翼耳屏线平行，嘱患者放松达到息止颌位时，测量鼻底和颏底两定点间的距离，减去 2～3 mm 即为垂直距离，将下颌𬌗堤修整后戴入，使上、下𬌗堤均匀接触并保持垂直距离。

（二）确定正中关系

即确定下颌相对于上颌的生理最后退位置。适当调低下𬌗堤后部，将上、下𬌗托在口中就位，在𬌗堤后部放置烤软的蜡片，在垂直距离确定的情况下，使下颌达到后退位并记录此时的位置关系。

在确定颌位关系时，通过𬌗堤确定基托的丰满度，人工牙的突度，记录中线、口角线、唇高线和唇低线，为排牙和铺托提供参考。

四、排牙

将带有颌位记录的模型上𬌗架后，即可将人工牙排在𬌗堤的位置上。

排牙应根据下列原则进行：

（一）美观原则

1. 牙弓型与颌弓型、面型一致，牙形与面型一致，牙色与肤色一致。

2. 恢复面部丰满度，保持正常的面部突度。

3. 体现患者的个性，根据性别、年龄和原天然牙的排列来选牙和排牙。

4. 充分参考患者的意见，根据患者要求确定人工牙的形态、颜色和牙弓型。

（二）组织保健原则

1. 人工牙不妨碍唇颊舌的活动，保持肌平衡位置。

2. 人工牙尽量排在牙槽嵴顶上，使𬌗力垂直传导至牙槽嵴。

3. 后牙平分颌间距离，保持上下牙槽嵴所受𬌗力大小基本一致。

4. 前牙排成浅覆𬌗、浅覆盖。

5. 达到平衡𬌗，即在正中𬌗位时，人工牙间能达到最大接触面积的咬合状态，在下颌前伸至上、下前牙相对的过程中，前后牙均应有接触，在下颌向侧方运动时，两侧后牙均应有接触。

（三）咀嚼功能原则

1. 人工牙间应达到最广泛的尖窝均匀接触。

2. 𬌗关系稳定。

3. 尽量选择解剖式或半解剖式牙，以达到良好的咀嚼效能。

五、试戴

排牙后嘱患者复诊，以检查此前所做的工作，便于及时调改。检查内容包括颌位关系、面部丰满度和人工牙的排列。

1. **颌位关系**　将义齿戴入口内，嘱患者放松，观察垂直距离是否合适，有无息止颌间隙，如过低则患者口角下垂，下颌前突，面部显老，如过高则表情紧张，上颌松动，上、下唇闭合困难。然后嘱患者反复做正中咬合动作，检查是否有下颌后缩，下颌前伸或下颌偏斜。如出现上述问题，应重新进行颌位记录。

2. **面部丰满度**　观察患者面型比例是否协调，面部口唇、鼻唇沟形态是否自然美观，并参考患者自身的要求进行修改。

3. **人工牙的排列**　检查人工牙的大小，形状是否与患者相符，排列的中线、𬌗平面、倾斜角度、𬌗曲线是否恰当，牙弓在牙槽嵴上的位置与唇、颊、舌的关系以及覆𬌗、覆盖关系。

六、完成

试戴调整后，修整全口义齿的蜡基托，使之与模型密合，雕刻牙龈外形，磨光面及边缘调整成合适外形。将义齿蜡型装盒，加热、装胶、热处理、开盒磨光，完成制作。

七、初戴

在全口义齿戴入前，先检查义齿的外观、形态，人工牙的排列位置有无移位，磨光面、龈缘和组织面是否平整、有无小"瘤"子或残余石膏并给予相应调磨。

1. **义齿就位**　一般均能顺利就位，如有局部较大倒凹妨碍就位，可适当调磨组织面；戴入后检查基托伸展程度，注意系带和软组织附着区是否有充分的缓冲。

2. **义齿的固位和稳定**　检查基托的密合性和边缘封闭性，检查是否由于缓冲不足导致存在支点，造成翘动，检查义齿在张闭口，尤其是大张口、舌运动、说话和咀嚼运动时义齿的稳定性。

3. 颌位关系　检查患者做正中咬合时的咬合关系，如出现下颌后退或下颌偏斜，说明颌位记录有误，如偏差较小，可以通过调磨改善，如过大则应重新制作。

4. 咬合关系　应按照正中殆、侧方殆、前伸殆的顺序依次检查咬合关系，用咬合纸找出早接触、殆干扰和低殆，进行磨改或衬垫，以达到平衡殆的目的。磨改时应注意保持垂直距离不变，尽量少磨改人工牙的功能尖，保持牙列的殆面形态和殆曲线，每次只磨改单颌牙尖，按牙列走向少量磨改。

5. 戴牙指导（医嘱）

（1）初戴义齿可能会有异物感、恶心或发音不清等症状，应增强使用义齿的信心，耐心试用，1～2 周内症状即可消失。

（2）要纠正不正确的咬合习惯，不要偏侧咀嚼，不要立即用前牙咬切食物。

（3）练习用后牙咀嚼，从软一些的小块食物开始，熟练后再练习前牙的咬切动作。

（4）保护口腔组织健康，注意口腔卫生。

（5）饭后和睡前应取下义齿进行清洗，睡前用凉水浸泡。

（6）如有疼痛等症状，应及时复诊。

第六节　戴牙后常见问题及处理

一、疼痛

疼痛在全口义齿戴入 24～48 小时后即可出现，因此可以在初戴两至三天后即复诊检查。疼痛可以分为定位明确和定位不明确两种。

1. 定位明确　常表现为黏膜局限性充血或小溃疡，多因为基托边缘过长，基托进入组织倒凹或缓冲区缓冲不够，使用定位指示剂或压痛指示剂明确疼痛对应的基托部位后予以缓冲，疼痛即会消失或明显减轻。

2. 定位不明确　表现为黏膜弥散性红肿或无明显改变，常由义齿咬合关系的问题引起，此时单纯在疼痛相应区进行缓冲，不能解决问题，而一定要进行咬合检查，如垂直距离过高或正中关系错误，则需重新制作，如为咬合不平衡，应进行调殆，如为牙槽嵴条件差者，可以对人工牙减径、减数，降低牙尖斜度或基托组织面软衬，如基托不密合，可以进行基托组织面重衬，若不能改善则应重新制作义齿。

二、固位不良

义齿"松动"是患者较为常见的主诉，有时需要患者逐步适应，固位会逐步提高，可以分以下几种情况分析。

1. 固位力差，休息状态易脱落　如为基托边缘伸展不够，导致固位力不足，应重新制作；如为基托不密合，可以先对支点进行缓冲，不密合的组织面进行重衬，若仍不能改善，则也要重新制作。

2. 固位尚可，张口、说话、打哈欠时易脱落　如果是基托边缘过长或系带处缓冲不够，应调磨基托边缘和系带处，进行适当缓冲；如为上颌总义齿后缘封闭差，应重做后堤区，以达到良好的封闭作用；如为人工牙排列位置不当，影响周围软组织运动，应调磨人工牙的外形，若调磨过多，影响咬合，则要重新制作。

3. 固位尚可，咀嚼食物时易脱落 说明义齿咬合不平衡，予以调𬌗即可；也可能是上下颌基托后缘干扰，可以适当调薄后缘，如不行则重做后堤区。

三、发音障碍

戴入义齿后，义齿舌、腭侧基托将占据原来舌的活动空间，经过一段时间适应后，即可正常发音。如常发出哨鸣音，则为上颌前磨牙区牙弓狭窄，可以调磨人工牙舌面，或者是上前牙舌面、腭侧基托过于光滑，可以在基托上加腭皱、切牙乳突，同时修整上前牙舌面。

四、恶心

初戴义齿时，常由于上颌义齿后缘过长、过厚或上颌义齿后缘不密合，留存的唾液刺激黏膜等原因导致恶心，应调磨基托后缘，重做后堤区做到良好的后缘封闭；也有咬合不平衡，前牙接触时，后牙无咬合，造成义齿翘动所致，此时应调𬌗，消除前牙的早接触点。

五、咬唇颊、咬舌

后牙缺失后，常造成颊部内陷，颊脂垫肥大，舌体肥大，极易咬颊和咬舌，如坚持戴用不能改善状况，则加厚颊侧基托，将颊脂垫推出，调改人工牙舌侧牙尖；如为后牙覆盖过小，调磨上后牙颊尖舌斜面和下后牙颊尖颊斜面，加大覆盖；如为后牙𬌗平面位置过低，则应重新制作，重排后牙。

（牛光良　刘　钢　曾　东）

社区口腔专业人员岗位培训大纲

一、培训目标

通过岗位培训，能掌握社区常见口腔疾病的诊断、鉴别诊断、治疗方法和对症应急处理，对疑难病例能准确及时转诊，熟悉口腔预防保健知识，能开展健康教育，掌握院内感染知识，防止交叉感染。

二、培训对象

社区卫生服务机构中从事口腔专业工作，具备中专及以上口腔专业学历，口腔执业助理医师及以上执业资格。

三、培训方法

可采取半脱产或集中培训方法，重点加强技能操作培训和训练。

参考学时数 240 学时（理论培训 80 学时，技能培训 160 学时）。

四、培训内容与要求

（一）牙体牙髓病

龋病：掌握浅龋、中龋和深龋的临床表现、诊断与鉴别诊断。掌握龋齿的治疗方法，窝洞的分类，窝洞的制备，窝洞的隔湿和消毒，窝洞的垫底，各种充填术。深龋的治疗原则、方法及注意事项。掌握龋病治疗过程中的并发症和处理（意外穿髓，充填后疼痛，充填物折断、脱落、牙折、继发龋）。

熟悉牙体硬组织非龋性疾病（釉质发育不全、楔状缺损、牙体过敏症、牙折）的临床表现和治疗原则。

牙髓病：熟悉牙髓组织结构，了解病因。掌握牙髓充血（可复性牙髓炎）的临床表现、诊断与鉴别诊断。掌握急性牙髓炎的临床表现、诊断与鉴别诊断和应急处理。掌握慢性牙髓炎的临床表现、诊断与鉴别诊断。掌握逆行性牙髓炎的临床表现、诊断。掌握牙髓坏死的临床表现、诊断。掌握牙髓病的治疗原则和治疗过程中出现问题的处理。

根尖周病：熟悉根尖周组织结构特点，了解病因。掌握急性根尖周炎（浆液性、化脓性）和慢性根尖周炎的临床表现、诊断与鉴别诊断、应急处理和治疗原则以及在治疗过程中出现问题的处理。

（二）牙周组织病

熟悉牙周组织结构。

牙龈病：了解病因。掌握单纯性龈炎的临床表现、诊断与鉴别诊断、治疗原则：龈上洁治及注意事项。了解妊娠期龈炎、药物性牙龈增生的临床表现。

牙周炎：了解病因。掌握成人牙周炎的临床表现（牙龈炎症表现、牙周袋的形成、附着丧失、牙槽骨吸收、牙齿松动移位和咬合创伤）、诊断与牙龈炎鉴别诊断、治疗（控制菌斑、清除牙石、牙周袋药物处理）。掌握牙周脓肿的临床表现、诊断与鉴别诊断、治疗。掌握牙周萎缩的临床表现。了解青少年牙周炎的临床表现。

（三）口腔黏膜病

掌握复发性口腔溃疡的病因、临床表现、诊断与鉴别诊断、治疗。

掌握创伤性溃疡的病因、临床表现、治疗。

掌握疱疹性龈口炎的病因、临床表现、诊断与鉴别诊断、治疗。

掌握急性假膜型念珠菌病的临床表现、诊断与治疗。

了解口腔白斑、扁平苔藓的病因、临床表现、诊断和防治。

了解艾滋病的口腔表现。

（四）儿童牙病

了解儿童牙病的特点、临床特点、治疗特点。

掌握牙齿萌出与替换：萌出规律、萌出的时间和顺序、乳牙的替换、乳恒牙的临床区别及其临床意义。

掌握乳牙龋病：乳牙组织结构与解剖形态特点、临床表现特点、药物治疗：适应证、药物。备洞充填的基本原则。

掌握乳牙的拔除：适应证、暂时保留的原则、注意问题。

掌握年轻恒牙龋病：了解年轻恒牙的概念及其组织解剖学特点，掌握年轻恒牙龋病的特点与治疗原则。

（五）口腔预防保健

了解口腔预防的概念、分级。掌握社区筛查，口腔健康教育原则、方法。

掌握社区口腔卫生保健。

掌握特定人群的口腔保健：妊娠期妇女、婴幼儿和学龄前儿童、中小学生、老年人与残疾人口腔保健。

掌握口腔疾病的预防：龋病的预防、牙周病的预防、牙颌畸形的预防、口腔癌的预防。

掌握口腔科院内感染与控制：口腔医源性感染的状况、交叉感染、传播方式和途径、控制感染的基本原则和方法。

（六）口腔外科

了解口腔颌面部应用解剖。

掌握牙槽外科常用局部麻醉的药物、方法、并发症及防治。掌握牙齿拔除术的适应证、禁忌证、基本操作；拔牙并发症的防治。

掌握智齿冠周炎的病因、临床表现、诊断和治疗方法。

了解颌面部间隙感染的病因和临床表现。

了解颌面部常见外伤的特点。

（七）口腔修复

掌握牙冠修复、固定义齿、可摘局部义齿、全口义齿的适应证、设计原则、临床操作；戴牙后常见问题的处理。

第二版编后记

在卫生部科教司的关注和支持下，社区卫生服务中康复、口腔、X线、检验、药学、心电图、超声诊断（B超）7种专业人员岗位培训系列教材，经过各专业专家编写组近8个月的辛勤工作，终于完成第二版修订，正式与广大社区卫生专业人员见面了。

本套系列培训教材的第一版是北京市卫生局为适应上述专业岗位人员培训的试点工作需要于2004年组织专家编写的，在北京地区已试用5年。目前出版的专业岗位培训教材是以卫生部科教司2009年6月颁布的社区康复等7个专业的社区卫生人员岗位培训大纲为依据，在北京市使用的系列教材的基础上修订而成，故称为第二版。

参与本套教材编写的专家由三部分人员组成，大部分是北京大学和首都医科大学附属医院的专家，还有一部分是一些二级医院的学科主任，少数是社区卫生服务中心的骨干。这三部分人员经过5年的共同工作，形成了一个热爱社区卫生工作，了解社区卫生专业人员需求，并愿意为社区发展积极奉献的专家团队。自2004年北京市开始社区康复等7个专业岗位培训试点工作以来，他们认真学习国家关于社区卫生服务的政策和机构功能定位；多次深入社区，了解各专业岗位的服务内容、服务模式和要求；对各专业岗位的人员、设备、开展工作现状、存在的问题等进行全面调查。通过历时近一年的多次论证和广泛征求意见，制订出各专业的岗位培训目标，并据此制订出各专业的岗位培训大纲，编写出第一版岗位培训系列教材。2004年至2009年，北京辖区使用这套教材参加岗位培训的社区卫生人员已逾万人，有8200余人参加了北京市统一组织的理论考试和技能考核，4400余人取得了岗位培训考试合格证书。本套教材在使用过程中，学员普遍反映教材内容比较实用，针对性比较强，适宜社区卫生人员学习。

北京市通过全方位开展全科医师以及社区康复等7个专业的岗位培训工作，加强了社区卫生服务人员的团队建设，提升了整体服务能力，对社区卫生事业的发展起到了积极的促进作用。

卫生部科教司对北京市的这项工作十分重视，从试点至全市的推广过程中，始终给予密切关注和具体指导。鉴于北京市的成功实践，2008年卫生部科教司正式委托北京医学教育协会组织制订康复、口腔、X线、检验、药学、心电图、B超（超声诊断）7个专业的岗位培训大纲。在制订卫生部社区卫生专业人员岗位培训大纲的同时，编者即开始对第一版教材进行修订。第一版教材每个专业都编写了《技能操作指南》作为配套教材。再版时考虑到学员翻阅学习的便利，把涉及的技能操作融合到一本教材中。在病种方面尽量考虑到各省市的情况，力求适应不同需求。第二版教材依据卫生部公布的培训大纲要求，以最基本、最实用、最常用的知识和技能作为教材重点，突出内容的针对性、实用性、可操作性。目标是使学员通过培训，达到胜任本专业岗位工作的基本要求。总之，第二版教材融入了编写专家5年的实践经验，也反映了专家们对社区卫生服务工作的体会与思考。尽管他们为再版教材倾注了大量心血，付出了艰辛劳动，但教材中的不足和缺陷在所难免，真诚欢迎同行们提出意见和建议，以期日后修订完善。

　　社区卫生专业人才培养是一项全新工作，可以探索的空间很大。各省、市、地区可以因地制宜，充分发挥自己的优势，开拓创新，建立具有中国特色和地方特点的社区卫生人才培训的教学体系。

　　让我们携手，为我国社区卫生服务这一造福于民的朝阳事业作出贡献。

贾明艳　蒋保季

2009 年 8 月

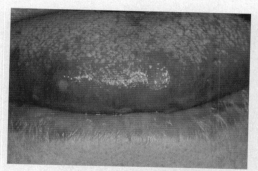

彩图 7-1　复发性阿弗他溃疡-轻型
（戴青提供）

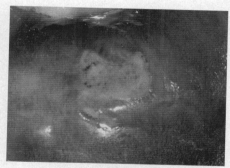

彩图 7-2　复发性阿弗他溃疡-重型
（戴青提供）

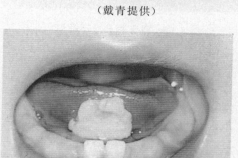

彩图 7-3　创伤性溃疡——李-弗氏溃疡

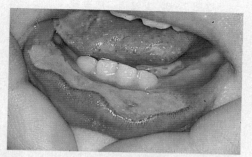

彩图 7-4　球菌性口炎

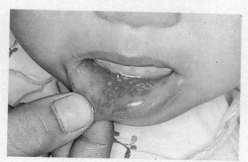

彩图 7-5　疱疹性口炎

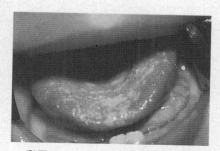

彩图 7-6　急性假膜型念珠菌病

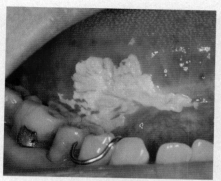

彩图 7-7　口腔白斑
（戴青提供）

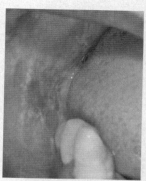

彩图 7-8　扁平苔藓
（戴青提供）

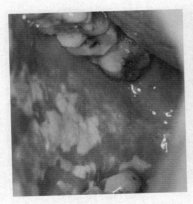

彩图 7-9　艾滋病口腔表现

（孙正提供）

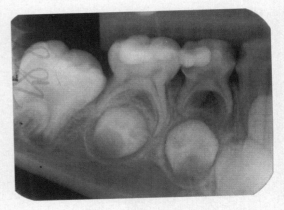

图 8-5　乳牙根分歧下病变

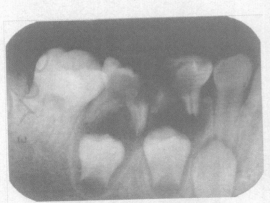

彩图 8-6　乳牙根尖病波及恒牙

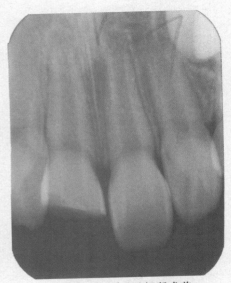

彩图 8-7　1|活髓切断术前

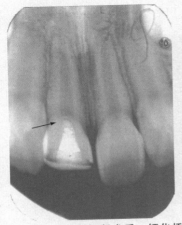

图 8-8　1|活髓切断术后，钙化桥形成

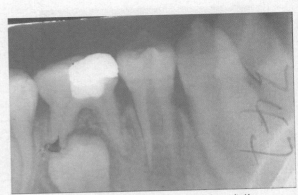

彩图 8-10　4|根尖诱导成形术，术前

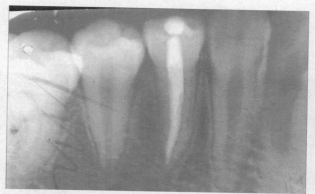

彩图 8-11 ④根尖诱导成形术，术后

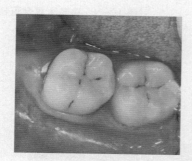

预备前

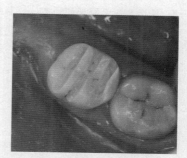

制备指示沟

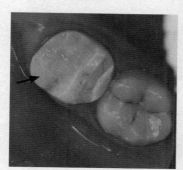

先磨除一半

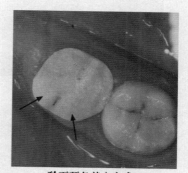

𬌗面预备基本完成

彩图 16-6 铸造金属全冠𬌗面预备过程

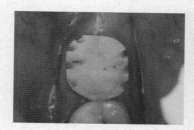

颊、舌面指示沟完成

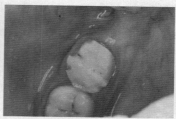

先磨除一半，另一半做参考

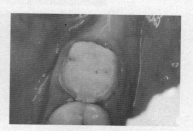

颊、舌面预备基本完成

彩图 16-7 铸造金属全冠颊、舌面预备过程

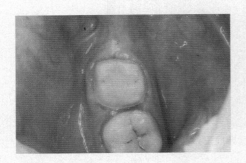

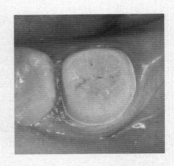

彩图 16 - 8　铸造金属全冠邻面预备——用细锥状
金刚砂车针打开邻面接触点

彩图 16 - 9　铸造金属全冠预备完成

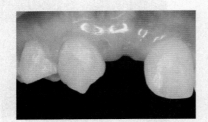

预备前

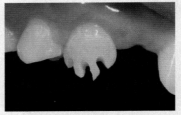

制备切端指示沟

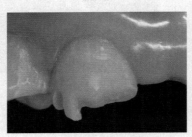

磨除指示沟间组织

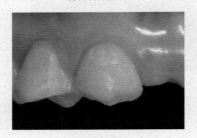

切端预备完成

彩图 16 - 10　前牙 PFM 冠切端制备

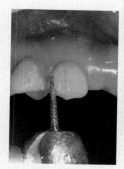
唇面指示沟深1.2 mm

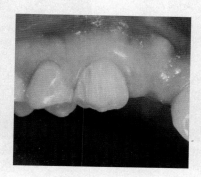
唇面分颈1/3（或1/2）和切2/3（或1/2）两部分制备

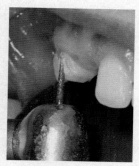
颈1/3与就位道平行

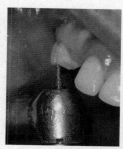
切2/3与唇面解剖外形平行

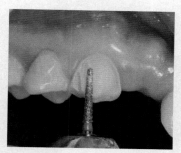
磨除指示沟间组织

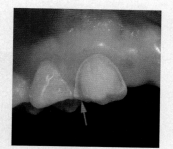
唇面磨除完成

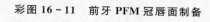
彩图 16－11　前牙 PFM 冠唇面制备

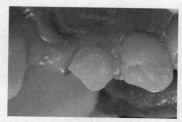
预备完的舌轴面

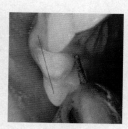
舌轴面与唇轴面呈6°左右的聚合

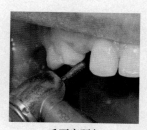
舌面窝预备

彩图 16－12　前牙 PFM 冠舌面制备

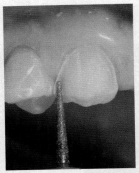
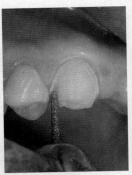

用细锥状车针通过
邻面接触点

换直径略粗的合适
车针完成邻面预备

彩图 16-13　前牙 PFM 冠邻面制备

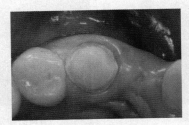
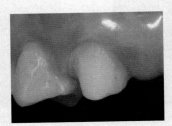

边缘形成

精修完成

彩图 16-14　前牙 PFM 冠制备完成

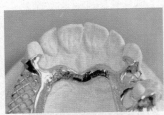
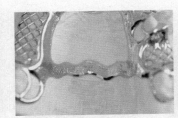
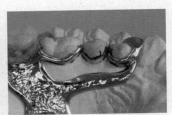

前腭杆

后腭杆

侧腭杆

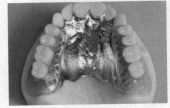
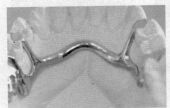
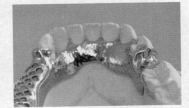

全腭板

舌杆

舌板

彩图 18-5　各种大连接体

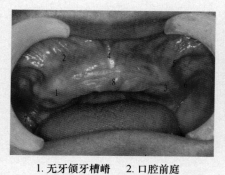

1. 无牙颌牙槽嵴	2. 口腔前庭	1. 前牙区牙槽嵴	2. 颊系带
3. 舌腭剩余边缘	4. 唇系带	3. 下颌骨外斜嵴	4. 后牙区牙槽嵴
5. 颊系带	6. 颧突	5. 磨牙后垫	6. 远中颊角区
7. 上颌结节	8. 切牙乳头	7. 颊侧翼缘区：阴影部分所示	

彩图 19-1 无牙颌解剖结构